この1冊で
合格！

改訂2版

石川達也の

登録
販売者

テキスト＆問題集

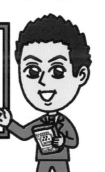

楽しく学んで
合格しよう！

登録販売者試験講師　石川達也

KADOKAWA

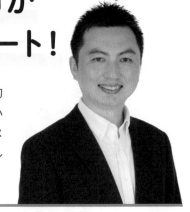

登録販売者試験講師
石川達也
（いしかわ・たつや）

人気YouTuber講師が最短合格をナビゲート！

本書は、講師歴15年で試験対策動画が「圧倒的にわかりやすい」と好評の石川講師が執筆しています。多くの受講者を合格に導いてきた攻略メソッドを1冊に凝縮。初学者や独学者でも合格レベルの知識が楽しくしっかり身につきます！

本書のポイント

1 プロ講師が必修ポイントを公開

「このおかげで合格できた」と受験者から高い評価を得ている講義動画で人気の石川講師が、必修ポイントを公開。わかりやすく徹底解説しています。

2 暗記を減らしてラクラク学習

登録販売者は専門用語や暗記ポイントが多く、苦手意識をもちやすい資格です。そのため、効率的に学習できるよう試験に出るところを厳選して掲載しました。

3 人気講義を誌面で再現

楽しく学習できるように、人気講義をテキスト上で再現しました。石川先生のコメントを多数掲載し、直接講義を受けている感覚でスラスラ読み進めることができます。

4 豊富な問題で確実に実力アップ

テーマごとに十分な問題数の一問一答を掲載。知識を確実に定着させることができます。また、模擬試験を1回分収録しており、試験対策は万全です。

合格メソッド満載の1冊!

STEP 1

講義形式で楽しく学べる

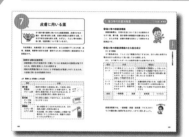

専門用語が多い薬の知識を楽しく学べるよう、誌面構成にこだわりました。合格レベルの知識をていねいに解説しつつ、多数のコメントで飽きることなく学習できます。

STEP 2

一問一答で知識を確実に

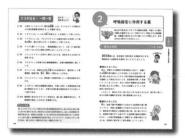

テキストを一通り学習して基礎知識が身についたら、一問一答にチャレンジしてみましょう。試験で問われるポイントが満載で、さらに理解を深めることができます。

STEP 3

模擬試験で「得点力」を高めよう

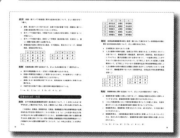

第6章には過去問題から厳選した本試験形式の模擬試験を掲載しています。チャレンジして試験のレベルに慣れましょう。間違えたところは要復習! 知識のモレを埋めましょう。

楽しく学んで合格できる!

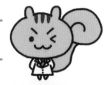

はじめに

　私たちに身近な一般用医薬品の販売資格である登録販売者制度が 2009 年より開始され、10 年以上が経過しました。現在、40 万人を超える合格者が存在し、現場で活躍しています。

　また、現時点でドラッグストア業界は成長を続けています。年間売上 1 兆円規模のドラッグストアも生まれており、全国あるいは地域圏でチェーン展開しています。一般用医薬品は私たちの生活に溶け込み、そこで働く登録販売者は地域の健康を守る重要な存在となっているのです。

　今後、地域医療への貢献のために、登録販売者のさらなる活躍が期待されていますが、今まで以上に登録販売者の質の向上を図る必要があります。試験のために専門用語をただ暗記するだけではなく、医療の本質を理解して学ぶことが求められます。そうすることで、自信をもって現場で活躍することができるでしょう。

　私は、登録販売者の教育に 10 年以上力を入れ、大学・専門学校・企業の方々に向けて、日々様々な講義をしています。本書では講義で培われたノウハウを惜しみなく公開しました。試験は厚生労働省「試験問題の作成に関する手引き」から出題されますが、膨大な試験範囲から薬学の勉強が初めての方や独学者でも理解できるように知識を整理し、試験に出るところを中心にわかりやすく解説するよう心がけました。随所にコメントを入れていますので、楽しみながら学習できるでしょう。多くの受験者が苦手とする生薬・漢方薬も理解して覚えられるよう工夫していますので、ぜひチャレンジしてください。

　数多くの書籍の中から本書を選んでいただき、ありがとうございます。全力で執筆しましたので、大変な学習期間が少しでも楽しいものになれば幸いです。本書で一緒に合格をつかみとりましょう！

登録販売者試験講師　石川　達也

一目でわかる試験の概要

❶登録販売者とは

　登録販売者は、2009年の薬事法改正により、一般用医薬品の販売を行うための専門資格として誕生しました。薬剤師も薬に関する専門資格ですが、薬剤師が調剤、要指導医薬品、安全上特に注意すべき成分を含む一般用医薬品（第一類）を取り扱うことができるのに対し、登録販売者は比較的リスクの高い第二類と比較的リスクの低い第三類の一般用医薬品に取扱いが限られています。

　とはいえ、登録販売者による取扱いが可能な一般用医薬品は9割以上にものぼります。ドラッグストアや薬局だけでなく、スーパーマーケットやコンビニエンスストアといった小売店でも販売できることから、私たちの日常生活に欠かせない資格として注目されています。

　第二類にはかぜ薬、解熱鎮痛薬、胃腸鎮痛鎮痙薬などの「まれに入院相当以上の健康被害が生じる可能性がある成分を含むもの」、第三類にはビタミンB・C含有保健薬や主な整腸薬、消化薬など「日常生活に支障を来す程度ではないが、身体の変調・不調が起こるおそれのある成分を含むもの」が該当します。

❷登録販売者になるには

　各都道府県が毎年1回実施する試験に合格して、必要な登録を行うことで登録販売者となることができます。現住所や勤務地とは関係なく、どの都道府県でも受験が可能です。ただし、登録販売者として勤務するための販売従事登録申請は、従事する薬局等を所管する都道府県にて行う必要があります。

❸試験概要

(1) 試験項目と試験形式

　登録販売者試験は、厚生労働省「試験問題の作成に関する手引き」に従い、次の5つの分野から択一式〔マークシート方式（一部番号記述式）〕で合計120問が出題されます。

　試験時間は午前と午後に分かれ、合計240分で行われます。

試験項目		出題数	配分時間
第1章	医薬品に共通する特性と基本的な知識	20問	40分
第2章	人体の働きと医薬品	20問	40分
第3章	主な医薬品とその作用	40問	80分
第4章	薬事関係法規・制度	20問	40分
第5章	医薬品の適正使用・安全対策	20問	40分
	合計	120問	240分

(2) 受験資格

誰でも受験が可能です。学歴や実務経験は不要です。

(3) 合格基準と合格率

試験は1問1点として120点満点で計算されますが、次の両方の条件を満たさなければ合格とはなりません。

①試験項目ごとに35～40%以上の正答であること

②総出題数の70%以上の正答であること（総得点84点以上）

また、全国平均合格率は40%台となります。地域ブロックによって試験日や難易度が異なるため、合格率にはばらつきがあります。そのため、複数の都道府県に願書を提出する受験者も存在します。

❹受験申込と問合せ先

各都道府県が実施団体となります。各都道府県や関西広域連合などの登録販売者試験に関するウェブサイトをご確認のうえ、受験申込や問合せを行ってください。

💊受験の流れ

①受験申請書の入手

都道府県により入手方法が異なるため、注意しましょう。

②受験申請書の提出

都道府県により提出方法や期限が異なります。

③受験票の到着

受験票は試験日2週間前までには手元に到着します。

④試験日

いよいよ本番です。直前には受験票などの持ち物をチェックして、忘れ物のないようにしましょう。

⑤合格発表

各都道府県のウェブサイトで合格者の受験番号が公告され、合格すれば合格証書が到着します。

これで合格！ 鉄板学習法

❶テキスト・手引き・過去問の三位一体で学ぼう

　試験は、厚生労働省の「試験問題の作成に関する手引き」（以下、「手引き」）に準拠して出題されます。ですから、手引きを丸暗記してしまえば、誰でも合格に必要な知識はすべて入手できるのです。

　しかし、これはあまりよい方法とはいえません。手引きは約400ページにわたって文字や表がひたすら並んでいます。初学者や独学者には内容がイメージしづらいだけでなく、解剖生理学・薬事法規・薬理学など様々な分野から出題され、医学や薬学の知識がなければ習得に多くの時間がかかります。

　そのため、情報が整理された市販のテキストを購入して学習するのが効率的です。手引きに近い文字中心のスタイルで書かれたものや、イラストが豊富でわかりやすさを強調したものなど、様々な書籍があります。

　どれがよいかを選べず、また不安になり複数のテキストを購入しようという方もいるでしょう。しかし、どのテキストも手引きを参考にしており、記述内容自体は大きく差はありません。また、混乱して知識の整理ができなくなるおそれがあります。まずは自分が選んだものを信じて徹底的に学習しましょう。

　本書でも一問一答や模擬試験を収録し、問題を豊富に掲載していますが、より深く学習するには過去問題を解くのがよいでしょう。試験は北海道・東北、北関東・甲信越、北陸・東海、南関東、関西広域連合・福井県、奈良県、中国・四国、九州・沖縄県というように地域ブロック単位で実施されるため、1年間だけでも全国で膨大な問題が出題されています。出題傾向や難易度も都道府県によって異なりますので、自分が受ける地域ブロックの問題を中心に解きましょう。書籍でも問題集として刊行されていますし、過去問を掲載しているウェブサイトもあります。

これだけは準備しましょう！
・本書
・試験問題の作成に関する手引き（令和5年4月版）
・過去問題（受験予定の地域ブロックのもの）

❷テキスト４周と過去問２年分で合格！

　合格する人に共通している効率的な学習方法があります。それは、テキストを４周繰り返す、過去問を２年分解くことです。

　おおよそ合格までの標準的な学習期間は３〜６か月です。次に手順の例を紹介しますので、学習のペースや自分の実力に合わせてアレンジしてください。

その1　簡単に目を通そう！（初日）

　１周目です。本書の第１〜５章を２時間程度で読みきってみましょう。ここでは全体像を把握することが目的です。専門用語の定義などを細かく学習する必要はありません。何がどこに書いてあるか、面白そうなテーマはどこにあるかなど、目につくものを中心に読んでください。

その2　勉強の濃淡を決める（開始１週間）

　２周目です。今度は第１章から順に読んでいきましょう。この段階では暗記せず、自分にとって理解しやすいところ、難しいところを把握しながら読み進めましょう。そして、同時に学習スケジュールを組みます。計画を立てることで、勉強の進み具合を管理することができ、直前に慌てずにすみます。一方、計画が細かすぎると予定通り進まなくなりがちですので、無理のないよう計画しましょう。

その3　問題を解いてみる（開始１か月間）

　３周目です。次は、問題を解くことを意識しましょう。各テーマの一問一答を解いて、間違えた問題は解説に戻って復習しましょう。さらに、第６章の模擬試験を解いてみることで、現在の実力がわかります。間違えた問題は一問一答と同じように復習しましょう。

その4　苦手なテーマに時間を使う（開始２か月目）

　４周目です。ここまで繰り返すと、理解しているテーマは読み飛ばしてよいので、苦手なテーマを中心に学習しましょう。薬の成分名など暗記が必要なものはすぐに忘れてしまいます。スキマ時間を活用して少しずつ覚えましょう。

その5　自分の受験エリアの過去問を解く（開始２か月目以降）

　次に自分の受験エリアの過去問題を解いてみます。過去問演習の効果的な進め方を掲載します。

🔖 過去問の効果的な学習法

①直近2年分を解く

　古い過去問を使用すると、手引きや法令等の改正により、現在では答えが間違っていたり正解が出ない問題があるため、直近の過去問から解きましょう。そして必ず間違えた問題をテキストで確認しましょう。

②過去問を2周する

　テキストと同じく、過去問についても2周繰り返すことで、自分の苦手分野が明らかになります。2回とも間違えていた問題が苦手なテーマで、1回間違えている問題は、記憶があいまいなテーマです。

③全国の問題に挑戦（余裕があれば）

　時間に余裕があれば他エリアの問題を解いて、出題傾向をさらにつかみましょう。

その6　理解度を総チェック（試験1か月前）

　過去問学習が終わったら、試験1か月前をめどに暗記項目やまだ理解が足りないテーマを総チェックしましょう。また、本番を意識して自分が1問当たりどれくらいの時間で解答できるのかを確認します。当日は、1問2分以内で解かなければ時間が足りなくなってしまいます。

その7　自信をつけよう（試験直前）

　試験では120点満点をとる必要はありません。基礎問題を確実に得点することが重要です。そのため、この段階ではあえて正解した過去問をもう一度解き直してみましょう。

　誰でも本番では緊張するものですが、緊張を和らげるためには、何よりも自信が必要です。今までの学習が自信の糧になります。

　最後まで諦めないで頑張りましょう！応援しています。

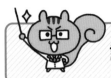

読めば差がつく本書の概要

第1章　医薬品に共通する特性と基本的な知識　難易度 ★☆☆☆☆

「医薬品の基本的知識」を学びます。多くは一般的な知識で構成されており、ゼロから学習する人でも学びやすいテーマです。ただし、出題範囲の「医薬品のリスク評価」と「薬害の歴史」については難易度が上がります。

例年、大きな変化はなく、基本的な問題を中心に出題されます。テキストをしっかり読んで対応しましょう。

第2章　人体の働きと医薬品　難易度 ★★★★☆

「人体の構造」「薬が働く仕組み」「剤形ごとの違い、適切な使用方法」「医薬品を使用したことで起こる主な副作用」を学びます。

　人体の構造以外の分野は、専門用語も多く出てきますが、本書の赤字部分を中心に押さえておけば、十分に得点が可能です。

身近な人体の構造や機能については、簡単な内容もありますが、深いところまで知識が問われます。基本的な問題は確実に得点しましょう。

第3章　主な医薬品とその作用　難易度 ★★★★★

　薬の専門家である登録販売者として、メインの学習範囲といえます。資格取得後も最も必要な知識であるため、多くの学習時間が必要です。

　医薬品のカタカナの成分名や、漢字の読み方が難しい漢方薬など暗記が求められる内容も多いですが、イメージをつかんで覚えていきましょう。

　市販薬やドラッグストアに陳列されている商品を手に取って、有効成分を確認すると、学習した内容の記憶が定着しやすくなります。

成分名については、試験で頻出のものを確実に覚え、得点源にすることが合格への近道です。漢方薬はキーワードを整理して効率よく学習しましょう。

第4章　薬事関係法規・制度　　難易度 ★★★☆☆

「医薬品に関連する法律」を学びます。一般用医薬品に関する法律を遵守し、消費者に販売または授与できるようになるためには、法令・制度の仕組みを理解することが求められます。

　単調な内容が多く、苦手な受験者も多い分野です。法令等を正確に理解できているかどうかを把握するために、問題の選択肢の正誤は条文等で確認しましょう。

　また、得点力を上げるためには、過去問を解いて「引っかかりやすいポイント」をつかむ必要があります（例として、「製造販売業者」と「製造業者」、「都道府県知事」と「厚生労働大臣」のように似ている言葉を入れ替えて出題されるなど）。

この分野が苦手な人は、対策を立てないと深みに陥りますので要注意です。「引っかけポイント」で間違えた問題をよく復習するのがコツです。

第5章　医薬品の適正使用・安全対策　　難易度 ★★★★☆

「医薬品の添付文書の読み方」「副作用情報」「医薬品副作用被害救済制度」を学びます。第4章と同じように各制度の理解が必要ですが、比較的取り組みやすい分野です。

　ただし、「医薬品の添付文書の読み方」は、注意が必要です。使用上の注意の記載がある成分について、副作用や成分の知識が問われ、第3章の分野が含まれますので、わからない部分は第3章に戻って学習しましょう。毎年、出題内容が似ているため、対策をすれば十分に得点が可能です。

　最後の「手引き別表」も出題範囲となります。ここでも、第3章の内容を理解していれば正解を導き出すことができます。

全体的には得点しやすい分野ですが、近年第3章に関する出題が増えているため、関連付けて学習しましょう。

Contents

第1章 医薬品に共通する特性と基本的な知識

第2章 人体の働きと医薬品

第3章 主な医薬品とその作用

第4章 薬事関係法規・制度

第5章

医薬品の
適正使用・安全対策

第6章 模擬試験

凡例

- 本書は、刊行時点の最新版である厚生労働省「試験問題の作成に関する手引き（令和5年4月）」に基づき作成しています。一部現行法令等と完全に一致していない記述がありますが、これは手引きに準拠しているためです。

- 「試験問題の作成に関する手引き」に改訂がある場合は、本書の下記書誌ページにて追補を掲載いたしますので、受験前にご確認ください。

QRコードでアクセスできない場合は、
公式サイト（https://www.kadokawa.co.jp/）
から書名を検索してください。

- 本書は原則として2023年11月時点の情報をもとに原稿執筆・編集を行っています。試験に関する最新情報や申込手続については、各試験実施団体のウェブサイト等でご確認ください。

- 「医薬品、医療機器等の品質、有効性及び安全性の確保等に関する法律」は、「薬機法」または「医薬品医療機器等法」と略称で呼ばれます。本書では主に「薬機法」と記載していますが、これは出題中の「医薬品医療機器等法」と同じ意味です。

YouTubeで動画講義が受けられる！

　独学者向けの学習サイト「KADOKAWA 資格の合格チャンネル」にて本書を使用した講義動画を公開します。テキストで学ぶだけでなく、映像による講義で学習効果が倍増します。ぜひご活用ください。

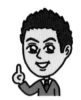

登録販売者 KADOKAWA 資格の合格チャンネル

　また、執筆者の石川先生の YouTube チャンネルはこちらから。多くの合格者を生み出した人気講義がいつでも受けられます。直前対策セミナーなどの告知も行いますので、ぜひご確認ください。

石川達也の YouTube チャンネル

※なお、これらのサービスは予告なく終了する場合があります。あらかじめご了承ください。

編集協力	西村舞由子（編集工房まる 株式会社）
校閲協力	鎌田晃博（登録販売者DX https://tourokuhanbaisha.com/）
本文デザイン	戸塚みゆき
本文イラスト	寺崎愛

第 1 章

医薬品に共通する特性と基本的な知識

医薬品販売の原則を
学ぶよ！

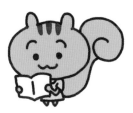

すぐにわかる本章のポイント

いよいよスタートですね。
はじめに何を学ぶのでしょうか?

医薬品を販売するのが登録販売者の仕事ですから、まず
は医薬品の定義を確認します。
そして、健康被害を防ぐためのリスク評価の考え方を学
びます。

次に、好ましくない反応として人体に現れる医薬品の副
作用や不適正な使用について押さえましょう。
小さい子ども、高齢者、妊婦などには特に配慮すること
が求められます。

最後に、日本で起こった5件の有名な薬害訴訟について
学びます。

ひとこと

この章は初学者や独学者でも理解しやすく、多くの受験者が高得点を
獲得しています。試験で全問正解できるようにしましょう。

1 医薬品概論

医薬品は人の疾病の治療や予防に有用ですが、正しく使用されなければ好ましくない作用を及ぼすこともあります。ここでは、医薬品の定義やリスクの評価方法について学んでいきます。

1 医薬品とは | でる度 ★★★

ここがポイント!

登録販売者の仕事は、医薬品を販売することです。では、私たちが扱うことになる医薬品とはいったい何なのでしょうか? 定義や性質を簡単に押さえましょう。

多くの場合、医薬品は人体に取り込まれて作用することで、効果を発現します。しかし、効果を発現する医薬品も、本来は人体にとっては異物（外来物）です。

医薬品が人体に及ぼす作用は複雑で様々です。作用のすべては解明されてはいないため、期待される有益な効果（薬効）のみをもたらすとは限りません。**人にとって好ましくない反応（副作用）を生じる場合も十分あり得ます。**

医薬品は、「人の疾病の診断、治療もしくは予防に使用され、または人の身体の構造や機能に影響を及ぼすことを目的とする生命関連製品」と定義されています。医薬品の特徴については、以下のようにまとめられます。

- 人体にとって異物である
- 作用が複雑であり、すべては解明されてはいない
- 必ずしも期待される有益な効果（薬効）のみをもたらすとは限らない
- 好ましくない反応（副作用）を生じる場合もある

有用性は認められているものの、使用には保健衛生上のリスクを伴うことに注意が必要です。

また、例えば殺虫剤のような人体に対して使用されない医薬品や検査薬を以下のように使用することで、人の健康に影響を与える場合もあります。

殺虫剤	誤って人に直接使用されれば、健康を害するおそれがある
検査薬	検査結果について正しい解釈や判断がなされなければ、医療機関を受診して適切な治療を受ける機会を失うおそれがある

　一般用医薬品は、医療用医薬品と比較すれば相対的にリスクが低いと考えられるものの、科学的な根拠に基づいた適切な理解や判断により、適正に使用されなければならないことは同じです。

　一般用医薬品は、一般の生活者が自ら選択して使用しますが、添付文書の記載内容だけでは、誤解や認識不足が生じることがあります。そのため、登録販売者や薬剤師などの専門家が専門用語をわかりやすい表現で伝えるなどして適切な情報提供を行い、生活者の相談に対応する必要があります。

🔲 医薬品の性質と専門家による情報提供の必要性

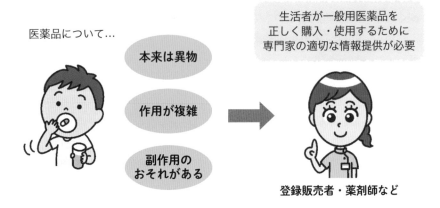

医薬品について…

本来は異物

作用が複雑

副作用のおそれがある

生活者が一般用医薬品を正しく購入・使用するために専門家の適切な情報提供が必要

登録販売者・薬剤師など

ここがポイント!

　一般用医薬品と医療用医薬品の違いについては、第4章であらためて勉強しましょう。ここからがスタートです!

2 医薬品のリスク評価　　|でる度 ★★★

医薬品は、食品などよりはるかに厳しい安全性基準が要求されています。用量 - 反応関係のグラフと国際基準の名称・意味を理解しましょう。

ここがポイント!

❶医薬品のリスク評価

　医薬品は、使用方法を誤ると健康被害を生じるおそれがあります。このように、健康被害を生じる可能性を「リスク」といいます。医薬品の効果とリスクは、**用量と作用強度の関係「用量 - 反応関係」**に基づいて評価されます。

　次の図のように、最初は薬効が「治療量（有効量）」の範囲において現れます。試験に用いた半数の動物に効果がみられる用量を ED_{50}（50% 有効量）といいます。治療量上限を超えると、やがて効果よりも有害反応がみられる中毒量を経て、「致死量」に至ります。試験に用いた半数の動物が死に至る用量が LD_{50}（50% 致死量）です。それぞれの用語の意味と順番を整理しておきましょう。

🔘 **動物実験による用量 - 反応関係のグラフ**

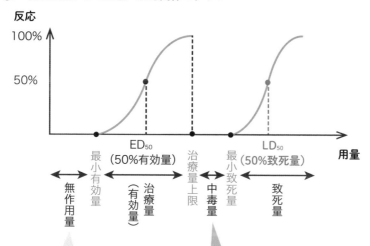

令和4年3月の手引き改正により、以前まで「薬物曝露時間と曝露量との積で表現される」とされていた「用量−反応関係」の定義が「用量と作用強度の関係」へと変更されているため、過去問を解く際には注意が必要です。

❷毒性の発現

　毒性が発現するおそれは、治療量を超えた量を単回（1回）投与した後に強いことは当然ですが、少量の投与であっても長期投与されれば、慢性的な毒性が発現する場合もあります。

　また、少量の医薬品の投与でも、発がん作用、胎児毒性や組織・臓器の機能不全が生じる場合もあります。

❸医薬品の国際基準

　現在、新規に開発される医薬品のリスク評価については、医薬品開発の国際的な標準化（ハーモナイゼーション）の流れがあります。個々の医薬品の用量 - 反応関係に基づき、多くの基準によって、様々な試験が厳格に実施されています。

　医薬品の代表的な国際基準には、以下の4つがあります。

①動物を対象とした非臨床試験に関するGLP（Good Laboratory Practice）
②ヒトを対象とした臨床試験に関するGCP（Good Clinical Practice）
③製造販売後の安全管理に関するGVP（Good Vigilance Practice）
④製造販売後の調査および試験に関するGPSP（Good Post-marketing Study Practice）

　次表にまとめていますので、赤字部分に注目して覚えましょう。

医薬品の国際基準の 4 つの名称と意味

時期	名称	意味	
販売前	GLP	Good Laboratory Practice	動物が対象
		医薬品の安全性に関する非臨床試験の基準	
	GCP	Good Clinical Practice	ヒトが対象
		医薬品の臨床試験の実施基準	
販売後	GVP	Good Vigilance Practice	
		医薬品の製造販売後安全管理の基準	
	GPSP	Good Post-marketing Study Practice	
		医薬品の製造販売後の調査および試験の実施基準	

GLP の「L」は Laboratory（実験室）、GCP の「C」は Clinical（臨床）、GVP の「V」は Vigilance（用心）、GPSP の「PS」は Post-marketing Study（市販後の調査・試験）を意味しています。
医薬品の販売前と販売後に分けて覚えると、本番でも迷いにくくなります！

ここがポイント！

3 健康食品

でる度 ★★★

「薬（医）食同源」という言葉があるように、古くから特定の食品摂取と健康増進との関連は関心を持たれてきました。健康増進や維持の助けになることが期待されるいわゆる「健康食品」は、あくまで食品であり、医薬品とは法律上区別されます。

　また、健康食品の中でも国が示す要件を満たす「保健機能食品」は、一定の基準のもと健康増進の効果等を表示することが許可された健康食品です。現在、保健機能食品には次の 3 種類があります。

保健機能食品の種類

種類	内容
特定保健用食品 （トクホ）	・身体の生理機能などに影響を与える保健機能成分を含む ・個別に（一部は規格基準に従って）特定の保健機能を示す有効性や安全性などに関する国の審査を受け、許可されたもの
栄養機能食品	・身体の健全な成長や発達、健康維持に必要な栄養成分（ビタミン、ミネラルなど）の補給を目的としたもの ・国が定めた規格基準に適合したものであれば、その栄養成分の健康機能を表示できる
機能性表示食品	・事業者の責任で科学的根拠をもとに疾病に罹患していない者の健康維持および増進に役立つ機能を商品のパッケージに表示するものとして国に届出された商品 ・特定保健用食品とは異なり、国の個別の許可を受けたものではない

　健康食品は、誤った使用方法や個々の体質により健康被害を生じたり、医薬品との相互作用により薬物治療の妨げになることもあります。健康食品は、食品であるため、摂取しても安全で害がないかのようなイメージを強調したものもみられます。

　しかし、法的にも、また安全性や効果を担保する科学的データの面でも医薬品とは異なることを十分理解しておきましょう。

　ここでは、保健機能食品の違いを押さえておきましょう。特定保健用食品には国の許可基準があり、食品ごとに効果や安全性が審査されています。栄養機能食品は、国が定めた科学的根拠のあるビタミンやミネラルなどを基準量含んでいる食品であれば、特に届け出なしに表示ができます。機能性表示食品は企業の責任で消費者庁へ届け出るだけで効果を表示できます。審査はなく、国の基準値なども設定されていません。

ここがポイント！

4　セルフメディケーションへの積極的な貢献 ｜でる度 ★★★

世界保健機関（WHO）によると、セルフメディケーションとは、「自分自身の健康に責任を持ち、軽度な身体の不調は自分で手当てすること」とされています。

　急速に少子高齢化が進む中、持続可能な医療制度の構築に向け、医療費の増加や国民負担の増大を解決し、健康寿命を伸ばすことが日本の大きな課題です。セルフメディケーションの推進は、その課題を解決する重要な活動の一つです。地域住民の健康相談を受け、一般用医薬品の販売を行い、必要なときには医療機関の受診を勧める業務は、その推進には欠かせません。セルフメディケーションを適切に推進するために、登録販売者には次のことが望まれています。

・一般用医薬品等に関する正確で最新の知識を常に修得するよう心がける
・薬剤師や医師、看護師など地域医療を支える医療スタッフあるいは行政などとも連携をとって、地域住民の健康維持・増進、生活の質（QOL）の改善・向上などに携わる

　少子高齢化が進む社会では、地域包括ケアシステムなどに代表されるように、自分、家族、近隣住民、専門家、行政などすべての人たちで協力して個々の住民の健康を維持・増進することが求められています。登録販売者はその中で重要な情報提供者であることから、薬物療法の指導者となることを常に意識して活動することが求められています。

地域包括ケアシステムとは、高齢者などの支援を目的とした総合的なサービス（介護や医療など）を地域で連携・協力して提供する仕組みのことです。試験には言葉の意味は出題されませんが、知識として覚えておきましょう。

また、セルフメディケーションを推進するため、平成 29 年 1 月から所得控除を受けられるセルフメディケーション税制が導入されています。

🔵 セルフメディケーション税制の概要

目的	適切な健康管理の下で医療用医薬品からの代替を進めるため
内容	条件を満たした場合に、スイッチOTC医薬品を購入した対価について、一定の金額をその年の総所得金額等から控除する
その他	令和 4 年 1 月の制度見直しにより、スイッチOTC医薬品以外にも腰痛や肩こり、かぜやアレルギーの諸症状に対応する一般用医薬品も税制の対象となった

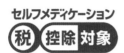

セルフメディケーション税制の対象商品の一部には次のマークが付いています。

□ **Q1** 医薬品の効果とリスクは、用量と作用強度の関係（用量 - 反応関係）に基づいて評価される。

□ **Q2** 少量の医薬品の投与では、発がん作用や胎児毒性、組織・臓器の機能不全を生じることはない。

□ **Q3** 単回投与であっても、治療量を超えた量を投与した場合、毒性が発現するおそれがある。

□ **Q4** 本来、疾病の治療を目的として使用される医薬品も、使用方法を誤ると健康被害を生じることがある。

□ **Q5** 動物実験で求められる50%致死量を ED_{50} といい、薬物の毒性の指標として用いられる。

□ **Q6** 新規に開発される医薬品のリスク評価は、医薬品開発の国際的な標準化（ハーモナイゼーション）制定の流れの中で実施されている。

□ **Q7** Good Laboratory Practice（GLP）は、医薬品の非臨床試験における安全性の基準である。

□ **Q8** Good Vigilance Practice（GVP）は、ヒトを対象とした臨床試験の国際的な実施基準である。

□ **Q9** Good Post-marketing Study Practice（GPSP）は、医薬品の製造販売後の調査及び試験の実施基準である。

□ **Q10** 栄養機能食品は、身体の健全な成長や発達、健康維持に必要な栄養成分（ビタミン、ミネラルなど）の補給を目的としたもので、国が定めた規格基準に適合したものである。

▶**答えと解説**

A1 ○ A2 × 少量の医薬品の投与でも発がん作用等を生じることがある。A3 ○ A4 ○ A5 × ED_{50} ではなく LD_{50} である。A6 ○ A7 ○ A8 × 医薬品の製造販売後安全管理の基準である。A9 ○ A10 ○

2 医薬品の効き目や安全性に影響を与える要因等

医薬品が適正に使用されるためには、副作用やアレルギーを見極め、対象者に応じた適切な選択を行わなければなりません。小児・高齢者・妊婦等には特に配慮が必要です。最後に日本で起こった5件の薬害訴訟について学びます。

1 副作用　　　　　でる度 ★★★

医薬品の有効成分である薬物が生体の生理機能に影響を与えることを薬理作用といいます。ここでは、副作用の定義や原因、医薬品の相互作用などについて理解しましょう。

❶副作用の定義

　通常、薬物は複数の薬理作用を併せ持っているため、期待される有益な反応（これを「主作用」といいます）以外の反応が現れることもあります。主作用以外の反応であって、好ましくないものを一般に副作用といいます。

　世界保健機関（WHO）による副作用の定義では、「疾病の予防、診断、治療のため、又は身体の機能を正常化するために、人に通常用いられる量で発現する医薬品の有害かつ意図しない反応」とされています。

　試験では副作用の定義が穴埋め問題で問われます。上の赤字部分に注意が必要です。

　一般用医薬品は、軽度な疾病に伴う症状の改善等を図るためのものであり、一般の生活者が自らの判断で使用するものです。通常は、その使用を中断することによる不利益よりも、重大な副作用を回避することが優先され、その兆候が現れたときには基本的に使用を中止することとされており、必要に応じて医師、薬剤師などに相談が必要です。

　また、副作用の原因は発生原因の観点から、①薬理作用によるもの、②アレルギーによるもの、の大きく2つに分けられます。

❷アレルギー

　細菌やウイルスなどが人体に取り込まれたとき、これらから人体を防御するために生じる反応を免疫といいます。しかし、免疫機構が過敏に反応して、好ましくない症状（炎症・痛み・発熱等）が引き起こされることもあります。このような仕組みでアレルギーにより体の各部位に生じる炎症等の反応をアレルギー症状といいます。一般的にあらゆる物質によって起こり得ます。

【アレルギーの原因】

・医薬品（薬理作用等とは関係ない。内服・外用を問わない）
・医薬品の添加物：黄色4号（タートラジン）、カゼイン等
・病気に対する抵抗力が低下している状態
・体質や遺伝的な要素
・鶏卵や牛乳等（医薬品の中には、鶏卵や牛乳等を原材料として作られているものがある）

🔵 **副作用の原因**

①薬理作用によるもの

主作用	副作用
期待される有益な反応	主作用以外の反応で、有害で好ましくないもの

②アレルギーによるもの

免疫機構

細菌やウイルスなどから人体を防御するための免疫反応

好ましくない症状として炎症・痛み・発熱（＝アレルギー症状）が発生

↓攻撃

ウイルス 細菌

免疫機構が過剰に反応すると…

❸不適正な使用と副作用

　医薬品には、保健衛生上のリスクがあります。疾病の種類や症状等に応じて適正な医薬品を選択・使用しなければ、症状が悪化したり、副作用や事故といった好ましくない結果を招く危険性が高くなります。

　医薬品の不適正な使用は、以下の2つに分類できます。

> **①使用する人の誤解や認識不足に起因する不適正な使用**
> ・選択された医薬品が適切ではない
> ・定められた用法用量ではない
> ・長期連用時の注意を守っていない
> 　(1)使用量は指示どおりでも、不快な症状によりほぼ毎日連用（常習）す
> 　　れば、重篤な疾患の発見が遅れたり、肝臓や腎臓などの代謝する器官
> 　　を傷める可能性がある
> 　(2)精神的な依存が起こり、使用量が増え、購入するための経済的な負担
> 　　が大きい
> **②医薬品を本来の目的以外の意図で使用する不適正な使用**
> ・薬物乱用（急性中毒、臓器障害等）
> ・薬物依存（精神的依存、身体的依存）

ここがポイント！

　「薬はよく効くものがよい」「多く飲めば早く効く」「子どもには大人用を半分にして飲ませればよい」は誤りです。

❹他の医薬品や食品との相互作用、飲み合わせ

　複数の医薬品や特定の食品を一緒に人体に取り入れた際に、医薬品の作用が増強したり、減弱したりすることを相互作用といいます。

　相互作用は次の2つの過程に分類できます。

> ①医薬品が吸収、分布、代謝、排泄される過程で起こるもの
> ②医薬品が薬理作用をもたらす部位において起こるもの

　例えば酒（アルコール）は、医薬品の吸収や代謝に影響を与えます。よく飲酒をする人は肝臓での代謝機能が高まっていることが多く、体内から医薬品が

速く消失して十分な薬効が得られなくなります（例：肝臓で代謝されるアセトアミノフェン）。また、代謝によって産生する物質（代謝産物）に薬効があるものの場合は、**作用が強く出過ぎます**（例：セトラキサート塩酸塩の代謝産物のトラネキサム酸）。逆に、代謝産物が人体に悪影響を及ぼす医薬品の場合は、副作用が現れやすくなります。

2　小児・高齢者・妊婦等への配慮　｜でる度 ★★★

医薬品の使用に際して特段の配慮が必要な小児・高齢者・妊婦等の特徴を学びます。

ここがポイント!

❶新生児、乳児、幼児、小児（小児等）

　新生児、乳児、幼児、小児を小児等といいます。小児等は医薬品を受けつける生理機能が未発達のため、その使用については特に配慮が必要です。

　「医療用医薬品の添付文書等の記載要領の留意事項」による新生児、乳児、幼児、小児の年齢区分は次の通りです。なお、一般的に15歳未満を小児とすることもあり、医薬品の使用を制限する具体的な年齢が明らかな場合は、使用上の注意において「3歳未満の小児」等と表現される場合があります。

 小児等の年齢区分

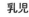

区分	新生児	乳児	幼児	小児
年齢	生後4週未満	生後4週以上 1歳未満	1歳以上 7歳未満	7歳以上 15歳未満

語呂合わせで「あたら（新生児）しい（4週未満）ちちは（乳児）いちばん（1歳未満）おさない（幼児）なー（7歳未満）ちいさい（小児）いちご（15歳未満）」と覚えましょう！

ここがポイント!

身体的特徴等	注意事項
大人と比べて身体の大きさに対して腸が長い	医薬品の吸収率が高い
血液脳関門が未発達	医薬品の成分が脳に達しやすい
肝臓や腎臓の機能が未発達	・代謝・排泄に時間がかかる ・作用が強く出過ぎたり、副作用がより強く出たりすることがある
5歳未満の幼児は服用時に喉^{のど}につかえやすい	錠剤、カプセル剤等は服用に注意するよう添付文書に記載されている

❷高齢者

　おおよその目安として65歳以上を「高齢者」としています。一般に高齢者は生理機能が衰えつつある（個人差が大きいため判断が難しい）という特徴がみられます。

【高齢者の服薬に関するポイント】
・肝臓や腎臓の機能が低下している
・医薬品の作用が強く現れやすく、副作用を生じるリスクが高くなる
・喉の筋肉が衰えて飲食物を飲み込む力が弱まり、内服薬を喉に詰まらせやすくなる
・医薬品の副作用で口渇^{こうかつ}を生じることがあり、誤嚥を誘発しやすくなる
・医薬品の説明を理解するのに時間がかかる
・製品表示等の記載を読み取るのが難しくなる
・手先の衰えのため医薬品を容器・包装から取り出すことが難しい
・医薬品の取り違えや飲み忘れを起こしやすい

❸妊婦、妊娠していると思われる女性（妊婦等）

　妊娠している女性は、体の変調や不調を起こしやすくなります。また、胎児は、母体との間に存在する胎盤を通じて栄養分を受け取っています。胎盤には、胎児の血液と母体の血液とが混ざらない仕組み（血液 - 胎盤関門）があります。

　母体が医薬品を使用した場合に、血液 - 胎盤関門によってどの程度医薬品の成分の胎児への移行が防御されるかは、未解明のことも多いといえます。一般

用医薬品の妊婦の使用については、「相談すること」としているものが多くみられます。

> 【妊婦等が特に気をつけるべき薬剤の例】
> ・ビタミンＡ：妊娠前後の一定期間に通常の用量を超えて摂取すると、胎児に先天異常を起こす危険性が高まる
> ・便秘薬：配合成分やその用量によっては流産や早産を誘発するおそれがある

❹母乳を与える女性（授乳婦）

医薬品の種類によっては、授乳婦が取り入れた成分の一部が乳汁中に移行することが知られています。そのため、母乳を介して、乳児が医薬品成分を摂取することになる場合があります。

❺医療機関で治療を受けている人

近年、生活習慣病等の慢性疾患を抱えながら日常生活を送る生活者が多くなっています。疾患の種類や程度によっては、一般用医薬品を使用することで症状が悪化したり、治療が妨げられたりすることもあります。

さらに、一般用医薬品の情報を医療機関の医師や薬局の薬剤師等に伝えるよう購入者等に説明することも重要です。

3 適切な医薬品選択と 販売時のコミュニケーション等 | でる度 ★★★

ここがポイント！

性質を踏まえた一般用医薬品の適切な選択や購入者への働きかけについて理解しましょう。

❶プラセボ効果

医薬品を使用したとき、結果的にまたは偶発的に、薬理作用とは関係ない作用が生じることをプラセボ効果（偽薬効果）といいます。プラセボ効果は不確実なものであり、それを目的として医薬品が使用されるべきではありません。

また、購入者が適切な医薬品を選択できるよう、医療機関の受診機会を失う

ことがないように、プラセボ効果に対して過度の期待を持たせるような説明は避けるべきです。

🔲 **プラセボ効果の特徴**

起きる原因	・暗示効果（医薬品を使用したこと自体による楽観的な結果への期待） ・条件付けによる生体反応 ・自然緩解（時間経過による自然発生的な変化）
反応や変化	・薬理作用によるもののほか、プラセボ効果によるものもある ・望ましいもの（効果）、不都合なもの（副作用）がある ・主観的（個人の感じ方）なもの、客観的（測定可能な変化）なものがある

❷医薬品の品質

医薬品は、高い水準で均一な品質が保証されていなければなりません。そのため、適切に保管・陳列が行われる必要があります。

しかし、高温や多湿、光（紫外線）等によって品質の劣化（変質、変敗）を生じやすいものが多くあります。劣化により効き目が低下したり、人体に好ましくない作用をもたらす物質が発生したりする場合もあります。

また、外箱等に記載されている使用期限は、未開封状態で保管された場合に品質が保持される期限です。液剤などでは、一度開封されると記載期日まで品質が保証されない場合もあります。

❸適切な医薬品選択と受診勧奨

一般用医薬品の役割としては、次の6つが挙げられます。

【一般用医薬品の役割】
①軽度な疾病に伴う症状の改善
②生活習慣病等の疾病に伴う症状発現の予防（科学的・合理的に効果が期待できるものに限る）
③生活の質（QOL）の改善・向上
④健康状態の自己検査
⑤健康の維持・増進
⑥その他保健衛生

症状が重いときに一般用医薬品を使用することは、適切な対処とはいえません。

ここがポイント！

また、スポーツ競技者から相談があった場合には、医薬品使用においてドーピングに該当する成分を含んだものがあるため、専門知識を有する薬剤師などへの確認が必要です。

❹販売時のコミュニケーション

一般用医薬品の選択・使用について判断する主体は、一般の生活者です。一般生活者が自身や家族の健康に対する責任感を持ち、適切な医薬品を選択・使用するよう医薬関係者が働きかけていくことは重要です。具体的には次のような働きかけを行います。

【医薬関係者による購入者等への働きかけ】

・セルフメディケーションの支援
・専門用語をわかりやすい平易な表現で説明
・実情の把握（説明内容がどう理解され、行動に反映されているか）
・可能な限り購入者等の個々の状況の把握に努める

また、以下のポイントを購入者等に事前に確認しておくことで医薬品の適正な使用につながります。

【購入者等に確認すべき8つのポイント】

①何のために医薬品を購入しようとしているか（購入のニーズや動機）
②医薬品を使用するのは情報提供を受けている当人か、その家族等が想定されるか
③医薬品を使用する人として、小児や高齢者、妊婦等が想定されるか
④医薬品を使用する人が医療機関で治療を受けていないか
⑤医薬品を使用する人が過去にアレルギーや副作用等を経験しているか
⑥医薬品を使用する人が相互作用や飲み合わせで問題を生じるおそれのある他の医薬品の使用や食品の摂取をしていないか
⑦医薬品がすぐに使用される状況にあるか
⑧症状等がある場合、いつごろからか、その原因等の特定はなされているか

なお、③小児や高齢者、妊婦等の使用が想定される場合、④医療機関で治療を受けている人が使用する場合、⑤過去にアレルギーや副作用等の経験がある人が使用する場合は、下記に注意が必要です。

③～⑤に該当する場合の医薬品販売	対応する専門家	③～⑤の事項の確認
第一類医薬品の場合	薬剤師	義務
第二類医薬品の場合	薬剤師または登録販売者	努力義務

4 薬害の歴史　　でる度 ★★★

ここがポイント！

5件の有名な薬害訴訟について、その経緯をしっかり確認しておきましょう。

医薬品は人体にとって異物でもあるため、何らかの有害な作用（副作用）等が生じるのは避けがたいことです。副作用被害（薬害）は、たとえ医薬品が十分に注意深く使用されても起こり得ます。

医薬品が有効である一方で害も起こし得ることを踏まえ、医薬品の販売に従事する専門家も含めて、関係者が安全性の確保に最善の努力を重ねていくことが重要です。

以下では、日本でこれまでに起こった薬害に伴う有名な訴訟（サリドマイド訴訟、スモン訴訟、HIV訴訟、CJD訴訟、C型肝炎訴訟）を解説しています（C型肝炎訴訟以外すべて和解が成立）。

サリドマイド製剤、キノホルム製剤については、過去に一般用医薬品として販売されていたこともあります。一般用医薬品の販売等に従事する者としては、薬害事件の歴史を十分に理解しておきましょう。

サリドマイド訴訟

被告	国および製薬企業
原因薬剤	サリドマイド製剤
用途	妊婦に催眠鎮静剤として使用
症状	・出生児に四肢欠損、耳の障害等の先天異常 ・サリドマイドは血液 - 胎盤関門を通過し、胎児に移行する ・光学異性体（化学的配列は同じで立体構造が異なる）を有しており、構造の違いによりR体、S体に分かれる 　R体：鎮静作用⇒主作用 　S体：血管新生を妨げる（催奇形性）⇒副作用 ・R体とS体は体内で相互に転換するため、R体のサリドマイドを分離して製剤化しても、催奇形性は避けられない
経緯	・1961年11月、西ドイツでは催奇形性について警告が発せられ、製品が回収された ・日本では、同年12月に製造販売元の製薬会社から勧告が届いていたにもかかわらず、出荷停止が1962年5月まで行われなかった。販売停止および回収措置は同年9月となり、対応の遅さが問題視された

スモン訴訟

被告	国および製薬企業
原因薬剤	キノホルム製剤
用途	整腸剤
症状	亜急性脊髄視神経症（スモン）：初期には腹部の膨満感から激しい腹痛を伴う下痢を生じ、次第に下半身のしびれや脱力、歩行困難等が現れる。麻痺は上半身にも拡がる場合があり、時に視覚障害から失明することもある
経緯	・米国では1960年にアメーバ赤痢への使用限定が勧告された ・日本では1970年8月になり、スモンの原因はキノホルムであるとの説が発表され、同年9月に販売が停止された ・スモン患者に対する施策や救済制度として、治療研究施設の整備、治療法の開発調査研究の推進、施術費および医療費の自己負担分の公費負担、世帯更生資金貸付による生活資金の貸付のほか、重症患者に対する介護事業が講じられた
訴訟後にとられた安全対策	サリドマイド訴訟、スモン訴訟を契機として、1979年、医薬品の副作用による健康被害の迅速な救済を図るため医薬品副作用被害救済制度が創設された

🔵 HIV 訴訟

被告	国および製薬企業
原因薬剤	ヒト免疫不全ウイルス（HIV）が混入した血液凝固因子製剤（原料は血漿から製造）
用途	血友病患者に使用
症状	HIVに感染
訴訟後にとられた安全対策	・エイズ治療・研究開発センターおよび拠点病院の整備や、治療薬の早期提供等の様々な取組みを推進 ・医薬品副作用被害救済・研究振興調査機構（当時）との連携による承認審査体制の充実 ・製薬企業に対し、従来の副作用報告に加えて感染症報告の義務づけ ・緊急に必要とされる医薬品を迅速に供給するための、「緊急輸入」制度の創設 ・血液製剤の安全確保対策として、検査や献血時の問診の充実 ・薬事行政組織の再編 ・情報公開の推進　　　・健康危機管理体制の確立

🔵 CJD 訴訟

被告	国、輸入販売業者および製造業者
原因薬剤	ヒト乾燥硬膜に細菌でもウイルスでもないタンパク質の一種であるプリオンが汚染（感染）
用途	脳外科手術
経緯	十分な化学的処理が行われないまま流通し、移植されCJDが発生
症状	・クロイツフェルト・ヤコブ病（CJD） ・認知症に類似した症状が現れ、死に至る重篤な神経難病
訴訟後にとられた安全対策	・生物由来製品の安全対策強化 ・独立行政法人医薬品医療機器総合機構による、生物由来製品による感染等被害救済制度の創設 ・CJD患者の入院対策・在宅対策の充実 ・CJDの診断・治療法の研究開発 ・CJDに関する正しい知識の普及・啓発 ・患者家族・遺族に対する相談事業等に対する支援 ・CJD症例情報の把握 ・ヒト乾燥硬膜の移植の有無を確認するための、患者診療録の長期保存等の措置

C型肝炎訴訟

被告	国および製薬企業
原因薬剤	フィブリノゲン製剤、血液凝固第IX因子製剤
用途	出産や手術での大量出血
症状	C型肝炎ウイルスに感染
経緯	・2002年から2007年にかけて5つの地裁で提訴されたが、国および製薬企業が責任を負うべき期間等について5つの判決で判断が分かれる ・早期、一律救済の要請により、議員立法による「特定フィブリノゲン製剤および特定血液凝固第IX因子製剤によるC型肝炎感染被害者を救済するための給付金の支給に関する特別措置法」が制定、施行 ・現在、和解を進めている
訴訟後にとられた安全対策	「薬害再発防止のための医薬品行政等の見直しについて（最終提言）」を受け、医師、薬剤師、法律家、薬害被害者などの委員により構成される医薬品等行政評価・監視委員会が設置された

ここがポイント！

薬害と薬害訴訟の歴史は重要な分野ですので、しっかり押さえておきましょう。

- [ ] **Q1** 医薬品は、人体にとっては異物（外来物）である。

- [ ] **Q2** 医薬品が人体に及ぼす作用は、複雑で多岐にわたるが、そのすべてが解明されている。

- [ ] **Q3** 薬物が生体の生理機能に影響を与えることを薬理作用という。

- [ ] **Q4** アレルギーは、医薬品の有効成分によって起こり、添加物では起こらない。

- [ ] **Q5** 小児は、大人と比べて身体の大きさに対して腸が短く、服用した医薬品の吸収率が低い。

- [ ] **Q6** 医薬品の使用上の注意において「高齢者」とは、おおよその目安として70歳以上を指す。

- [ ] **Q7** プラセボ効果とは、医薬品を使用したとき、結果的または偶発的に薬理作用によらない作用を生じることをいう。

- [ ] **Q8** 高熱や激しい腹痛がある等、症状が重いときに一般用医薬品を使用することは、適切な対処とはいえない。

- [ ] **Q9** サリドマイドによる薬害は、わが国だけで問題となった。

- [ ] **Q10** スモンは、その症状として、初期には腹部の膨満感から激しい腹痛を伴う下痢を生じ、次第に下半身のしびれや脱力、歩行困難等が現れる。

- [ ] **Q11** C型肝炎による薬害では、特定のグロブリン製剤や血液凝固第V因子製剤の投与を受けたことにより、C型肝炎ウイルスに感染した。

▶答えと解説

A1 ○ **A2** ✕ すべてが解明されているわけではない。**A3** ○ **A4** ✕ 添加物でも起こる。**A5** ✕ 身体の大きさに対して腸が長く、医薬品の吸収率が高い。**A6** ✕ おおよその目安として65歳以上を指す。**A7** ○ **A8** ○ **A9** ✕ 西ドイツ等、世界的に問題となった。**A10** ○ **A11** ✕ フィブリノゲン製剤や血液凝固第IX因子製剤である。

人体の働きと
医薬品

人体を理解すれば
薬がよくわかる！

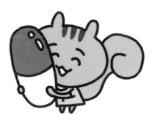

すぐにわかる本章のポイント

第1章は短かったですが、第2章はどのような内容になりますか？

ここから本格的な学習になりますよ！

医薬品の効果や副作用を深く理解するためには、人体の理解が欠かせません。
まずは口から肛門までの消化器系、次に鼻から肺までの呼吸器系、血液やリンパ液を体内に循環させるための循環器系、老廃物を尿として排出するための泌尿器系について学んでいきます。

また、目や鼻、耳などの感覚器官、皮膚や骨、関節、筋肉などの運動器官、脳や中枢神経系・末梢神経系といった神経系を学習します。

最後には、医薬品がどのように体に取り込まれていくか、そしてそれまでに学んだ人体の各器官に現れる副作用にはどのようなものがあるかを押さえていきます。

ひとこと

人体の各器官がどのように機能しているかを学びます。専門用語が多く、イメージしづらいですが、図を使って解説していますので、理解しながら進めてください。専門書やインターネットで調べると、さらに理解を深めることができます。

1 人体の構造と働き

医薬品の人体に対する影響を知るには、体の構造を理解する必要があります。内臓器官としての消化器系（胃や腸、肝胆膵）、呼吸器系（気管と気管支、肺）、循環器系（心臓や血液）、泌尿器系（腎臓と副腎、尿路）を学びます。

1 消化器系　　　　　　　　　　　でる度 ★★★

消化器系の構造とその働き、特に各消化酵素を押さえましょう。

❶消化器系

消化器系は、飲食物を消化して生命を維持していくために必要な栄養分として吸収し、その残りかすを体外に排出する器官系です。①消化管（口腔、咽頭、食道、胃、小腸、大腸、肛門）と②消化腺（唾液腺、肝臓、胆嚢、膵臓など）に分けられます。

消化管は、口腔から肛門まで続く管で、平均的な成人で全長約9mあります。

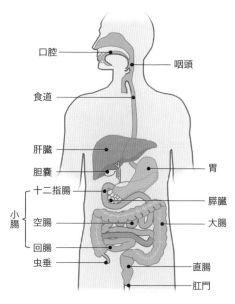

🔵 消化器系の構造

口腔　咽頭　食道　肝臓　胆嚢　十二指腸　空腸　回腸　虫垂　胃　膵臓　大腸　直腸　肛門　小腸

❷消化

　飲食物はそのままの形では栄養分として利用できず、消化管で吸収できる形に分解する必要があります。この働きを消化といいます。消化には、次の化学的消化と機械的消化があります。

化学的消化	消化液に含まれる消化酵素の作用により飲食物を分解する
機械的消化	口腔における咀嚼や消化管の運動等により、消化管の内容物を細かくして消化液と混ぜ合わせ、化学的消化を容易にする

　化学的消化は、身体の中にある化学物質を使って消化します。一方、機械的消化は、身体で機械のような動きをするところ（顎による咀嚼や腸管の動き）を使って消化します。

ここがポイント！

❸歯

　歯は、上下の顎の骨に固定されており、歯根、歯頚、歯冠に分けられます。
　歯冠の表面はエナメル質で覆われ、身体の中で最も硬い部分となっています。エナメル質の下には象牙質と呼ばれる硬い骨状の組織があり、神経や血管が通る歯髄を取り囲んでいます。歯の齲蝕（むし歯）が象牙質に達すると、神経が刺激されて、歯がしみたり痛みを感じたりするようになります。

🔵 歯の構造

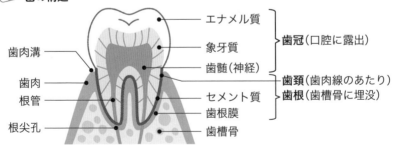

❹舌

　舌の表面には、舌乳頭という無数の小さな突起があり、味覚を感知する部位である味蕾が分布しています。舌は味覚を感知するほか、咀嚼された飲食物を撹拌して唾液と混ぜ合わせる働きがあります。

46

舌の表面にある舌乳頭には味蕾が存在し、味蕾が味覚を
感知しています。

ここがポイント!

❺唾液

　唾液には食物等を湿らせてかみ砕きやすくしたり、飲み込みやすくしたりする働きがあります。主に以下の役割を果たしています。

【唾液の役割】
・食物を湿潤させてかみ砕きやすくする
・咀嚼物を滑らかにして嚥下を容易にする
・プチアリン（唾液アミラーゼ）を含みデンプンを麦芽糖などに分解する
・リゾチームを含み、口腔粘膜の保護・洗浄、殺菌等をする
・口腔内のpHをほぼ中性に保ち、酸による齲蝕を防ぐ

❻咽頭

　咽頭は、口腔から食道に通じる食物路と、呼吸器の気道とが交わるところです。飲食物を飲み込む運動（嚥下）が起こるときには、喉頭の入口にある弁（喉頭蓋）が反射的に閉じることにより、飲食物が喉頭や気管に流入せずに食道へと送られます。

🔵 喉頭蓋の働き

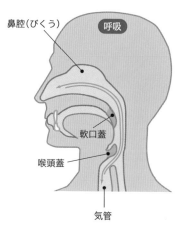

鼻腔（びくう）
呼吸
軟口蓋
喉頭蓋
気管

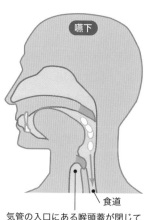

嚥下
食道
気管の入口にある喉頭蓋が閉じて
飲食物が入らないようにする

❼食道

　食道は、喉元_{のど}から上腹部のみぞおち近くまで続く、直径 1 ～ 2cm の管状の器官です。食道の機能には、次の特徴があります。

- ・消化液の分泌腺はない
- ・嚥下された飲食物は、食道の運動（重力ではない）により胃に送られる
- ・食道の上端と下端には括約筋_{かつやくきん}がある（逆流防止）

❽胃

　胃は上腹部にある中空の臓器で、内壁には胃腺があり、胃液を分泌しています。胃粘液には、小腸においてビタミン B12 の吸収に必要な内因子_{ないいんし}という成分も含まれます。

　食道から送られてきた内容物は、数時間、胃内に滞留します。滞留時間は、炭水化物主体の食品の場合には比較的短く、脂質分の多い食品の場合には比較的長いです。

🔲 **胃液の主な成分とその働き**

主な成分	働き
塩酸（胃酸）	強酸性、内容物の腐敗を防ぐ
粘液	胃酸から胃粘膜を守る
ペプシノーゲン	胃酸の働きでタンパク質を分解する酵素ペプシンになる ・ペプシノーゲン＋胃酸→ペプシン

❾小腸

　小腸は、全長 6 ～ 7 ｍの管状の臓器で、十二指腸、空腸、回腸という 3 つの部分に分けられます。小腸のうち、空腸は全長の約 40％、回腸は約 60 ％を占めています。

　小腸は栄養分の吸収のために重要な器官であり、内

🔲 **絨毛の構造**

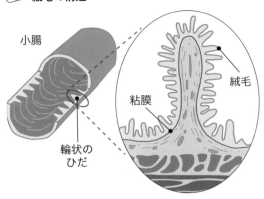

小腸

輪状の
ひだ

粘膜

絨毛

48

壁の表面積を大きくする構造を持ち、内壁には輪状のひだがあります。その粘膜表面は絨毛に覆われ、吸収率を高めています。

　小腸の運動により内容物が消化液（膵液、胆汁、腸液）と混ぜ合わされながら大腸へと送られ、その間に消化と栄養分の吸収が行われます。

ここがポイント！

　膵液は膵臓で、胆汁は肝臓で産生され、十二指腸へと運ばれます。45ページの図で位置関係を把握しておきましょう。

❿膵臓

　膵臓は、胃の後下部に位置する細長い臓器で、消化腺として膵液（弱アルカリ性）を十二指腸へ分泌します。膵液は、胃で酸性となった内容物を中和するために重要です。

　また、内分泌腺として、血糖値を調節するホルモン（インスリン、グルカゴン）等を血液中へ分泌します。

🔵 膵液の主な成分（消化酵素）とその働き

主な3つの成分	働き
トリプシノーゲン	エンテロキナーゼの働きによりトリプシンとなり、胃で半消化されたタンパク質（ペプトン）をさらに細かく消化する
（膵液）アミラーゼ	デンプン（炭水化物）を分解する
膵リパーゼ	脂質を分解する

ここがポイント！

　膵液は、三大栄養素（タンパク質、炭水化物、脂質）を分解する酵素を含んでいます。

⓫胆嚢

　胆嚢は、肝臓で産生された胆汁を濃縮して蓄える器官で、十二指腸に内容物が入ってくると収縮して、腸管内に胆汁を送り込みます。

⓬肝臓

　肝臓は、横隔膜の直下に位置し、胆汁を産生します。腸内に放出された胆汁酸塩の大部分は、小腸で再吸収されて肝臓に戻されます（腸肝循環）。

💊 胆汁の主な成分とその働き

主な成分	働き
胆汁酸塩（コール酸、デオキシコール酸等）	・脂質の消化を容易にする ・脂溶性ビタミンの吸収を助ける
ビリルビン（胆汁色素）	・古くなった赤血球中のヘモグロビンが分解されて生じた老廃物 ・腸管内に排出されると、腸内細菌により代謝されて、糞便を茶褐色にする色素となる

（1）肝臓の働き①～栄養分の代謝・貯蔵

　小腸で吸収されたブドウ糖（糖質）は、血液により肝臓に運ばれてグリコーゲンとして蓄えられます。

　植物はエネルギー源である糖質を地下茎に蓄えたり（例：ジャガイモやレンコン）していますが、人は肝臓にグリコーゲンという形で糖質を蓄えます。

　また、肝臓は、脂溶性ビタミンや水溶性ビタミンを蓄える働きもしています。

（2）肝臓の働き②～生体に有害な物質の無毒化・代謝

　生体に害を及ぼしうる医薬品、アルコール、アンモニア等は、肝臓において無毒化するために代謝されます。

アルコールの代謝	アルコール→（肝臓）→アセトアルデヒド→酢酸
アンモニアの代謝	アミノ酸→アンモニア→（肝臓）→尿素

ここがポイント！

　試験では、アセトアルデヒド（二日酔いの原因物質）と酢酸を逆にするなど、尿素を尿酸と引っかけて問われますので注意してください。

（3）肝臓の働き③〜生体物質の産生

　生体物質とは生物の体内に存在する化学物質の総称であり、胆汁酸やホルモンなどの生合成の出発物質となるコレステロール、血液凝固因子（フィブリノゲン等）、アルブミン等、必須アミノ酸以外のアミノ酸を産生します。

　試験では、「必須アミノ酸を産生」と引っかけてくるので注意が必要です！

❸ 大腸

　大腸は、水分やミネラルを吸収して、便を作る働きをしています。管状の臓器で、盲腸、虫垂、上行結腸、横行結腸、下行結腸、Ｓ状結腸、直腸から構成されています。糞便の大半は水分となっており、はがれ落ちた腸壁上皮細胞の残骸（15 〜 20%）や腸内細菌の死骸（10 〜 15%）が含まれ、食べ物の残滓（残りかす）は約5%に過ぎません。

　💊　**大腸の構造**

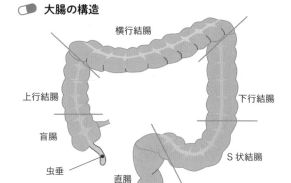

特に「上行結腸」と「下行結腸」の位置に注意しましょう。

【大腸の構造と働き】

・絨毛はない（小腸と区別できる）

・水分や電解質（ナトリウム、カリウム、リン酸等）を吸収する

・消化はほとんど行っていない

・腸内細菌が存在し、食物繊維の分解やビタミンＫ（血液凝固、骨へのカルシウム定着に関与）を産生する

・固形状の糞便（下行結腸、Ｓ状結腸に滞留）を形成する

⓮肛門

肛門は、直腸粘膜が皮膚へと連なる体外への開口部です。直腸粘膜と皮膚の境目になる部分には、歯状線と呼ばれるギザギザの線があります。

2 呼吸器系 ┃でる度 ★★★

咽頭と喉頭の違い、気管・気管支・肺での異物の防御機構の違いを押さえましょう。

ここがポイント!

❶呼吸器系

呼吸器系は、呼吸を行うための器官系で、①上気道（鼻腔、咽頭、喉頭）と②下気道（気管、気管支、肺）に大別されます。

🌕 呼吸器系の構造

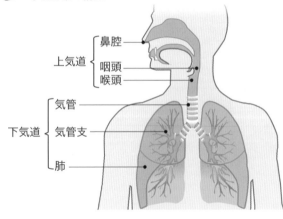

上気道 ─ 鼻腔 / 咽頭 / 喉頭
下気道 ─ 気管 / 気管支 / 肺

咽頭は鼻腔の奥から食道の入口まで、喉頭は気管の入口にあります。

🌕 線毛運動

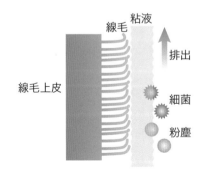

粘液
線毛
排出
線毛上皮
細菌
粉塵

線毛運動により、吸い込んだ空気中の細菌やウイルスなどの異物を体外に排出しています。

❷鼻腔

鼻腔は、鼻の内側の空洞部分であり、次の役割を果たしています。

💊 **鼻腔の働き**

フィルターの役目	鼻腔の入口（鼻孔）に鼻毛があり、空気中の塵や埃等を吸い込まないようにしている
乾燥した冷たい外気を防ぐ	鼻腔の内壁は粘膜で覆われた棚状の凸凹になっており、空気との接触面積を広げて、鼻から吸った空気に湿り気と温もりを与える
刺激物の排出	鼻腔内に物理的または化学的な刺激を受けると、反射的にくしゃみが起こる
気道の防御機構	鼻汁は空気に湿り気を与え、粘膜を保護することに加え、リゾチームを含むことで気道の防御機構の1つとして働いている

❸咽頭

咽頭の後壁には、リンパ組織が集まってできている扁桃があります。扁桃において、気道に侵入してくる細菌やウイルス等に対する免疫反応が行われます。

❹喉頭

喉頭は、咽頭と気管の間にある軟骨に囲まれた円筒状の器官で、軟骨の突起した部分（喉頭隆起）がいわゆる「のどぼとけ」です。喉頭は、発声器としての役割もあり、呼気で喉頭上部にある声帯を振動させて声が発せられます。

ここがポイント!

咽頭には扁桃があり、喉頭には声帯があります。ここを押さえるのが基本です！

❺気管、気管支と線毛運動

喉頭から肺へ向かう気道が左右の肺へ分岐するまでの部分を気管といい、そこから肺の中で複数に枝分かれする部分を気管支といいます。喉頭の大部分と気管から気管支までの粘膜は、線毛上皮で覆われています。吸い込まれた粉塵、細菌等の異物は、気道粘膜から分泌される粘液にからめ取られ、線毛運動（前ページ下図）による粘液層の連続した流れにより気道内部から咽頭へ向けて排出され、唾液とともに嚥下されます。

❻肺

　肺は、胸部の左右両側に一対あります。肺自体には肺を動かす**筋組織**がなく、横隔膜や肋間筋（ろっかんきん）により拡張・収縮して呼吸運動が行われています。

　肺の内部で気管支が細かく枝分かれし、末端はブドウの房のような構造となっており、その球状の袋部分を**肺胞**といいます。肺胞の壁は非常に薄くできていて、周囲を毛細血管が網のように取り囲んでいます。**肺胞**と**毛細血管**を取り囲んで支持している組織を**間質**といいます。

　肺胞の壁を介して、酸素と二酸化炭素のガス交換が行われます。また、肺胞は粘液層や線毛により保護されておらず、肺胞マクロファージ（貪食細胞（どんしょく））が異物や細菌の侵入を防御しています。

　　🔲 **肺の構造**

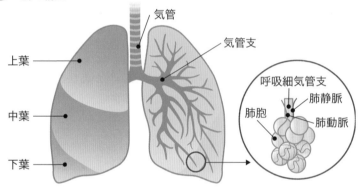

3　循環器系

でる度 ★★★

　循環器系は、体液（血液やリンパ液）を体内に循環させ、酸素や栄養分等を全身の組織へ送り、老廃物を排泄器官へ運ぶための器官系で、心臓、血管系、血液、脾臓（ひぞう）、リンパ系からなります。心臓の構造と血液循環、血液の成分を理解しましょう。

ここがポイント！

❶循環の種類

　血管系が**閉鎖循環系**（心臓を中心とする閉じた管）であるのに対して、リン

パ系は開放循環系（末端がリンパ毛細管となって組織の中に開いている）です。

ここがポイント!

血液は心臓を中心として血管内だけ（閉じた管）を循環していますが、リンパ液はリンパ管だけでなく組織にも移行して全身（開いた管）を循環しています。

❷心臓

心臓は、心筋でできた握りこぶし大の袋状の臓器で、胸骨の後方に位置します。血液は、心臓がポンプの役目を果たすことにより循環しています。

心臓の内部は上部左右の心房、下部左右の心室に分かれています。

心臓の右側部分（右心房、右心室）は、全身から集まってきた血液を肺へ送り出します。肺でのガス交換が行われた血液は、心臓の左側部分（左心房、左心室）に入り、そこから全身に送り出されます。

🔵 心臓の構造と血液循環

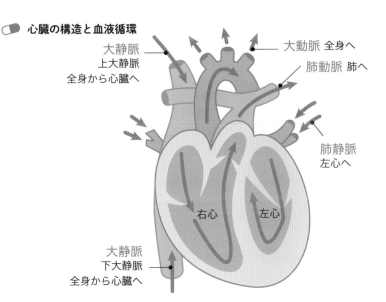

大静脈
上大静脈
全身から心臓へ

大動脈 全身へ

肺動脈 肺へ

肺静脈
左心へ

右心　　左心

大静脈
下大静脈
全身から心臓へ

静脈血(➡)は肺で酸素をもらい動脈血(➡)になる

ここがポイント!

この模式図では、自分の心臓ではなく他人の心臓を見ているので、左右が逆になります。

❸血管系

　血液が血管中を流れる方向は一定で、血管壁が収縮すると血管は細くなり、弛緩すると拡張し、心拍数と同様に自律神経系により制御されます。

　心臓から出てきた血液を送る血管が動脈であり、心臓へ戻る血液を送るのが静脈です。また、動脈と静脈の間をつなぐように体中の組織に細かく張り巡らされているのが毛細血管となります。

動脈
・心臓から拍出された血液を送る血管
・動脈は弾力性があり、圧力がかかっても耐えられるようになっている
・血圧は通常、上腕部の血管壁にかかる圧力を測定し、心臓が収縮したときの血圧を最大血圧、心臓が弛緩したときの血圧を最小血圧とする
静脈
・心臓へ戻る血液を送る血管
・静脈にかかる圧力は比較的弱いため、血管壁は動脈よりも薄い
・四肢を通る静脈では血流が重力の影響を受けやすいため、静脈弁が発達しており、血液の逆流を防いでいる
毛細血管
動脈と静脈の間をつなぐように体中の組織に細かく張り巡らされている細い血管

ここがポイント!

静脈には弁があるのが特徴です。毛細血管では、酸素や栄養分を組織に運び、二酸化炭素や老廃物を回収しています。

❹血液

血液は血漿と血球からなり、主に下記の役割があります。

・酸素や栄養分を全身の組織へ運ぶ
・二酸化炭素や老廃物を肺や腎臓へ運ぶ
・ホルモン運搬による器官・組織相互の連絡
・全身の温度をある程度均等に保つ

赤血球は中央部がくぼんだ円盤状の細胞で、赤い血色素（ヘモグロビン）を含み、骨髄で産生されます。

白血球中の好中球、単球、マクロファージは細菌やウイルス等を取り込んで分解する食作用という効果があります。また、好中球、単球は血管壁を通り抜けて組織内に入り込み、感染が起きた組織に集まることができる作用があります。

また、リンパ球には、細菌、ウイルスなどの異物を認識するＴ細胞リンパ球や抗体（免疫グロブリン）を産生するＢ細胞リンパ球などがあります。

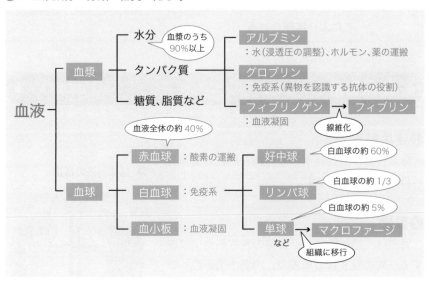

血液成分の分類・性質・働き等

血液の粘稠性は、主として血漿の水分量や赤血球の量で決まり、血中の脂質量はほとんど影響を与えません。

❺脾臓

脾臓は、握りこぶし大のスポンジ状の臓器で、胃の後方の左上腹部に位置します。主な働きは脾臓内を流れる血液から古くなった赤血球を濾し取って処理することです。

❻リンパ系

リンパ系は、血管系とは半ば独立した循環系として存在しており、リンパ液が循環しています。また、心臓のようにポンプの働きをする器官がなく、リン

パ液の流れは主に**骨格筋の収縮**によるものであり、流速は血流に比べて緩やかです。

リンパ液	血漿の一部が毛細血管から組織の中へ滲み出て組織液となったもの。血漿とほとんど同じ成分からなるが、タンパク質が少なく、白血球の成分の1つであるリンパ球を含む
リンパ管	逆流防止のための**弁**があって、リンパ液は一定の方向に流れている
リンパ節	内部にはリンパ球やマクロファージ（貪食細胞）が密集していて、リンパ液で運ばれてきた細菌やウイルス等は、ここで免疫反応により排除される

4 泌尿器系　　　　　　　　でる度 ★★★

❶泌尿器系

　泌尿器系は、血液中の老廃物を尿として体外へ排泄する器官系です。

❷腎臓

　腎臓は、横隔膜の下、背骨の左右両側に位置する一対の**空豆状**の臓器で、内側中央部のくびれた部分に尿管、動脈、静脈、リンパ管等がつながっています。

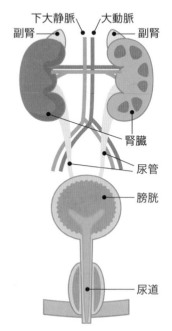

🔵 **泌尿器系の構造**

下大静脈　　大動脈
副腎　　　　　　　　副腎
腎臓
尿管
膀胱
尿道

腎臓の働き

- 血液中の老廃物を尿として排泄する
- 心臓から拍出される血液の1/5〜1/4が流れている
- 水分や電解質の排出調節を行い、血圧を一定範囲内に保つ
- 骨髄における赤血球の産生を促進するホルモンを分泌する
- ビタミンDを活性型ビタミンDに転換して、骨の形成や維持に関与する

腎臓とネフロンの構造

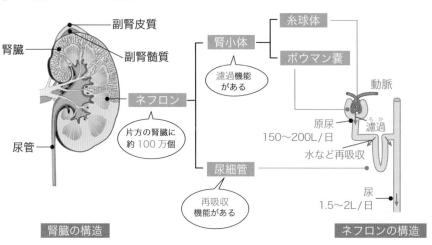

腎臓の構造と主な働き、副腎から分泌されるホルモンの種類を理解しましょう。また、尿管と尿道の位置を押さえておきましょう！

❸副腎

　副腎は、左右の腎臓の上部にそれぞれ附属し、皮質と髄質の２層構造をしています。

💊 副腎が分泌するホルモン

副腎皮質の分泌ホルモン	作用
アルドステロン	体内にナトリウム（塩分）と水を貯留し、カリウムの排泄を促す
コルチゾール	抗炎症作用、免疫抑制作用。 ステロイド剤として医薬品に応用されている
副腎髄質の分泌ホルモン	作用
アドレナリン （エピネフリン）	自律神経系などに作用する
ノルアドレナリン （ノルエピネフリン）	

❹尿路（膀胱、尿道）

　左右の腎臓と膀胱は尿管でつながっており、腎臓から膀胱を経て尿道に至る尿の通り道を尿路といいます。膀胱は下腹部の中央に位置し、尿を一時的に溜める袋状の器官、尿道は膀胱に溜まった尿が体外に排泄されるときに通る管です。

　尿は血液を濾過して作られるため、糞便とは異なり、健康な状態であれば細菌等の微生物は存在しません。

💊 尿道の特徴

男性	膀胱の真下に尿道を取り囲むように前立腺がある。加齢とともに前立腺が肥大し、尿道を圧迫して排尿困難等を生じることがある
女性	男性と比べて女性は尿道が短いため、細菌等が侵入したときに膀胱まで感染を生じやすい
高齢者	膀胱や尿道の括約筋の働きにより排尿を制御する機能が低下し、また膀胱の容量が小さくなるため、尿失禁を起こしやすくなる

□ **Q1** 唾液には、デンプンをアミノ酸に分解する消化酵素が含まれる。

□ **Q2** 胃液中の胃酸は、胃内を強酸性に保って内容物が腐敗や発酵を起こさないようにする役目を果たしている。

□ **Q3** 通常、糞便の成分の大半は水分で、そのほか、はがれ落ちた腸壁上皮細胞の残骸（15～20％）や腸内細菌の死骸（10～15％）が含まれ、食物の残滓は約5％に過ぎない。

□ **Q4** 血糖値を調節するホルモン（インスリン、グルカゴン）は、肝臓から血液中に分泌される。

□ **Q5** 心臓から拍出された血液を送る血管を静脈、心臓へ戻る血液を送る血管を動脈という。

□ **Q6** アルブミンは、免疫反応において、体内に侵入した細菌やウイルス等の異物を特異的に認識する抗体としての役割を担う。

□ **Q7** 腎臓と膀胱は尿道でつながっており、腎臓から膀胱を経て尿管に至る尿の通り道を尿路という。

□ **Q8** 副腎は、左右の腎臓の上部にそれぞれ附属し、皮質と髄質の2層構造からなる。

□ **Q9** 鼻腔から肺までの呼気および吸気の通り道を気道といい、そのうち気管から気管支、肺までの部分を上気道という。

□ **Q10** 喉頭には発声器としての役割があり、喉頭上部にある声帯を呼気で振動させて声が発せられる。

▼答えと解説

A1 ✕ アミノ酸ではなく麦芽糖である。**A2** ○ **A3** ○ **A4** ✕ 肝臓ではなく膵臓である。**A5** ✕ 静脈と動脈の記述が逆である。**A6** ✕ アルブミンではなくグロブリンである。**A7** ✕ 尿道と尿管の記述が逆である。**A8** ○ **A9** ✕ 上気道ではなく下気道である。**A10** ○

2 目、鼻、耳などの感覚器官

ここでは、目や鼻、耳の構造について解説します。文中の図を参考にして各器官の位置や役割を把握しておきましょう。

1 目　　　　　　　　　　　　　　　　　　でる度 ★★★

目は、眼球、眼瞼（がんけん）（まぶた）、結膜、涙器（るいき）、眼筋等からなります。眼球は視覚情報を受け取り、明暗、色、位置、動きを感じ取る球形の器官です。

眼球とその付近にある重要な「膜」の位置や特徴、遠近や光量を調節する組織について理解しましょう。

ここがポイント！

🔵 **眼球の構造**

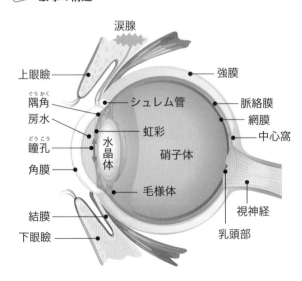

涙腺

上眼瞼　強膜

隅角（ぐうかく）　シュレム管　脈絡膜

房水　網膜

虹彩　中心窩

瞳孔（どうこう）　水晶体　硝子体

角膜　毛様体

結膜

下眼瞼　視神経

乳頭部

眼球付近の膜

角膜	・眼球の外側にある、正面前方付近（黒目の部分）の透明な膜 ・紫外線を含む光に長時間曝されると、上皮に損傷を生じることがある（雪眼炎、雪目という）
強膜	・眼球の外側にある、角膜以外の部分で、乳白色の膜 ・強膜が充血したときは眼瞼の裏側は赤くならず、強膜自体が乳白色であるため白目の部分がピンク味を帯びる
結膜	・眼瞼の裏側と眼球前方の強膜（白目の部分）とを結ぶように覆って組織を保護 ・薄い透明な膜であるため、中を通っている血管が外部から容易に観察できる ・結膜が充血すると白目の部分だけでなく眼瞼の裏側も赤くなる

角膜は、コンタクトレンズを装着する黒目にある膜です。強膜は、角膜以外で眼球を覆っている膜です。そして結膜は、まぶたの裏側で、「あっかんべー」したときに見える膜です。強膜と結膜の充血の違いでは、眼瞼の裏側の赤みの有無、白目の色（赤またはピンク）が重要です。

水晶体はレンズの役割を果たしており、近くの物を見るときには厚く丸みを増します。虫眼鏡のレンズも同様の形をしています。また、虹彩は黒目の部分で瞳孔に入る光の量を調節しています。

水晶体、虹彩、房水の働き

水晶体	・水晶体は、厚みを変化させることにより、遠近の焦点調節が行われている ・その周りを囲んでいる毛様体の収縮・弛緩により、近くの物を見るときには丸く厚みが増し、遠くの物を見るときには扁平になる
虹彩	瞳孔を散大・縮小させて眼球内に入る光の量を調節する
組織液（房水）	・角膜と水晶体の間を満たし、眼内に一定の圧（眼圧）を生じさせている ・透明な角膜や水晶体には血管が通っておらず、房水により栄養分や酸素が供給される

涙液は、起きている間は絶えず分泌されています。涙液分泌がほとんどない睡眠中や涙液の働きが悪くなったときには、滞留した老廃物に粘液や脂分が混じって眼脂（目やに）となります。

　眼筋は眼球を上下左右斜めの各方向に向けるため、6本の眼筋が眼球側面の強膜につながっています。眼球の動きが少なく、眼球を同じ位置に長時間支持していると、眼筋が疲労します。

💊 目の疲労症状

疲れ目 （目のかすみ、 充血、痛み等）	目を使う作業を続けた結果、眼筋の疲労のほか、遠近の焦点調節を行っている毛様体の疲労や周期的まばたきが少なくなって、涙液の供給不足等を生じる
眼精疲労	メガネやコンタクトレンズが合っていなかったり、神経性の疲労（ストレス）、睡眠不足、栄養不良等が要因となって慢性的な目の疲れに肩こり、頭痛等の全身症状を伴う

ここがポイント！

　光を感じる反応にはビタミンAが不可欠で、欠乏すると夜盲症（やもうしょう）を生じます。

2　鼻　｜でる度 ★★★

ここがポイント！

　鼻腔と副鼻腔の違いを理解しましょう。試験では、鼻腔の構造を副鼻腔と引っかけてくるので注意が必要です。

❶鼻腔

　鼻腔上部の粘膜にある特殊な神経細胞（嗅細胞（きゅうさいぼう））を、においの元となる物質の分子（におい分子）が刺激すると、その刺激が脳の嗅覚（きゅうかく）中枢へ伝えられます。
　鼻腔は、薄い板状の軟骨と骨でできた鼻中隔（びちゅうかく）により左右に仕切られています。

❷副鼻腔

　鼻の周囲の骨内には、骨の強さや形を保ちつつ重量を軽くするため、鼻腔に隣接した目と目の間、額部分、頬の下、鼻腔の奥に空洞があり、それらを総称して副鼻腔といいます。いずれも鼻腔と細い管でつながっています。

　副鼻腔も鼻腔と同様に線毛を有し、粘液を分泌する細胞でできた粘膜で覆われています。

3　耳

でる度 ★★★

　耳は、聴覚情報と平衡感覚を感知する器官で、外耳、中耳、内耳からなります。側頭部の左右両側に一対あり、音の立体感を認識することができます。

💊 **耳の構造**

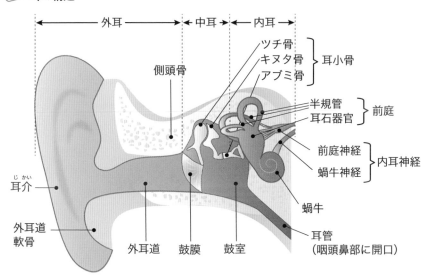

内耳・中耳の構造とその働きを理解しましょう。

ここがポイント!

❶外耳

外耳は、側頭部から突出した耳介と、耳介で集められた音を鼓膜まで伝導する外耳道からなります。

外耳道にある耳垢腺（汗腺の一種）や皮脂腺からの分泌物に、埃や外耳道上皮の老廃物などが混じって耳垢（耳あか）となります。

❷中耳

中耳は、外耳と内耳をつなぐ部分で、鼓膜、鼓室、耳小骨、耳管から構成されています。

🔵 中耳の構造と働き

構造	働き
鼓膜	外耳道を伝わってきた音を振動させて中耳へと伝える
鼓室	鼓膜の内側にあり、耳小骨を納める
耳小骨	互いに連結した微細な３つの骨が鼓膜の振動を増幅して、内耳へ伝導する
耳管	・鼓室から出ており鼻腔や咽頭と通じている ・急な気圧変化のため鼓膜の内外に気圧差が生じた場合、顎を動かす等の耳抜き動作によって意識的に耳管を開けると気圧の均衡が戻る ・小さな子どもは、耳管が太く短く、走行が水平に近いため、鼻腔からウイルスや細菌が侵入して感染が起こりやすい

❸内耳

内耳は、蝸牛（聴覚器官）と前庭（平衡器官）からなっています。

🔵 内耳の構造と働き

構造	働き
蝸牛	うず巻き形をした器官で、内部はリンパ液で満たされ、音を中心部にある聴神経に伝える
前庭	・耳石器官（水平・垂直方向の加速度を感知する）と半規管（身体の回転や傾きを感知する）からなる ・内部はリンパ液で満たされている

☐ **Q1** 夜盲症は、視細胞が光を感じる反応に不可欠なビタミンB1が不足したために生じる。

☐ **Q2** 眼精疲労は、慢性的な目の疲れに肩こり、頭痛等を伴った症状である。

☐ **Q3** 水晶体は、周りを囲んでいる毛様体の収縮・弛緩により、遠くの物を見るときには丸く厚みが増し、近くの物を見るときには扁平になる。

☐ **Q4** 角膜や水晶体には血管が通っておらず、房水と呼ばれる組織液によって栄養分や酸素が供給される。

☐ **Q5** 鼻腔上部の粘膜にあるすべての神経細胞を、においの元となる物質の分子が刺激すると、その刺激が脳の嗅覚中枢へ伝えられる。

☐ **Q6** 副鼻腔は、薄い板状の軟骨と骨でできた鼻中隔によって左右に仕切られている。

☐ **Q7** 耳は、聴覚情報と平衡感覚を感知する器官で、外耳、中耳、内耳からなる。

☐ **Q8** 中耳は、聴覚器官である蝸牛と平衡器官である前庭からなる。

☐ **Q9** 内耳の前庭の内部はリンパ液で満たされ、このリンパ液の動きが平衡感覚として感知される。

☐ **Q10** 鼓室は耳管で鼻腔や咽頭と通じており、小さな子どもでは、耳管が太く短く水平に近く、鼻腔からウイルスや細菌の感染が起こりやすい。

☐ **Q11** 半規管は、水平・垂直方向の加速度を感知する。

▶**答えと解説**

A1 ✕ ビタミンB1ではなくビタミンAである。**A2** ○ **A3** ✕ 遠近の記述が逆である。
A4 ○ **A5** ✕ すべてではなく特殊な神経細胞である。**A6** ✕ 副鼻腔ではなく鼻腔である。
A7 ○ **A8** ✕ 中耳ではなく内耳である。**A9** ○ **A10** ○ **A11** ✕ 半規管ではなく耳石器官である。

3 皮膚、骨・関節、筋肉などの運動器官

外皮系として皮膚の構造や毛、骨格系として骨や関節について学びます。また、筋組織では、骨格筋、平滑筋、心筋といった分類を押さえます。

1 外皮系　｜でる度 ★★★

❶外皮系

身体を覆う**皮膚**、**皮膚腺**（汗腺、皮脂腺、乳腺等）、**角質**（爪、毛等）を総称して**外皮系**といいます。

❷皮膚

皮膚は、表皮、真皮、皮下組織の3層構造をしています。

皮膚の色は、表皮や真皮に沈着した**メラニン色素**によるものです。メラニン色素は、表皮の最下層にある**メラニン産生細胞（メラノサイト）**で産生され、太陽光に含まれる紫外線から皮膚組織を防護する役割があります。

🔲 **皮膚の構造**

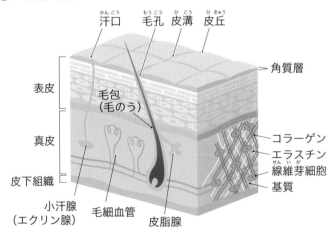

皮膚の構造と主な細胞

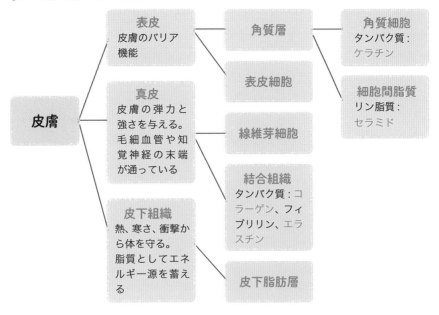

皮膚
- 表皮 — 皮膚のバリア機能
  - 角質層
    - 角質細胞　タンパク質：ケラチン
    - 細胞間脂質　リン脂質：セラミド
  - 表皮細胞
- 真皮 — 皮膚の弾力と強さを与える。毛細血管や知覚神経の末端が通っている
  - 線維芽細胞
  - 結合組織　タンパク質：コラーゲン、フィブリリン、エラスチン
- 皮下組織 — 熱、寒さ、衝撃から体を守る。脂質としてエネルギー源を蓄える
  - 皮下脂肪層

皮膚の機能

身体の維持と保護	・体表面を包み、体の形を維持し、保護する（バリア機能） ・細菌等の侵入を防ぐ ・角質（爪、毛等）は皮膚の一部が変化してできたもの
体水分の保持	体外への蒸発、体内への浸透を防ぐ
熱交換	・体温が上がる→血管は開き（拡張）、体外へ熱を排出 ・体温が下がる→血管は収縮し、放熱を抑える
外界情報の感知	触覚、圧覚、痛覚、温度感覚等の皮膚感覚を得る機能も有している

ここがポイント！

血管は網目状の構造をしているため、血管が収縮・拡張することにより、放熱を抑えたり、促したりしています。

❸毛

皮膚の付属器として毛があります。毛根の最も深い部分を毛球といいます。毛球の下端のへこんでいる部分を毛乳頭といいます。

毛根を鞘状に包んでいる毛包には、立毛筋と皮脂腺がつながっています。立毛筋は、気温や感情の変化等の刺激により収縮し、毛穴が隆起する立毛反射（いわゆる「鳥肌」）が生じます。

💊 **毛の構造**

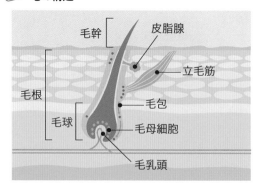

❹汗腺

汗腺には、腋窩（脇の下）等の毛根部に分布するアポクリン腺（体臭腺）と、手のひらといった毛根がないところも含め全身に分布するエクリン腺の2種類があります。汗はエクリン腺から分泌され、体温調節のための発汗は全身の皮膚に生じますが、精神的緊張による発汗は手のひらや足底、脇の下、顔面などの限られた皮膚に生じます。

ここがポイント!

アポクリン腺とエクリン腺の違いを理解しておきましょう。

2　骨格系　　　　　でる度 ★★★

❶骨格系

　骨格系は骨と関節からなり、骨と骨が関節で接合し、連なって体を支え、臓器を保護して骨格筋の収縮を運動に転換しています。

❷骨

　骨は体の器官のうち最も硬い組織の1つで、基本構造は、主部となる骨質、骨質の表面を覆う骨膜、骨質内部の骨髄、骨の接合部にある関節軟骨の4組織から構成されています。

骨質

　骨質は、カルシウムやリン等の無機質を蓄えています。無機質（石灰質：炭酸カルシウムやリン酸カルシウム等）は、骨に硬さを与えます。また、有機質（タンパク質：コラーゲン、多糖体）は、骨の強靭さを保ちます。

骨膜

　骨膜は、骨の表面を覆い、骨の形成に関与しています。骨の表面には成長が停止した後も、一生を通じて骨の破壊（骨吸収）と骨の修復（骨形成）を行う細胞があります。

骨髄

　骨髄で産生される造血幹細胞から赤血球、白血球、血小板が分化し、体内に供給されています。主に胸骨、肋骨、脊椎、骨盤、大腿骨等の骨髄で造血が行われています。

ここがポイント!

　胸骨や肋骨等の名前を覚えるより、「すべての骨の骨髄で造血が行われているわけではない」ことを押さえましょう。

関節軟骨

　関節軟骨は、骨の接合部にあり、衝撃を和らげ関節の動きを滑らかにしています。

❸靱帯、腱

　関節周囲を包む膜（滑膜）は軟骨の働きを助け、靱帯は骨を連結し、関節部

を補強しています。関節を動かす骨格筋は、関節を構成する骨に腱^{けん}を介してつながっています。

　筋組織は、筋細胞＋結合組織であり、伸縮性があります。一方、腱は結合組織のみであり、伸縮性はあまりありません。

🔵 関節と腱の構造

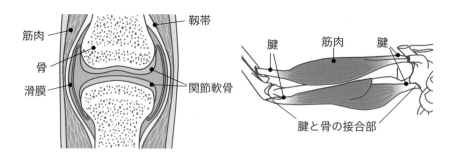

3　筋組織　　　　　　　　　　　でる度 ★★★

　筋組織は、機能や形態によって骨格筋、平滑筋^{へいかつきん}、心筋の3つに分類されます。このうち、身体運動を可能にする運動器官とされるのは、骨格筋となります。

🔵 3つの筋組織

分類	所在	特徴	随意・不随意
骨格筋	骨に連結	・関節を動かす筋肉 ・横縞模様がある（横紋筋^{おうもんきん}とも呼ばれる） ・収縮力は強いが持続力がなく疲労しやすい	随意筋（自分の意思通りに動かすことができる）
平滑筋	消化管壁、血管壁等	・消化管等を動かす ・比較的弱い力で持続的に収縮する	不随意筋（自分の意思通りに動かすことができない）
心筋	心臓壁	・心臓を動かす ・強い収縮力と持続力を兼ね備えている	

ココが出る！ 一問一答

- □ **Q1** 皮膚は、熱交換機能を有し、体温が下がり始めると皮膚を通っている毛細血管は拡張して放熱を抑える。

- □ **Q2** 真皮は、線維芽細胞とその細胞で産生されたコラーゲンやフィブリリン、エラスチン等、線維性のタンパク質からなる結合組織の層で、皮膚に弾力と強さを与えている。

- □ **Q3** メラニン色素は、皮下組織にあるメラノサイトで産生され、紫外線から皮膚組織を防護する役割がある。

- □ **Q4** 汗腺には、毛根部に分布するアポクリン腺と、全身に分布するエクリン腺の2種類があり、汗はエクリン腺から分泌される。

- □ **Q5** 運動器官とされるのは、平滑筋である。

- □ **Q6** 平滑筋は、収縮力が強く、自分の意識通りに動かすことができるが、疲労しやすく、長時間機能することは難しい。

- □ **Q7** 心筋は、心臓壁にある筋層を構成する筋組織であり、不随意筋である。

- □ **Q8** 骨の基本構造は、骨質、骨膜、骨髄、関節軟骨の4組織からなる。

- □ **Q9** 骨組織を構成する無機質は、炭酸カリウムやリン酸カリウム等の石灰質からなる。

- □ **Q10** 骨は、成長が停止した後も、骨吸収と骨形成が繰り返されることで新陳代謝が行われている。

- □ **Q11** すべての骨の骨髄で造血が行われている。

▶答えと解説

A1 ✕ 毛細血管は拡張ではなく収縮する。**A2** ○ **A3** ✕ 皮下組織ではなく表皮である。
A4 ○ **A5** ✕ 平滑筋ではなく骨格筋である。**A6** ✕ 平滑筋ではなく骨格筋である。
A7 ○ **A8** ○ **A9** ✕ カリウムではなくカルシウムである。**A10** ○ **A11** ✕ すべての骨の骨髄で行われているわけではない。

4 脳や神経系の働き

人体において全身への情報伝達の機能を担っているのが中枢神経系や末梢神経系といった神経系です。脳の構造や延髄と脊髄の違いを理解しましょう。また、末梢神経系では、交感神経と副交感神経の違いを押さえましょう。

1 脳と神経系　　　　　　　　　　　　でる度 ★★★

体内の情報伝達の大半を担う組織として、神経細胞が連なった神経系があります。また、神経細胞の細胞体から伸びる細長い突起（軸索）を神経線維といいます。

💊 **神経細胞の構造**

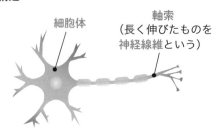

細胞体

軸索
（長く伸びたものを
神経線維という）

❶中枢と末梢

中枢は、末梢からの刺激を受け取って統合し、それらに反応して興奮を起こし、末梢へ刺激を送り出すことで、末梢での動きを発生させ、人間の身体を制御しています。

中枢	統合・制御する部分
末梢	中枢により制御される部分

❷神経系

神経系は、頭蓋骨や脊椎に囲まれている中枢神経系と脳・脊髄から末端に伸びている末梢神経系の2つに大きく分かれています。

神経系の分類

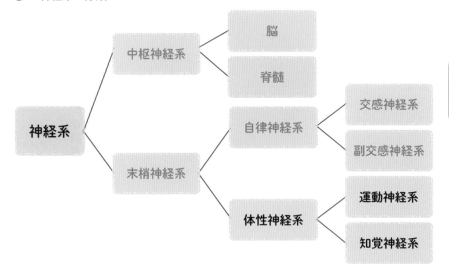

神経系の分類は試験でも引っかかりやすいので、しっかり押さえておきましょう。

ここがポイント!

---

2 中枢神経系　　でる度 ★★★

❶中枢神経系

中枢神経系は、脳と脊髄から構成されています。

❷脳

脳は、頭の上部から下後方部にあり、知覚、運動、記憶、情動、意思決定等の働きを担っています。脳の下部には、自律神経系、ホルモン分泌等の様々な調節機能を担っている部位（視床下部等）があります。

脳の細胞は活発に働くため、そこへ多くの血液が運ばれて酸素やブドウ糖が消費されています。具体的には、心拍出量の約 15％の血液、全身の約 20％の酸素、全身の約 25％のブドウ糖が脳に使われています。

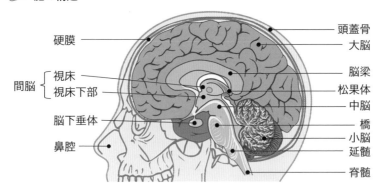

硬膜
間脳 ─ 視床
視床下部
脳下垂体
鼻腔

頭蓋骨
大脳
脳梁
松果体
中脳
橋
小脳
延髄
脊髄

❸血液脳関門

血液脳関門は、有害物質等から脳を守る仕組みです。脳の血管は末梢に比べて物質の透過に関する選択性が高く、タンパク質等の大分子や、小分子でもイオン化した物質は、血液中から脳の組織に移行しにくくなります。

ただし、小児は血液脳関門が未発達であるため、循環血液中に移行した医薬品の成分が脳の組織に達しやすいことに注意が必要です。

❹延髄

脳は脊髄と延髄でつながっています。延髄には生体制御を司る以下の重要な中枢が通っています。

中枢の種類と機能

中枢の種類	機能	中枢の種類	機能
心臓中枢	心拍数を調節する	咳嗽中枢	咳を調節する
呼吸中枢	呼吸を調節する	嘔吐中枢	吐きけを調節する

❺脊髄

脊髄は脊椎の中にあり、脳と末梢の間で刺激を伝えます。この末梢からの刺激の一部に対して脳を介さずに刺激を返す場合があり、これを脊髄反射と呼びます。

3　末梢神経系
でる度 ★★★

❶末梢神経系の種類

　脳や脊髄から体の各部へと伸びている末梢神経系は、消化管の運動や血液の循環等を担う自律神経系と随意運動、知覚等を担う体性神経系に分類されます。

🔵 **末梢神経系の分類と働き**

神経系		働き
自律神経系	交感神経系	体が闘争等の緊張状態に対応するように働く
	副交感神経系	体が休憩等の安息状態となるように働く
体性神経系	運動神経系	脳の指令を骨格筋に伝える
	知覚神経系	外の情報を脳に伝える

ここがポイント!

　自律神経系の機能は次章にもつながるため、重要です。

❷神経伝達物質とその例外

　交感神経系と副交感神経系は、各臓器・器官（効果器）でそれぞれの神経線維の末端から次の神経伝達物質と呼ばれる生体物質を放出して、効果器を作動させています。

🔵 **神経伝達物質と放出箇所**

放出される箇所	神経伝達物質
交感神経系の節後線維の末端	ノルアドレナリン
副交感神経系の節後線維の末端	アセチルコリン

ただし、汗腺を支配する交感神経線維の末端では、例外的にアセチルコリンが伝達物質として放出されます。

🔹 例外的に放出される神経伝達物質

放出される場所	神経伝達物質
エクリン腺（全身に分布）を支配する交感神経線維の末端	アセチルコリン
アポクリン腺（局所に分布）を支配する交感神経線維の末端	ノルアドレナリン

🔹 交感神経系・副交感神経系の末端イメージ

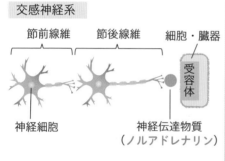

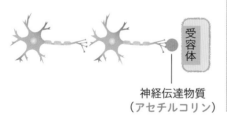

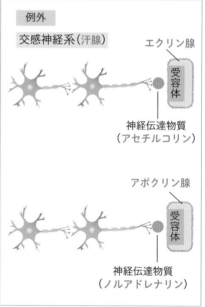

❸自律神経系の二重支配

　効果を及ぼす効果器に対して、交感神経系と副交感神経系の２つの神経系が支配しており、これを自律神経系の二重支配といいます。

　通常、交感神経系と副交感神経系は互いに拮抗して働き、一方が活発になっているときには他方は活動を抑制して、効果器を制御しています。

💊 **自律神経系の機能**

効果器	交感神経系が優位	副交感神経系が優位
目	瞳孔散大	瞳孔収縮
唾液腺	少量の粘性の高い唾液を分泌	唾液分泌亢進
心臓	心拍数増加	心拍数減少
末梢血管	収縮（血圧上昇）	拡張（血圧降下）
気管、気管支	拡張	収縮
胃	血管の収縮	胃液分泌亢進
腸	運動低下	運動亢進
肝臓	グリコーゲンの分解（ブドウ糖の放出）	グリコーゲンの合成
皮膚	立毛筋収縮	－
汗腺	発汗亢進	－
膀胱	排尿筋の弛緩（排尿抑制）	排尿筋の収縮（排尿促進）

交感神経系は体が闘争や恐怖等の緊張状態に対応した態勢をとるように働きます。一方、副交感神経系は体が食事や休憩等の安息状態となるように働きます。

ここがポイント！

○×で
答えましょう

☐ **Q1** 神経細胞の細胞体から伸びる細長い突起（軸索）を神経線維という。

☐ **Q2** 脳の下部には、自律神経系、ホルモン分泌等の様々な調節機能を担っている部位がある。

☐ **Q3** 脊髄には、呼吸を調節する呼吸中枢、心拍数を調節する心臓中枢がある。

☐ **Q4** 脊髄は脊椎の中にあり、脳と末梢の間で刺激を伝えるほか、末梢からの刺激の一部に対して脳を介さずに刺激を返す場合があり、これを脊髄反射と呼ぶ。

☐ **Q5** 脳の酸素の消費量は全身の約20％と多いが、ブドウ糖の消費量は全身の約5％と少ない。

☐ **Q6** 脳の血管は末梢に比べて物質の透過に関する選択性が低いので、血液中の物質はすべて脳の組織へ移行する。

☐ **Q7** 末梢神経系は、随意運動、知覚等を担う自律神経系と、消化管の運動や血液の循環等の機能を担う体性神経系に分類される。

☐ **Q8** 副交感神経系の神経伝達物質は、アセチルコリンである。

☐ **Q9** 交感神経系は、心身が安息状態となるように働く。

☐ **Q10** 目において交感神経系が優位に働くと、瞳孔収縮が起こる。

☐ **Q11** 肝臓において交感神経系が優位に働くと、グリコーゲンが分解される。

▶答えと解説

A1 ○ A2 ○ A3 ✕ 脊髄ではなく延髄である。**A4 ○ A5 ✕** 5％ではなく25％である。**A6 ✕** 選択性が高いので、血液中から脳の組織に移行できる物質は一部に限られている。**A7 ✕** 自律神経系と体性神経系の記述が逆である。**A8 ○ A9 ✕** 交感神経系ではなく副交感神経系である。**A10 ✕** 交感神経系ではなく副交感神経系である。**A11 ○**

5 薬が働く仕組み

医薬品には全身に作用するものと局所的に作用するものがあります。薬がどのような経路で人体に取り込まれていくのか、体内でどのように効果が現れるのかを見ていきます。最後に医薬品の形態の違い（剤形）ごとの特徴を把握しましょう。

1 薬の生体内運命 | でる度 ★★★

薬の吸収・分布・代謝・排泄を理解していきましょう。

❶医薬品の作用

医薬品の作用には、全身作用と局所作用の2種類があります。

全身作用は、有効成分が吸収されて循環血液中に移行し、全身を巡って薬効をもたらすものです。消化管からの吸収、代謝、作用部位への分布という過程を経るため、効果発現までにある程度の時間が必要です。

局所作用は、有効成分が特定の狭い身体部位において薬効をもたらすものです。医薬品の適用部位が作用部位である場合が多いため、反応は比較的速やかに現れます。

❷有効成分の吸収

（1）消化管吸収

内服薬のほとんどは、その有効成分が消化管から吸収されて循環血液中に移行し、全身作用を発揮します。

有効成分の溶出は主に胃、吸収は主に小腸で行われ、消化管からの吸収は濃度の高い方から低い方へ受動的に拡散していくことにより消化管に染み込んでいきます。

ただし、有効成分の吸収量や吸収速度は、消化管内容物や他の医薬品の作用によって影響を受けます。また、有効成分によっては消化管の粘膜に障害を起こすものもあります。

（2）内服以外の粘膜吸収

剤形によって粘膜での吸収の仕方は異なります。次の表で確認しておきましょう。

🔴 **剤形別の有効成分の粘膜吸収（内服薬以外）**

剤形	特徴
坐剤 （ざざい）	直腸内で溶け、薄い直腸内壁の粘膜から有効成分を吸収させる。直腸粘膜の下には静脈が豊富に通っており、有効成分が容易に循環血液中に入るため、内服の場合よりも全身作用が速やかに現れる
舌下錠 （ぜっかじょう） 禁煙補助剤	有効成分が口腔粘膜から吸収されて全身作用を発揮する
点鼻薬	一般用医薬品では、今のところ全身作用を目的とする点鼻薬はなく、局所作用を得るため用いられている。 ただし、鼻腔粘膜の下を通る毛細血管からは、点鼻薬の成分が循環血液中に移行しやすくなる
点眼薬	すぐに涙道（るいどう）へ流れてしまい、全身作用をもたらすほど吸収されない。 ただし、アレルギー性の副作用は微量の摂取でも生じるため、アナフィラキシーショック等が起こることがある
含嗽薬 （がんそうやく） （うがい薬）	唾液や粘液により食道へ流れてしまうため、咽頭粘膜ではほとんど吸収されない。 ただし、アレルギー性の副作用は微量の摂取でも生じるため、アナフィラキシーショック等が起こることがある

（3）皮膚吸収

皮膚に適用する医薬品（塗り薬、貼り薬等）は、適用部位に対する局所効果を目的とするものがほとんどです。

浸透する量は皮膚の状態や傷の有無・程度等により影響を受けます。また、加齢等により皮膚のみずみずしさが低下すると、医薬品の成分が浸潤・拡散しにくくなります。

坐剤、舌下錠、禁煙補助剤、点鼻薬、塗り薬、貼り薬は、吸収されるときに肝臓を経由しないため、吸収されて循環血液中に入った成分は、最初に肝臓で代謝を受けることなく全身に分布します。

❸薬の代謝、排泄

代謝とは、物質が体内で化学的に変化することです。その結果、作用を失ったり（不活性化）、逆に作用が現れたり（代謝的活性化）、体外へ排泄されやすい水溶性の物質に変化したりします。

排泄とは、代謝により生じた物質（未変化体または代謝物）が尿等により体外へ排出されることです。排出経路は、尿中、胆汁中、呼気中、汗中、母乳中等です。母乳については、体内からの消失経路としての意義は小さいですが、有効成分の乳汁中への移行は、乳児に対する副作用を考えると軽視することはできません。

（1）消化管で吸収されてから循環血液中に入るまでの代謝

消化管で吸収された医薬品の成分は、消化管の毛細血管から血液中に移行します。全身循環に入る前に門脈という血管を経由して肝臓を通過するため、吸収された有効成分は、まず肝臓に存在す

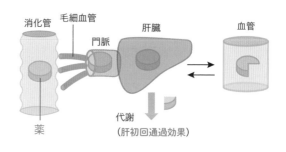

る薬物代謝酵素の働きにより代謝を受けることになります。

したがって、全身循環に移行する有効成分の量は、消化管で吸収された量よりも、肝臓で代謝を受けた分だけ少なくなります。これを肝初回通過効果といいます。

ただし、肝機能が低下した状態にある人では、医薬品を代謝する能力が低いため、正常な人に比べて循環血液中に医薬品の成分がより多く到達し、効き目が過剰に現れたり、副作用が生じやすくなったりします。

なお、薬物代謝酵素の遺伝型には個人差があります。

（2）循環血液中に移行した成分の代謝・排泄

多くの有効成分は、血液中で**血漿タンパク質**と結合して**複合体**を形成します。血漿タンパク質との結合は速やか、かつ**可逆的**で、一つ一つの分子はそれぞれ結合と解離を繰り返しています。

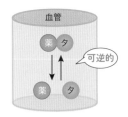

🔵 血漿タンパク質と結合した医薬品の性質

・肝臓の薬物代謝酵素の作用で**代謝されない** ・トランスポーター（下記参照）により**輸送されない**	代謝や分布が制限されるため、血中濃度の低下は徐々に起こる
・排泄において腎臓で**濾過**されない	有効成分が長く循環血液中にとどまることになり、作用が持続する原因となる

腎機能が低下した状態の人は、正常の人よりも有効成分の尿中への排泄が遅れ、血中濃度が下がりにくく、効き目が**過剰**に現れたり、副作用が**生じやすく**なったりします。

2　薬の体内での働き　｜でる度 ★★★

血液中の有効成分は、血流により全身の組織・器官へ運ばれて作用します。薬効や副作用が現れるまでには、細胞に存在する①**受容体**、②**酵素**、③**トランスポーター**等のタンパク質が関与します。

トランスポーターとは、細胞膜の外側から内側へ物質を運ぶタンパク質です。

医薬品が効果を発揮するためには、有効成分がその作用の対象である器官や組織の細胞に一定以上の濃度で分布する必要があります。

器官や組織中に存在する医薬品成分の量を直接調べることは容易でないため、通常は血液中の濃度（血中濃度）を目安としています。

一度に大量の医薬品を摂取したり、十分な間隔を空けずに追加摂取したりして血中濃度を高くしても、ある濃度以上になるとより強い薬効は得られなくなり、頭打ちとなります。一方、有害な作用（副作用や毒性）は現れやすくなります。

　医薬品の血中濃度は次の順序で推移します。

①医薬品を摂取
②血中濃度が上昇し、閾値（最小有効濃度）に達すると、効果が現れる
③血中濃度はある時点でピーク（最高血中濃度）に達する
④血中濃度が最小有効濃度を下回ると、薬効が消失する

🔵 薬物血中濃度の推移

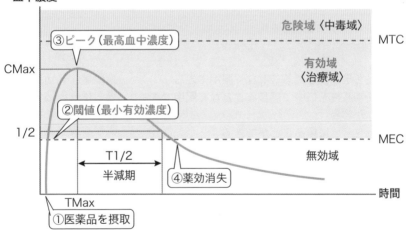

MTC：最小中毒濃度　　CMax：最高血中濃度

MEC：最小有効濃度　　TMax：最高血中濃度に達するまでの時間

血中濃度と時間のグラフを理解して重要なキーワードを覚えましょう！

3　剤形ごとの違い、適切な使用方法　│でる度 ★★★

❶錠剤（内服）

　錠剤は比較的取扱いが容易な剤形であり、多くの医薬品に利用されています。内服では飲み込んで使用します。しかし、水を摂取せずに服用すると、喉や食道に張り付いてしまうことがあり、薬効が現れないだけでなく、粘膜を傷めるおそれがあります。

　また、胃や腸等で崩壊して有効成分が溶け出して薬効をもたらす剤形であるため、口中で噛み砕いて服用することは適切ではありません。胃の中での溶け具合を調節するために錠剤表面をコーティングしている場合等は特に注意すべきです。

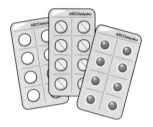

🔵 錠剤（内服）の長所と短所

長所	短所
・医薬品を飛び散らせることなく服用できる ・苦味や刺激性を口中で感じることなく服用できる ・取扱いが容易 ・一定量を容易に摂ることができる ・外見で薬の種類を識別できる	・高齢者、乳幼児等の場合は飲み込みにくい ・微妙な投与量の設定ができない

❷錠剤（口腔用錠剤）

　錠剤には口腔用もあり、これらは飲み込まず口の中で溶かして使用します。

🔵 口腔用錠剤の種類

剤形	特徴
口腔内崩壊錠	・水なしで服用できる ・口の中で唾液により速やかに溶ける
チュアブル錠	・水なしで服用できる ・口の中でなめたり噛み砕いたりして服用する
トローチ ドロップ	・薬効を期待する部位が口の中や喉であるものが多い ・飲み込まずに口の中でなめて、徐々に溶かして使用する

❸散剤、顆粒剤

散剤とは粉末状にしたもの、顆粒剤とは粒状にしたものです。

苦味や独特の臭いを感じさせることにより反射的に胃液の分泌を促して食欲を増進させるものは、オブラートに包むと効果が落ちるものもあります。

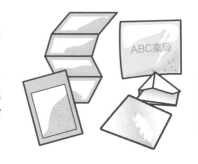

❹内服液剤（経口液剤）、シロップ剤

内服液剤（経口液剤）とは、成分を精製水などで溶かした薬であり、シロップ剤は、内服液剤に糖類などを加えて飲みやすくしたものです。そのため、以下のような特徴があります。

・服用した後は比較的速やかに消化管から吸収される
・錠剤や散剤に比べて保存性等に劣る
・血液中の成分濃度が上昇しやすく、習慣性・依存性のある成分等が配合されている製品では、本来の目的以外の意図で服用する不適正な使用がなされることがある

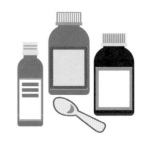

❺カプセル剤

カプセル剤とは、粉状・液状などの医薬品等をカプセルに入れた薬です。

💊 カプセル剤の特徴と注意点

特徴	注意点
・カプセル内に散剤や顆粒剤、液剤等を充填した剤形 ・苦味や刺激等があって服用しにくい薬物を飲みやすくすることができる	・カプセルの原材料として広く用いられているゼラチンはブタ等由来のタンパク質であるため、アレルギーを持つ人では使用を避ける等の注意が必要 ・カプセルを外して内容物を服用することは避ける

❻外用局所に適用する剤形

　他にも塗り薬である軟膏剤、クリーム剤、外用液剤、部位に貼って使用する貼付剤、吹き付けて使用するスプレー剤といった剤形があります。

🔵 外用薬の種類

剤形	特徴
軟膏剤	油性の基剤で、適用部位を水から遮断する場合に用いる。皮膚への刺激が弱い。また、患部が乾燥・じゅくじゅくと浸潤していても使用可能
クリーム剤	油性基剤に水分を加えたもので、患部を水で洗い流したい場合に用いる。皮膚への刺激が強いため、傷等への使用は避ける
外用液剤	軟膏剤やクリーム剤に比べて適用した表面が乾きやすい
貼付剤	適用した部位に有効成分が一定期間とどまるため、薬効の持続が期待できる反面、適用部位においてかぶれ等が起こる場合もある
スプレー剤	局所に噴霧する

ここがポイント!

軟膏剤とクリーム剤は、じゅくじゅくと浸潤している傷に使用できるかどうかの違いを押さえておきましょう。

□ **Q1** 内服薬の成分は、消化管で濃度の低い方から高い方へ拡散し、吸収される。

□ **Q2** 直腸粘膜から吸収された坐剤の有効成分は、肝臓で代謝され、静脈から循環血液中に入り全身を巡る。

□ **Q3** 皮膚に適用する医薬品（塗り薬、貼り薬等）は、適用部位に対する局所的な効果を目的とするものがほとんどである。

□ **Q4** 小腸で吸収された医薬品の成分は、門脈を介して肝臓に入り、肝臓で一部代謝を受けてから循環血液中に入る。

□ **Q5** 肝臓の機能が低下した状態にある人では、正常な人に比べて循環血液中に医薬品の成分がより多く到達することとなり、効き目が強過ぎたり、副作用を生じやすくなったりする。

□ **Q6** 循環血液中に移行した医薬品の成分は、未変化体またはその代謝物が膵臓で濾過され、大部分は尿中に排泄される。

□ **Q7** 乳汁中への医薬品の成分の移行は、体外に排出される経路となるが、乳児への副作用は軽視できない。

□ **Q8** 血漿タンパク質と結合した医薬品の成分は、結合していないものに比べて主として肝臓で代謝を受けやすい。

□ **Q9** 口腔内崩壊錠は、口の中で唾液によって速やかに溶けるため、水なしで服用することができる。

□ **Q10** チュアブル錠は、口の中でなめたり噛み砕いたりして服用してはならない。

▶答えと解説

A1 ✕ 高い方から低い方へ拡散する。A2 ✕ 肝臓で代謝を受けずに静脈から循環血液中に入る。A3 ○ A4 ○ A5 ○ A6 ✕ 膵臓ではなく腎臓である。A7 ○ A8 ✕ 血漿タンパク質と結合した場合、肝臓で代謝を受けにくい。A9 ○ A10 ✕ 口の中でなめたり噛み砕いたりして服用する。

6 症状からみた主な副作用

医薬品によるトラブルを防止するためには、副作用が人体にどのように影響するかを知っておく必要があります。これまで見てきた人体の各器官でどのような疾患が生じ、どのような症状が発生するのかを理解しましょう。

1 全身的に現れる副作用　｜でる度 ★★★

ここがポイント!

この分野では、特にショック、SJS、TEN は出題頻度が高いテーマです。

❶ショック（アナフィラキシー）

　ショック（アナフィラキシー）は、アレルゲン等の進入により複数臓器で全身にアレルギー症状が引き起こされ、生命に危機を与え得る過敏反応で、血圧低下や意識障害を伴います。適切な対応が遅れるとチアノーゼや呼吸困難等を生じ、死に至ることがあるため、直ちに救急救命処置が可能な医療機関を受診する必要があります。

特徴
・即時型の過敏反応
・発症してから進行が非常に速い（2時間以内）
・原因物質により発生頻度は異なり、医薬品の場合、以前にその医薬品により蕁麻疹等のアレルギーを起こしたことがある人で起こる可能性が高い

典型的な症状	
・顔や上半身の紅潮・熱感	・顔面蒼白
・皮膚のかゆみ	・手足が冷たくなる
・蕁麻疹	・冷や汗
・口唇や舌・手足のしびれ感	・息苦しさ、胸苦しさ
・むくみ(浮腫)	・チアノーゼ
・吐きけ	・呼吸困難

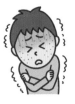

❷重篤な皮膚粘膜障害（皮膚粘膜眼症候群、中毒性表皮壊死融解症）

皮膚の粘膜障害には、皮膚粘膜眼症候群（別名：スティーブンス・ジョンソン症候群、SJS）や中毒性表皮壊死融解症（別名：ライエル症候群、TEN）があります。

発症はまれですが、いったん発症すると多臓器障害の合併症等により致命的な転帰をたどることがあります。皮膚症状が軽快した後も目や呼吸器官等に障害を残すことがある、重篤な皮膚疾患です。

特徴
・発症は非常にまれ ・多臓器障害の合併症等により致命的な転帰をたどることがある重篤な皮膚疾患 ・特に両眼に現れる急性結膜炎は、皮膚や粘膜の変化とほぼ同時に、あるいは半日〜1日程度前に現れる。そのような症状が現れたときは、皮膚粘膜眼症候群または中毒性表皮壊死融解症の前兆である可能性を考慮することが重要 ・皮膚粘膜眼症候群、中毒性表皮壊死融解症は、いずれも原因と考えられる医薬品の服用後2週間以内に発症することが多いものの、1か月以上たってから起こることもある

典型的な症状
・高熱(38℃以上) ・目の充血、目やに(眼分泌物)、まぶたの腫れ、目が開けづらい ・火傷様の水疱(全身の10%以上に起きた場合は中毒性表皮壊死融解症) ・口唇の違和感　　　　　・口唇や陰部のただれ ・排尿・排便時の痛み　　・喉の痛み　　　・皮膚の広い範囲が赤くなる

発生頻度
人口100万人当たりの年間発生頻度は、皮膚粘膜眼症候群が1〜6人、中毒性表皮壊死融解症が0.4〜1.2人とされている。ただし、発症機序の詳細は明確になっていないため、発症を予測することは困難

❸肝機能障害

肝機能障害は、名前の通り肝臓の機能が障害されている状態です。医薬品の成分またはその代謝物の肝毒性による中毒性のものと、有効成分に対する抗原抗体反応が原因で起こるアレルギー性のものがあります。

特徴
・軽度の肝機能障害の場合、自覚症状がなく、健康診断等の血液検査（肝機能検査値の悪化）で初めて判明することが多い ・肝機能障害が疑われた時点で、原因と考えられる医薬品の使用を中止し、医師の診療を受けることが重要。漫然と使用し続けた場合は、不可逆的な病変（肝不全）を生じて、死に至ることもある
典型的な症状
・全身の倦怠感 ・黄疸：ビリルビン（黄色色素）が胆汁中へ排出されず血液中に滞留して、皮膚や白眼が黄色くなる現象。また、過剰なビリルビンが尿中に排出され、尿の色が濃くなることもある ・発熱　　・発疹　　・皮膚の掻痒感　　・吐きけ

❹偽アルドステロン症

　体内に塩分（ナトリウム）と水が貯留し、体内からカリウムが失われたことに伴う症状であって、副腎皮質からのアルドステロン分泌が増えていないにもかかわらず生じることから、偽アルドステロン症と呼ばれています。これらの病態が進行すると、筋力低下、起立不能、歩行困難、痙攣等を生じます。

　体内に何が溜まって、何が排泄されるかを覚えることで、
　副作用を理解しましょう。
　・体内に貯留：塩分（ナトリウム）、水→循環血液量増加
　　→高血圧、むくみ
　・体外に排泄：カリウム→血液中のカリウム濃度低下→手
　　足の脱力

ここがポイント！

特徴
・低身長、低体重など体表面積が小さい者や高齢者で生じやすい ・原因となる医薬品を長期服用してから、初めて発症する場合もある ・複数の医薬品の飲み合わせや、食品との相互作用で起こることがある
典型的な症状
・手足の脱力　　・手足のしびれ　　・こむら返り ・血圧上昇　　・頭痛　　・吐きけ・嘔吐 ・筋肉痛　　・むくみ（浮腫） ・倦怠感　　・喉の渇き

❺白血球の減少

　医薬品の使用が原因で血液中の白血球（好中球）が減少し、病気等に対する抵抗力が弱くなります。

特徴
・進行すると重症の細菌感染を繰り返し、致命的となるおそれもある ・ステロイド性抗炎症薬や抗がん薬等が、易感染性をもたらすことが知られている ・初期においては、かぜ等の症状と見分けることが難しい
典型的な症状
・突然の高熱　　　　・口内炎　　　　　・喉の痛み ・悪寒　　　　　　　・倦怠感

❻血小板の減少

　医薬品の使用が原因で血液中の血小板が減少し、鼻血、歯ぐきからの出血、手足の青あざ（紫斑）や口腔粘膜の血腫等の内出血、経血が止まりにくい（月経過多）等の症状が現れることがあります。

2　精神神経系に現れる副作用　　　　でる度 ★★★

❶精神神経障害

　医薬品の副作用により中枢神経系が影響を受けます。

特徴
医薬品の大量服用や長期連用、適応外の乳幼児への使用等、不適正に使用された場合に限らず、通常の用法・用量でも現れることがある
典型的な症状
・物事に集中できない　　・不安　　　　　　・眠気 ・落ち着きがなくなる　　・震え(振戦)　　　・うつ ・不眠　　　　　　　　　・興奮

❷無菌性髄膜炎

無菌性髄膜炎は、髄膜炎のうち髄液に細菌が検出されないものをいいます。ウイルスが原因で起こる場合が多いものの、医薬品の副作用としても生じることがあります。

特に間違いやすい髄膜炎と無菌性髄膜炎の原因を区別して覚えましょう。髄膜炎は細菌によります。また、無菌性髄膜炎の大部分はウイルスが原因で、医薬品の副作用によって生じることもあります。

特徴
全身性エリテマトーデス、混合性結合組織病、関節リウマチ等の基礎疾患がある人で発症リスクが高い

典型的な症状		
・多くの場合、発症は急性	・発熱	・意識混濁
・首筋の突っ張りを伴った激しい頭痛	・吐きけ・嘔吐	

💊 **無菌性髄膜炎の発症リスクを高める基礎疾患**

全身性エリテマトーデス	膠原病の一種で、発熱や全身の倦怠感、頬に赤い発疹、手指の腫れと関節炎、口内炎、光線過敏等の症状が現れる
混合性結合組織病	膠原病の重複症候群の中の1つの病型で、寒冷刺激や精神的緊張により起こる手指の蒼白化（レイノー現象）、手の甲から指にかけての腫れ、多発関節炎、皮膚の硬化等の症状が現れる
関節リウマチ	頭から足の先まで様々な症状を起こす全身性の病気で、関節の腫れと痛み、指の変形、筋力低下等が現れる

3 消化器系に現れる副作用　｜でる度 ★★★

❶消化性潰瘍

消化性潰瘍は、胃や十二指腸の粘膜が傷害され、粘膜組織の一部が損傷した状態であり、医薬品の副作用により生じることも多いです。自覚症状が乏しい

場合もあり、突然の吐血・下血、あるいは貧血症状（動悸や息切れ等）の検査を受けたときに発見されることもあります。

典型的な症状	
・胃のもたれ	・胃痛
・食欲低下	・空腹時にみぞおちが痛くなる
・胸やけ	・消化管出血に伴って糞便が黒くなる
・吐きけ	

❷イレウス様症状（腸閉塞様症状）

イレウスは、腸内容物の通過が阻害された状態です。腸管自体は閉塞を起こしていなくても、医薬品の作用により腸管運動が麻痺して腸内容物の通過が妨げられる状態をイレウス様症状と呼びます。

悪化すると腸管内に貯留した消化液が逆流し、激しい嘔吐により脱水症状が起きたり、腸内細菌の異常増殖により全身状態の衰弱が急激に進んだりするおそれがあります。

特徴	
小児や高齢者のほか、普段から便秘傾向のある人は発症のリスクが高い	
典型的な症状	
・激しい腹痛	・嘔吐
・ガス排出（おなら）の停止	・腹部膨満感を伴う著しい便秘

4 呼吸器系に現れる副作用　　でる度 ★★★

❶間質性肺炎

間質性肺炎では、肺胞と毛細血管の間でのガス交換効率が低下して、血液中に酸素を十分取り込めずに低酸素状態となります。

通常の肺炎	気管支または肺胞が細菌に感染して炎症を生じたもの
間質性肺炎	間質（肺の中で肺胞と毛細血管を取り囲んで支持している組織）で起きた肺炎

特徴
・医薬品の使用から1〜2週間程度の間に起こる
・間質性肺炎の症状は、かぜ、気管支炎等の症状と区別が難しい
・症状が一時的で自然と回復することもあるが、悪化すると肺線維症(肺が線維化を起こして硬くなった状態)となる場合がある

典型的な症状
・息切れ(初期には運動時または階段を上がるときに起こるが、進行すると歩行だけでも感じるようになる)
・息苦しさ、呼吸困難
・空咳(痰の出ない咳)
・発熱(必ずしも伴わないことがある)

❷ 喘息

喘息は、気道の慢性的な炎症が原因で、咳や痰、発作性の呼吸困難等の症状が起こる病気です。

通年性(非アレルギー性)の鼻炎、慢性副鼻腔炎(蓄膿症)、鼻茸(鼻ポリープ)、嗅覚異常、成人になってから喘息を発症した人、季節に関係なく喘息発作が起こる人は、発症しやすいとされています。

ここがポイント!

特徴
・原因となる医薬品(アスピリンなどの非ステロイド性抗炎症成分を含む解熱鎮痛薬など)を使用して短時間(1時間以内)のうちに症状が現れる
・合併症を起こさない限り、原因となった医薬品の成分が体内から消失すれば症状は寛解する。軽症の場合では半日程度だが、重症では24時間以上続き、意識消失や呼吸停止等の危険性もある

典型的な症状	
①初期	②中〜末期
・鼻水	・咳
・鼻づまり	・喘鳴(息をするとき喉がゼーゼーまたはヒューヒュー鳴る)
	・呼吸困難

5 循環器系に現れる副作用

❶うっ血性心不全

　うっ血性心不全では、全身が必要とする量の血液を心臓から送り出すことができなくなり、肺に血液が貯留して、種々の症状が現れます。

特徴
心不全の既往がある人は、薬剤による心不全を起こしやすくなる
典型的な症状
・息切れ、疲れやすさ ・足のむくみ ・急な体重増加 ・咳とピンク色の痰

❷不整脈

　心筋の自動性や興奮伝導の異常が原因で心臓の拍動のリズムが乱れることを不整脈といいます。

特徴
・不整脈の種類によっては失神（意識消失）することもある。そのような場合は、生死に関わる危険な不整脈を起こしている可能性があるので、自動体外式除細動器（AED）の使用を考慮するとともに、直ちに救急救命処置が可能な医療機関を受診する必要がある ・代謝機能の低下により発症するリスクが高まる ・腎機能や肝機能の低下、併用薬との相互作用等に注意し、特に高齢者においては特段の配慮の必要がある
典型的な症状
・めまい、立ちくらみ ・全身のだるさ（疲労感） ・動悸、息切れ ・胸部の不快感 ・脈の欠落（脈が飛ぶような感じ）

腎機能や尿の排泄機能の低下を引き起こす副作用を学びます。泌尿器系の構造と働きを踏まえて理解を深めましょう。

ここがポイント！

❶腎障害

医薬品の使用が原因となって、腎機能が低下することがあります。

典型的な症状
・尿量の減少
・ほとんど尿が出ない
・一時的に尿が増える
・むくみ(浮腫)
・倦怠感
・発疹
・吐きけ・嘔吐
・発熱
・尿が濁る・赤みを帯びる(血尿)

❷排尿困難、尿閉

　副交感神経系の機能を抑制する作用がある成分が配合された医薬品を使用すると、膀胱の排尿筋の収縮が抑制され、尿が出にくいといった症状を生じることがあります。これが進行すると、尿意があるのに尿がまったく出なくなったり（尿閉）、下腹部が膨満して激しい痛みを感じたりするようになります。

❸膀胱炎様症状

尿の回数増加（頻尿）、排尿時の疼痛、残尿感等の症状が現れます。

7 感覚器系、外皮系に現れる副作用 | でる度 ★★★

医薬品の使用によっては、目や皮膚といった器官に副作用が生じる場合があります。ここでは、接触皮膚炎や光線過敏症の特徴を押さえましょう。

❶眼圧上昇

抗コリン作用がある成分が配合された医薬品の使用により、眼球内の角膜と水晶体の間を満たしている眼房水が排出されにくくなると、眼圧が上昇して視覚障害を生じることがあります。

症状が長引いたまま放置された場合は、視神経が損傷して不可逆的な視覚障害（視野欠損や失明）に至るおそれがあります。

典型的な症状
・眼痛
・頭痛
・吐き気、嘔吐
・目の充血
・急激な視力低下

ここがポイント！

特に眼房水の出口である隅角（ぐうかく）が狭くなっている閉塞隅角（へいそくぐうかく）緑内障（りょくないしょう）がある場合は、厳重な注意が必要です。

❷異常なまぶしさ、目のかすみ

医薬品によっては、瞳の拡大（散瞳（さんどう））による異常なまぶしさや目のかすみ等の副作用が現れることがあります。そのような症状が乗物や機械類の運転操作中に現れると、重大な事故につながるおそれがあります。

❸接触皮膚炎、光線過敏症

　化学物質、金属、太陽光線等による皮膚刺激に対して皮膚が敏感に反応して症状が起こることがあります。一般的にはかぶれが起こりますが、色素沈着や白斑（はくはん）を生じることもあります。

典型的な症状
・強いかゆみを伴う発疹・発赤（ほっせき）
・腫れ
・刺激感
・水疱、ただれ等の激しい炎症症状

💊 接触皮膚炎と光線過敏症

接触皮膚炎	・いわゆる「肌に合わない」という状態 ・外来性の物質が皮膚に接触することで現れる炎症 ・医薬品が触れた皮膚の部分にのみ生じ、正常な皮膚との境界がはっきりしている ・通常は１週間程度で症状は治まるが、再びその医薬品に触れると再発する
光線過敏症	・太陽光線（紫外線）に曝されてかぶれ症状が起こる状態 ・その症状は医薬品が触れた部分だけでなく、全身へ広がって重篤化する場合がある ・貼付剤の場合は、はがした後でも発症することがある

ここがポイント！

　接触皮膚炎は医薬品が触れた部分のみ、光線過敏症は医薬品が触れた部分だけではなく全身へ広がります。

❹薬疹

薬疹は、医薬品の使用により引き起こされる**アレルギー**反応の一種で、発疹、発赤等の皮膚症状が現れます。

特徴としては、①医薬品を使用してから**１〜２週間**までの間に起こることが多いですが、長期間使用してから生じることもあります。また、②それまで薬疹を経験したことがない人であっても、二日酔いや食べ過ぎ、肉体疲労等の状態のときに現れることがあります。発疹の型は人によって様々であり、蕁麻疹は強いかゆみを伴いますが、下記の典型的な症状ではかゆみがあったとしてもわずかです。特に目や口腔粘膜の異常がみられる場合や発熱を伴う場合には、皮膚粘膜眼症候群や中毒性表皮壊死融解症等の重症型薬疹へ急速に進行することがあります。

典型的な症状
・赤い大小の斑点(紅斑)
・小さく盛り上がった湿疹(丘疹)
・水疱

8 副作用情報等の収集と報告 | でる度 ★★★

登録販売者は、医薬品の副作用等を知った場合で保健衛生上の危害の発生または拡大を防止するために必要があると認めるときは、その旨を**厚生労働大臣**に報告しなければなりません。実務上は、決められた形式により、報告書を独立行政法人医薬品医療機器総合機構（PMDA）に提出することになっています。

一般用医薬品においても毎年多くの副作用が報告され、市販後も医薬品の安全性を継続的に確保するため、専門家により多くの情報が収集され医薬品の安全性をより高める活動が続けられています。

□ **Q1** ショック（アナフィラキシー）は、生体異物に対する遅延型の過敏反応である。

□ **Q2** ショック（アナフィラキシー）が発症すると、急速に症状が進行してチアノーゼや呼吸困難を生じ、死に至る場合がある。

□ **Q3** 皮膚粘膜眼症候群（SJS）は、その発症機序の詳細が明確にされておらず、関連があるとされる医薬品の種類も多いため、発症を予測することは困難である。

□ **Q4** 中毒性表皮壊死融解症（TEN）では、皮膚が広範囲にわたって赤くなり、全身の10％以上に火傷様の水疱、皮膚の剝離、びらん等が認められる。

□ **Q5** 偽アルドステロン症は、体内にカリウムが貯留し、身体から塩分（ナトリウム）と水が失われたことに伴う症状である。

□ **Q6** 無菌性髄膜炎とは、髄膜炎のうち、髄液に細菌が検出されないものをいう。

□ **Q7** 光線過敏症の症状は、医薬品が触れた部分の皮膚のうち太陽光線に曝された部分にのみ起こり、正常な皮膚との境目がはっきりしているのが特徴である。

□ **Q8** 接触皮膚炎の症状は、原因となる医薬品が触れた部分だけでなく、接触した部分の皮膚を中心に全身に広がり、ほとんどの場合は中毒性表皮壊死融解症へ進行する。

□ **Q9** 医薬品の使用により薬疹の症状があり、皮膚以外に、特に目や口腔粘膜の異常や発熱を伴う場合は、皮膚粘膜眼症候群へ進行することがある。

▶**答えと解説**

A1 ✕ 遅延型ではなく即時型である。**A2** ○ **A3** ○ **A4** ○ **A5** ✕ 体内に塩分（ナトリウム）と水が貯留し、身体からカリウムが失われる。**A6** ○ **A7** ✕ 医薬品が触れた部分だけでなく、全身へ広がる。**A8** ✕ 医薬品が触れた部分のみに生じ、医薬品の使用を中止すると1週間程度で症状は治まる。**A9** ○

主な医薬品と
その作用

薬の種類ごとに
整理して
攻略しよう！

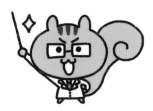

すぐにわかる本章のポイント

ついに薬について学ぶのですね。成分名が覚えられるか心配です…。

学習の山場になりますが、仕事で使う知識にもなりますのでしっかり学びましょう。
以下にこの章で学ぶ医薬品について、目次に沿った種類とイメージを掲載しました。どのようなものがあるかを確認しておくと学習がはかどりますよ！

本章で学ぶ医薬品マップ

❶精神神経に作用する薬

1 かぜ薬	2 解熱鎮痛薬	3 眠気を促す薬	4 眠気を防ぐ薬

かぜ症状の緩和	熱や痛みを鎮める	睡眠障害の緩和	眠気や倦怠感を取り除く

5 鎮暈薬
（乗物酔い防止薬）

めまいや吐きけを抑える

ドラッグストアや自宅にあるもので、この中のどこに分類されるかを考えてみましょう。

❷呼吸器官に作用する薬

1 鎮咳去痰薬	2 口腔咽喉薬、うがい薬（含嗽薬）
咳や痰を鎮める	口腔や喉の腫れを抑える・殺菌する

❸胃腸に作用する薬

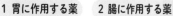

1 胃に作用する薬	2 腸に作用する薬
胸やけを抑える・胃の消化を助ける	下痢を止める・排便を促す

❹心臓などの器官や血液に作用する薬

1 高コレステロール改善薬

コレステロール異常を
改善する

2 貧血用薬

鉄分を補充する

3 その他の循環器用薬

血液循環の改善など

❺痔疾用薬、婦人薬

1 痔疾用薬

痔による痛みや
かゆみの緩和

2 婦人薬

自律神経系の乱れや
生理機能障害を鎮める

❻アレルギー用薬、鼻、目に用いる薬

1 内服アレルギー用薬
（鼻炎用内服薬を含む）

皮膚のかゆみや
鼻炎を抑える

2 鼻に用いる薬

鼻づまりや鼻水を抑える

3 眼科用薬

目の疲れやかすみを
緩和する

❼皮膚に用いる薬

1 傷口等の殺菌消毒薬

きり傷・擦り傷の
化膿防止、消毒

2 痒み、腫れ、痛み等を抑える薬

炎症を抑える
（ステロイド・非ステロイド）

3 肌の角質化、かさつき等を改善する薬

うおのめ、たこ、
いぼを緩和

4 にきびや吹き出物等を改善する薬

化膿性皮膚疾患を
改善する

5 みずむし・たむし等を改善する薬

白癬菌の産生を妨げる

6 頭皮・毛根に作用する薬

脱毛防止・育毛・
ふけを抑える

❽歯や口中に用いる薬・禁煙補助剤

1 歯痛薬

歯の痛みを
一時的に鎮める

2 歯槽膿漏薬

歯肉の炎症を緩和する

3 口内炎用薬

口内炎・舌炎の緩和

4 禁煙補助剤

ニコチン置換療法に使用

❾その他の薬

1 滋養強壮保健薬

ビタミンなどの
栄養素を補充する

2 公衆衛生用薬（消毒薬）

殺菌により
感染症を防止する

3 公衆衛生用薬
（殺虫剤・忌避剤）

衛生害虫の防除

4 一般用検査薬

疾病や妊娠の早期発見

❿漢方処方製剤・生薬製剤

漢方処方製剤

生薬を組み合わせたもの

①かぜ薬
②解熱鎮痛薬
③眠気を促す薬
④小児の疳を適応症とする製剤
　（小児鎮静薬）
⑤鎮咳去痰薬
⑥口腔咽喉薬・うがい薬
　（含嗽薬）
⑦胃の薬
⑧腸の薬
⑨強心薬
⑩その他の循環器用薬
⑪痔の薬
⑫その他の泌尿器用薬
⑬婦人薬
⑭内服アレルギー用薬
⑮皮膚に用いる薬
⑯歯や口中に用いる薬
⑰滋養強壮保健薬
⑱その他の製剤

生薬

動植物の薬用成分

ひとこと

「成分名が覚えられない」と苦労する分野です。重複して出てくる成分は出題頻度も高いので、最初に覚えておきましょう。「局所麻酔薬」は「〜カイン」、「ステロイド性抗炎症薬」は「〜ゾン」「〜ゾロン」等のようにまとめて覚えるのがコツです。

令和 4 年 3 月の手引き改訂により、下記の成分について追加と削除が行われています。令和 3 年実施以前の古い過去問には右側の成分名が記載されていますが、試験には出ませんので注意しましょう。

新たに追加された成分名	削除された成分名
・サリチル酸ナトリウム ・エピナスチン塩酸塩 ・フェキソフェナジン塩酸塩 ・ロラタジン ・イカリジン	・セミアルカリプロティナーゼ ・ブロメライン ・リゾチーム塩酸塩 ・カサントラノール ・マーキュロクロム ・ブフェキサマク

注意事項

本書では、医薬品の成分の副作用や注意事項を ポイント で示して解説していますが、これらは複数の医薬品に共通して出てくるものがあります（例：鎮静成分のブロモバレリル尿素）。その場合、 ポイント が詳しく記載されているページを、例えば

かぜ薬→ 115 ページ

などで示しています。

まずは参照ページを気にせず一度通して読んで、2 回目以降の学習で参照ページに戻ってより詳しく学びましょう。

成分学習お助けマップ

成分名	特徴		成分
グリチルリチン酸二カリウム	炎症を和らげる。大量摂取は偽アルドステロン症のおそれがある。1日の最大服用量が40mg以上の製品は長期連用を避ける。生薬のカンゾウにも含まれる		抗炎症成分
トラネキサム酸	炎症の発生を抑え、腫れを和らげる。血栓のある・血栓を起こすおそれのある人は医師・薬剤師に相談が必要		
クロルフェニラミンマレイン酸塩	ヒスタミンの働きを抑える。ジフェンヒドラミン塩酸塩は、①特に中枢作用が強く眠気を促す、②母乳を与える女性は使用を避け、使用する場合は授乳を避ける		抗ヒスタミン成分
ジフェンヒドラミン塩酸塩			
ブロモバレリル尿素	脳の興奮を抑えて痛覚を鈍くする。少量でも眠気を催しやすく、依存性のある成分のため注意が必要		鎮静成分
アリルイソプロピルアセチル尿素			
カフェイン	脳に軽い興奮状態を起こし、一時的に眠気や倦怠感を抑える。授乳期間中は総摂取量が継続して増えないよう留意		キサンチン系成分
メチルエフェドリン塩酸塩	交感神経系を刺激して気管支を拡張させる。中枢神経系に対する作用が他の成分に比べて強く、依存性がある		アドレナリン作動成分
セチルピリジニウム塩化物	細菌の繁殖を抑えて二次感染を防止する	真菌類に対する殺菌消毒作用を示す。結核菌やウイルスには効果なし	殺菌消毒成分
クロルヘキシジン塩酸塩	細菌等の微生物を死滅させ増殖を抑える		
アミノ安息香酸エチル	知覚神経の伝達を遮断して痛みを鎮める。6歳未満の小児への使用は避ける	坐剤・注入軟膏ではまれにショック（アナフィラキシー）を生じるおそれがある	局所麻酔成分
リドカイン塩酸塩	局所周辺の知覚神経に作用し、刺激の神経伝導を可逆的に遮断		
アズレンスルホン酸ナトリウム（水溶性アズレン）	炎症を生じた粘膜組織の修復作用がある		組織修復成分

成分名	特徴	成分
ビタミンA（パルミチン酸レチノール、酢酸レチノール等）	夜間視力を維持し、皮膚や粘膜の機能を正常に保つ。3か月以内の妊婦、妊娠が想定される女性、妊娠希望者は過剰摂取に注意が必要	ビタミン成分
ビタミンC（アスコルビン酸、アスコルビン酸カルシウム 等）	脂質を酸化から守る作用（抗酸化作用）を示し、皮膚や粘膜の機能を正常に保つ。メラニンの産生を抑える	
ビタミンE（トコフェロール酢酸エステル）	脂質を酸化から守り（抗酸化作用）、細胞の活動を助け、末梢血管の血行を促進する	
ビタミンB1（チアミン硝化物、チアミン塩化物塩酸塩等）	炭水化物からのエネルギー産生に不可欠で神経の正常な働きを維持する。腸管運動を促進する	
ビタミンB2（リボフラビン酪酸エステル等）	脂質の代謝に関与し、皮膚や粘膜の機能を正常に保つ。摂取により尿が黄色くなることがある	
ビタミンB6（ピリドキシン塩酸塩等	タンパク質の代謝に関与し、皮膚や粘膜の健康維持、神経機能を維持する	
ビタミンB12（シアノコバラミン等）	赤血球の形成を助け、神経機能を正常に保つ	
アミノエチルスルホン酸（タウリン）	体のあらゆる部分に存在し、細胞の機能が正常に働くために重要な物質。肝臓機能を改善する働きがある	アミノ酸

これから学習する医薬品の成分について、特によく出るものをまとめました。まずはこれらをざっと確認しておくとよいでしょう。

精神神経に作用する薬

かぜ、眠気、痛みや発熱、乗り物酔いといった症状に対処するための薬を学びます。まずはカフェインやグリチルリチン酸など様々な薬に共通して出てくる成分から覚えましょう。作用や留意点と関連させて覚えるのがコツです。

1 かぜ薬　　　　　　　　　　　　　　　　でる度 ★★★

❶かぜの諸症状とかぜ薬の働き

かぜは単一の疾患ではなく、医学的にはかぜ症候群といいます。主にウイルスが鼻や喉等に感染して起こる上気道の急性炎症の総称で、通常は数日〜1週間程度で症状がなくなります（自然寛解）。また、予後（病気にかかった後の経過）は良好です。

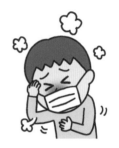

（1）かぜの原因と症状

かぜの約8割はウイルス感染が原因であり、それ以外に細菌の感染や、まれに冷気や乾燥、アレルギーのような非感染性の要因による場合もあります。原因となるウイルスには、200を超える種類が存在します。それぞれ活動に適した環境があるため、季節や時期などによって原因となるウイルスや細菌の種類は異なります。かぜの症状は呼吸器もしくは全身に現れるものに分けられます。

呼吸器症状	くしゃみ、鼻汁・鼻閉（鼻づまり）、咽喉痛、咳、痰
全身症状	発熱、頭痛、関節痛、全身倦怠感

（2）かぜとよく似た症状が現れる疾患

喘息、アレルギー性鼻炎、リウマチ熱、関節リウマチ、肺炎、肺結核、髄膜炎、急性肝炎、尿路感染症等があります。症状が4日以上続くときは、かぜで

はない可能性が高いと考えられます。

🔖 かぜと区別される疾患

お腹にくるかぜ	発熱や頭痛を伴って悪心・嘔吐や下痢等の消化器症状が冬場に現れた場合は、かぜではなく、ウイルスが消化器に感染したことによるウイルス性胃腸炎である場合が多い
インフルエンザ（流行性感冒）	かぜと同様、ウイルスの呼吸器感染によるものであるが、感染力が強く、また重症化しやすいため、かぜとは区別して扱われる

（3）かぜ薬

　かぜ薬とは、かぜの諸症状の緩和を目的として使用される医薬品の総称であり、総合感冒薬とも呼ばれます。かぜは、生体に備わっている免疫機構によりウイルスが消滅すれば自然に治癒します。したがって、安静にして休養し、栄養・水分を十分に摂ることが基本となります。

　かぜ薬は、ウイルスの増殖を抑えたり、ウイルスを体内から除去したりするものではなく、咳で眠れなかったり、発熱で体力を消耗しそうなとき等に、それら諸症状の緩和を図る対症療法薬です。

❷ かぜ薬の主な配合成分

　以降でかぜ薬に配合されている成分を見ていきます。

　まずは解熱鎮痛成分、抗ヒスタミン成分、抗コリン成分、アドレナリン作動成分の特徴を押さえてから、詳細な成分名を覚えていきましょう。

（1）解熱鎮痛成分

　解熱鎮痛成分は、ホルモンに似た働きをする物質で、病気や外傷があるときに活発に産生されるプロスタグランジンの産生を抑制し、発熱や痛みを鎮めます。

プロスタグランジンの覚えてほしい4つの主作用

・痛い（痛みのシグナルを増幅して痛みを増強させる）

・熱い（視床下部の温熱中枢に作用して体温を通常よりも高く維持する）

・炎症（毛細血管透過性を亢進させ、血管外に組織液が漏れ出して腫れを伴う）

・胃の保護（胃酸分泌調節作用や胃腸粘膜保護作用がある）

成分	サリチル酸系	アスピリン サザピリン サリチルアミド エテンザミド
	アセトアミノフェン イブプロフェン イソプロピルアンチピリン	

解熱鎮痛薬→118ページ

（2）抗ヒスタミン成分

　抗ヒスタミン成分は、抗ヒスタミン作用や抗コリン作用等により、くしゃみや鼻汁を抑えます。

抗ヒスタミン成分の覚えてほしい3つの作用

①抗ヒスタミン作用

　　ヒスタミンによる炎症を抑える

②抗コリン作用

　　副交感神経系を抑制するため、結果的に交感神経系が優位になる

③中枢抑制作用

　　眠くなる（ヒスタミンは、脳の視床下部にある睡眠・覚醒に大きく関与する部位において覚醒の維持・調節を行う働きを担っている）

　ヒスタミンは肥満細胞や好塩基球に多く含まれ、生理作用には炎症作用や血管拡張作用（血管透過性亢進作用）があります。

　肥満細胞がアレルギー性の刺激を受けると、ヒスタミン等が遊離し、受容体に結合することにより、ヒスタミンの生理作用（炎症等）が生じます。

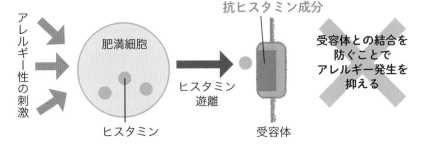

抗ヒスタミン成分によるアレルギー抑制のイメージ

アレルギー性の刺激

肥満細胞

ヒスタミン

ヒスタミン遊離

抗ヒスタミン成分

受容体

受容体との結合を防ぐことでアレルギー発生を抑える

成分	クロルフェニラミンマレイン酸塩 カルビノキサミンマレイン酸塩 メキタジン クレマスチンフマル酸塩 ジフェンヒドラミン塩酸塩

内服アレルギー用薬→169ページ

抗ヒスタミン成分は、ヒスタミンが受容体に結合するのをブロックして、ヒスタミンの炎症作用等を抑制します。このうちメキタジンは、まれに重篤な副作用としてアナフィラキシーショック、肝機能障害、血小板減少を生じます。

ここがポイント！

（3）抗コリン成分
抗コリン成分は、抗コリン作用等により、くしゃみや鼻汁を抑えます。

抗コリン成分の覚えてほしい2つの作用

①抗コリン作用
　副交感神経系を抑制するため、結果的に交感神経系が優位になる
②中枢抑制作用
　眠くなる

成分	ベラドンナ総アルカロイド、ヨウ化イソプロパミド

ここがポイント！

抗コリン成分は、眼圧上昇作用があるため、緑内障_{りょくないしょう}患者では症状の悪化を招きます。

(4) アドレナリン作動成分

アドレナリン作動成分は、交感神経系を刺激し、気管支を拡張させ、呼吸を楽にして咳等の症状を鎮めます。

成分	メチルエフェドリン塩酸塩 メチルエフェドリンサッカリン塩 プソイドエフェドリン塩酸塩

ポイント

・一般的に心悸亢進_{しんき}や血圧上昇、血糖値上昇を招くため、心臓病、高血圧、糖尿病または甲状腺機能亢進症の診断を受けた人では、症状を悪化させる
・中枢神経系に対する作用が強く、依存性がある
・授乳中の人は、一部が乳汁中_{にゅうじゅう}に移行するため、使用前に医師等に相談する

(5) 鎮咳成分

鎮咳_{ちんがい}成分は、中枢神経（延髄）の咳嗽_{がいそう}中枢に作用して、咳を抑えます。

成分	
麻薬性	コデインリン酸塩水和物、ジヒドロコデインリン酸塩
非麻薬性	ノスカピン、チペピジンヒベンズ酸塩、デキストロメトルファン臭化水素酸塩水和物、クロペラスチン塩酸塩

鎮咳去痰薬→130ページ

(6) 去痰成分

去痰成分は、痰の切れをよくする作用があります。

成分	グアイフェネシン、グアヤコールスルホン酸カリウム、 エチルシステイン塩酸塩、ブロムヘキシン塩酸塩

鎮咳去痰薬→131ページ

(7) 抗炎症成分

抗炎症成分は、炎症による腫れを和らげます。

成分	グリチルリチン酸二カリウム、トラネキサム酸

ポイント

グリチルリチン酸二カリウム
- 大量に摂取すると、偽アルドステロン症を生じるおそれがある
- 1日摂取量がグリチルリチン酸として1日摂取量が200mgを超えないように用量が定められている
- 1日最大服用量がグリチルリチン酸として40mg以上となる製品の場合、むくみ、心臓病、腎臓病または高血圧のある人や高齢者は長期連用を避けて専門家に相談する

トラネキサム酸
- 凝固した血液を溶解されにくくする働きもあるため、血栓のある人や血栓を起こすおそれのある人が使用する場合は、専門家に相談する

(8) 鎮静成分

鎮静成分は、脳脊髄中に移行した成分が脳の興奮を抑え、痛み等を感じる感覚を鈍くする効果があり、**鎮痛作用を補助**する成分として配合されることが多いといえます。

また、**依存性**があり、大量摂取による急性中毒は、わが国における代表的な薬物中毒の一つとなっています。

成分	ブロモバレリル尿素、アリルイソプロピルアセチル尿素

眠気を促す薬→122ページ

(9) 制酸成分

制酸成分は、**中和反応**により胃酸の働きを弱め、解熱鎮痛成分による胃腸障害を緩和します。

成分	ケイ酸アルミニウム、酸化マグネシウム、水酸化アルミニウムゲル

（10）カフェイン類

カフェイン類は、解熱鎮痛成分の鎮痛作用を高める目的で使用されます。中枢神経系を刺激して頭をすっきりさせたり、疲労感・倦怠感を和らげる作用があります。ただし、これらが配合されていても、鎮静成分の作用による眠気が解消されるわけではありません。1回摂取量は200mg、1日摂取量は500mgが上限となっています。

成分	カフェイン、無水カフェイン、安息香酸ナトリウムカフェイン

眠気を防ぐ薬→123ページ

カフェインの作用として、①中枢神経興奮作用、②強心作用（副作用として動悸）、③利尿作用、④胃液分泌促進作用（副作用として胃腸障害）の4つを覚えましょう。

ここがポイント！

（11）ビタミン成分等

ビタミン成分等は、かぜの際に消耗しやすいビタミン等を補給する役割があります。

成分		作用
ビタミン	ビタミンB1（チアミン等）	疲労回復
	ビタミンB2（リボフラビン等） ビタミンC（アスコルビン酸等）	粘膜の健康維持・回復
ビタミン様物質	ヘスペリジン	粘膜の健康維持・回復
アミノ酸様物質	アミノエチルスルホン酸（タウリン）	疲労回復

滋養強壮保健薬→206ページ

❸受診勧奨

2歳未満の乳幼児は、医師の診断を受けることを優先させ、一般用医薬品の使用はやむを得ない場合のみとします。

2 解熱鎮痛薬 | でる度 ★★★

❶痛みや発熱が起こる仕組み、解熱鎮痛薬の働き

（1）痛み・発熱の原因

　痛みや発熱は、病気そのものではありません。一般的に、痛みは病気や外傷等に対する警告信号として、発熱は細菌やウイルスによる感染等に対する生体の防御機能の一つとして引き起こされる症状です。ただし、月経痛（生理痛）のように、必ずしも明確に病気が原因でない痛みもあります。

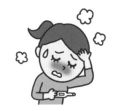

　プロスタグランジンは、病気や外傷があるときに活発に産生される、ホルモンに似た働きをする物質です。痛みが脳へ伝わるシグナルを増幅することで、痛みの感覚を強めています。そして、脳の下部にある体温を調節する温熱中枢に作用し、通常よりも体温を高く維持するよう調節するほか、炎症の発生にも関与しています。頭痛や関節痛も、プロスタグランジンの作用により増強されます。

（2）解熱鎮痛薬

　解熱鎮痛薬は、痛みや発熱の原因となっている病気や外傷自体を治すものでなく、発熱や痛みを鎮めるために使用される医薬品（内服薬）の総称です。体温調節を正常時に近い状態に戻して熱を下げる（解熱）、痛みのシグナルの増幅を防いで痛みを鎮める（鎮痛）、炎症が発生している部位に作用して腫れ等の症状を和らげる（抗炎症）ことを目的として、多くの場合、体内でのプロスタグランジンの産生を抑える成分が配合されています。

　月経痛は、月経そのものが起こる過程にプロスタグランジンが関わっていることから解熱鎮痛薬の効能・効果に含まれていますが、腹痛を含む痙攣性の内臓痛については発生の仕組みが異なるため、一部の漢方処方製剤を除き、解熱鎮痛薬の効果は期待できません。

　解熱鎮痛成分の性質によって、解熱、鎮痛、抗炎症のいずれの作用が中心的かが異なります。

❷解熱鎮痛薬の主な配合成分

（1）解熱鎮痛成分

プロスタグランジンの産生を抑制し、熱や痛みを鎮める効果があります。

成分		ポイント
サリチル酸系	アスピリン（アセチルサリチル酸） アスピリンアルミニウム サザピリン サリチル酸ナトリウム	・胃腸障害を起こしやすい ・一般用医薬品においては、15歳未満の小児には使用しない ・アスピリンは、重篤な副作用として肝機能障害を生じる ・抗炎症作用を示す ・アスピリンアルミニウムは、アルミニウムを付加させることにより、胃粘膜への刺激を減弱させたもの
	サリチルアミド エテンザミド	・アスピリンに比べ、胃腸障害が少ない ・15歳未満の小児で水痘またはインフルエンザにかかっているときは、使用を避ける ・エテンザミドは、痛みの伝わりを抑える作用が強い（他の解熱鎮痛成分は、痛みの発生を抑えるものが多い） ・抗炎症作用を示す
アセトアミノフェン		・他の解熱鎮痛成分と比べ、胃腸障害が少ない ・重篤な副作用として、皮膚粘膜眼症候群、中毒性表皮壊死融解症、急性汎発性発疹性膿疱症、間質性肺炎、肝機能障害、腎障害を生じる ・小児の解熱にも用いられる ・抗炎症作用はほとんどない ・空腹時にも服用できるが、食後の服用を推奨
イブプロフェン		・アスピリンに比べ、胃腸障害が少ない ・重篤な副作用として、肝機能障害、腎障害、無菌性髄膜炎を生じる ・一般用医薬品においては、15歳未満の小児には使用しない
イソプロピルアンチピリン		・ピリン系と呼ばれる解熱鎮痛成分であり、副作用に皮膚発疹（ピリン疹）がある ・抗炎症作用は弱い

> **ポイント**
>
> ・アスピリン（アセチルサリチル酸）、アスピリンアルミニウム、イブプロフェンは、血液を凝固しにくくさせるため、出産予定日12週以内の妊婦は使用を避ける必要がある
> ・サリチル酸系解熱鎮痛成分は、ライ症候群を引き起こすことが示唆されている（ライ症候群は、小児が水痘やインフルエンザ等のウイルス性疾患に罹患後、突然激しい嘔吐や意識障害、痙攣等の重篤な脳症状を起こす発生はまれであるが、死亡率も高い症候群）
> ・アスピリン喘息は、アスピリン特有の副作用ではなく、他の解熱鎮痛成分でも生じる可能性がある
> ・腎臓における水分再吸収促進により、循環血流量が増す（発汗亢進）。その結果、心臓の負担が増大して、心臓に障害がある場合はその症状を悪化させる。また、腎血流量が減少し、腎臓に障害がある場合はその症状を悪化させる

アセトアミノフェン、カフェイン、エテンザミドを組み合わせた配合は、それぞれの頭文字から ACE 処方と呼びます。

ここがポイント！

（2）鎮静成分

鎮静成分は、脳の興奮を抑え、痛み等を感じる感覚を鈍くします。鎮痛作用を補助する成分として配合されることが多くあります。いずれも依存性があることに留意が必要です。

成分	ブロモバレリル尿素、アリルイソプロピルアセチル尿素

眠気を促す薬→122ページ

（3）制酸成分

制酸成分は、中和反応により胃酸の働きを弱め、解熱鎮痛成分による胃腸障害を緩和します。

成分	ケイ酸アルミニウム、酸化マグネシウム、水酸化アルミニウムゲル、メタケイ酸アルミン酸マグネシウム

胃に作用する薬→137ページ

（4）筋弛緩成分

筋弛緩成分は、骨格筋の緊張に関与する中枢神経系（脊髄）の刺激反射を抑える作用を示し、「筋肉のこり」を和らげます。また、鎮静作用があります。

成分	メトカルバモール

ポイント

メトカルバモール
副作用として眠気、めまい等が現れる。その他、悪心（吐きけ）・嘔吐、食欲不振、胃部不快感等がある

メトカルバモールは、解熱鎮痛薬の範囲でしか登場しない成分です。

ここがポイント！

（5）カフェイン類

カフェイン類は、解熱鎮痛成分の鎮痛作用を高める効果があり、中枢神経系を刺激して頭をすっきりさせたり、疲労感・倦怠感を和らげます。

成分	カフェイン、無水カフェイン、安息香酸ナトリウムカフェイン

ポイント

カフェイン類が配合されていても、鎮静成分の作用による眠気が解消されるわけではない

眠気を防ぐ薬→123ページ

（6）ビタミン成分

発熱等により消耗しやすいビタミンの補給をします。

成分	ビタミンB1（チアミン等） ビタミンB2（リボフラビン等） ビタミンC（アスコルビン酸等）

滋養強壮保健薬→206ページ

3 眠気を促す薬

❶不眠の原因

日常生活における人間関係のストレスや生活環境の変化等の様々な要因により、自律神経系のバランスが乱れ、寝付きが悪い、眠りが浅い、いらいら感、緊張感、興奮感、精神不安といった症状を生じることがあります。これらの症状のため十分な休息が取れず、疲労倦怠感、寝不足感、頭重等の症状を伴うこともあります。

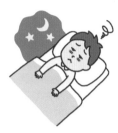

❷眠気を促す薬の主な配合成分

これまで登場した成分が出てきます。復習を兼ねて押さえておきましょう。

（1）抗ヒスタミン成分

ヒスタミンの働きを抑えることにより、一時的な睡眠障害（寝付きが悪い、眠りが浅い）の緩和に用いられます。

成分	ジフェンヒドラミン塩酸塩

ポイント

ジフェンヒドラミン塩酸塩
・妊娠中の睡眠障害は、ホルモンのバランスや体型の変化等によるものであり、適応外
・乳汁中に移行するため、母乳を与える女性は使用を避ける
・15歳未満の小児では使用を避ける
　→神経過敏や中枢興奮の副作用が現れやすいため

ヒスタミンは、睡眠・覚醒に関与する脳の神経細胞を刺激して、覚醒の維持や調節を行っています。脳内におけるヒスタミン刺激が低下すると、眠気をもよおします。

(2) 鎮静成分

脳の興奮を抑え、痛覚を鈍くします。

成分	ブロモバレリル尿素、アリルイソプロピルアセチル尿素

ポイント

ブロモバレリル尿素、アリルイソプロピルアセチル尿素
・少量でも眠気を催しやすく、重大な事故につながるおそれがあるため、乗物や機械類の運転操作を避ける
・**依存性**があり、薬物乱用に留意が必要
・大量摂取による急性中毒は、わが国における代表的な薬物中毒の一つとなっている
・ブロモバレリル尿素については、**胎児障害**の可能性があるため、妊婦または妊娠していると思われる女性は使用を避けることが望ましい
・かつては不眠症や不安緊張状態の鎮静に用いられていた（近年はベンゾジアゼピン系等の製剤に代わっている）
・飲酒により作用・副作用ともに増強する

4 眠気を防ぐ薬　　でる度 ★★★

❶眠気の原因

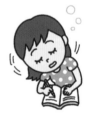

　ある程度の睡眠をとっていても、食事の後や単調な作業が続くとき等、脳の緊張が低下して眠気や倦怠感（だるさ）を生じることがあります。

　眠気防止薬は、一時的な集中を必要とするときに、眠気や倦怠感を除去する目的で使用されます。

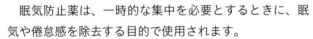

【眠気が生じる例】
・身体疾患がある
・生理的な要因がある（時差ぼけの継続、夜勤や不規則勤務等）
・薬物学的な要因がある
・精神神経疾患がある（ノイローゼ、うつ状態、アルコール依存症等）
・心理的要因がある（精神的ストレス、ショック、生活環境の変化）

❷眠気を防ぐ薬の主な配合成分

（1）カフェイン類

カフェインには、中枢興奮作用があります。脳に軽い興奮状態を引き起こし、一時的に眠気や倦怠感を抑える効果が期待されます。なお、カフェイン類が配合されているからといって、必ずしも抗ヒスタミン成分や鎮静成分の作用による眠気が解消されるわけではありません。

また、強心作用（副作用として動悸）や利尿作用、胃液分泌促進作用（副作用として胃腸障害）があるため、安全使用の観点から留意が必要です。さらに、作用は弱いながら反復摂取により依存を形成する性質があるため、「短期間の服用にとどめ、連用しないこと」と注意喚起されています。

成分	カフェイン、無水カフェイン、安息香酸ナトリウムカフェイン

ポイント

カフェイン

・妊娠中の眠気防止薬の使用が胎児に影響を及ぼすかどうかは明らかになっていないが、吸収されて循環血液中に移行したカフェインの一部は、血液-胎盤関門を通過して胎児に到達することが知られており、胎児の発達に影響を及ぼす可能性がある

・一部は乳汁中に移行する。乳児では肝臓が未発達で摂取されたカフェインが代謝されるのにより多くの時間を要するため、母乳を与える女性が大量のカフェインを摂取したり連用したりした場合には、乳児の体内にカフェインの蓄積が生じ、頻脈、不眠等を引き起こす可能性がある

・カフェインの血中濃度が最高血中濃度の半分まで低減するのに要する時間（半減期）は、通常の成人が約 3.5 時間であるのに対して、新生児は約 100 時間、乳児は約 80 時間と非常に長い

・1 回摂取量は 200mg、1 日摂取量では 500mg が上限である

お茶等の 100g 中に含まれるカフェイン量の目安は、玉露（ぎょくろ）160mg、煎茶（せんちゃ）20mg、ウーロン茶 20mg、紅茶 30mg、コーヒー 60mg です。

ここがポイント！

（2）ビタミン成分等

眠気による倦怠感を和らげます。

	成分
ビタミン	ビタミンB1（チアミン等） ビタミンB2（リボフラビン等） ビタミンB3（ニコチン酸アミド等） ビタミンB5（パントテン酸等） ビタミンB6（ピリドキシン等） ビタミンB12（シアノコバラミン等）
アミノ酸様物質	アミノエチルスルホン酸（タウリン）

滋養強壮保健薬→206ページ

❸受診勧奨

　十分な睡眠をとっていても、眠気防止薬の使用では抑えられない眠気や倦怠感が続けば、神経、心臓、肺、肝臓等に重大な疾患のおそれがあります。

　また、睡眠時無呼吸症候群（睡眠中に一時的な呼吸停止または低呼吸を生じる病気）、重度の不安症やうつ病、ナルコレプシー（十分な睡眠をとっていてもなお、突然に耐えがたい眠気の発作が起こる病気）等の症状としての眠気も考えられるため、医療機関を受診することが望ましいといえます。

5　鎮暈薬（乗物酔い防止薬）　｜でる度 ★★★

❶めまいのメカニズム

　めまい（眩暈）は、身体の平衡を感知して保持する機能（平衡機能）に異常が生じて起こる症状であり、内耳にある平衡器官の障害や、中枢神経系の障害等、様々な要因により引き起こされます。

　乗物酔い防止薬は、乗物酔い（動揺病）によるめまい、吐きけ、頭痛を防止し、緩和することを目的とする医薬品です。

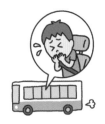

❷使用上の注意

　3歳未満では、乗物酔いが起こることはほとんどないとされています。そのため、乗物酔い防止薬に3歳未満の乳幼児向けの製品はありません。乳幼児が乗り物で移動中に機嫌が悪くなるような場合は、気圧変化による耳の痛み等の他の要因を考えなければいけません。乗物酔い防止薬の安易な使用は禁物です。

❸鎮暈薬の主な配合成分

（1）抗めまい成分

　抗めまい成分は、内耳にある前庭と脳を結ぶ神経（前庭神経）の調節作用のほか、内耳への血流改善作用、抗コリン作用〔副作用として眼圧上昇（緑内障の診断を受けた人は症状を悪化させる）や排尿困難〕があり、多少の眠気が生じることがあります。

成分	ジフェニドール塩酸塩

（2）抗ヒスタミン成分

　延髄にある嘔吐中枢への刺激や内耳の前庭における自律神経反射を抑える作用があります。

成分	ジメンヒドリナート メクリジン塩酸塩 クロルフェニラミンマレイン酸塩 ジフェンヒドラミンサリチル酸塩 プロメタジン塩酸塩

――― ポイント ―――

・メクリジン塩酸塩は、他の抗ヒスタミン成分と比べて作用が現れるのが遅く、持続時間が長い
・プロメタジン塩酸塩等のプロメタジンを含む成分は、外国において乳児突然死症候群や乳児睡眠時無呼吸発作のような致命的な呼吸抑制を生じたとの報告があるため、15歳未満の小児では使用を避ける必要がある

（3）抗コリン成分

中枢に作用して自律神経系の混乱を軽減させるとともに、末梢では消化管の緊張を低下させます。

成分	スコポラミン臭化水素酸塩水和物 ロートコンの抽出物（ロートエキス）

ポイント

・抗ヒスタミン成分と比べて作用の持続時間が短い
・緑内障患者では、症状の悪化を招く

胃腸鎮痛鎮痙薬→147ページ

（4）鎮静成分

不安や緊張等の心理的な要因を和らげます。

成分	ブロモバレリル尿素、アリルイソプロピルアセチル尿素

眠気を促す薬→122ページ

（5）キサンチン系成分

キサンチン系成分は、脳に軽い興奮状態を引き起こし、平衡感覚の混乱によるめまいを軽減させます。

また、**中枢神経興奮**作用や強心作用（副作用として**動悸**）、利尿作用、胃液分泌促進作用（副作用として**胃腸障害**）があります。

成分	カフェイン、無水カフェイン、クエン酸カフェイン、ジプロフィリン

ポイント

カフェインが配合されているからといって、抗めまい成分、抗ヒスタミン成分、抗コリン成分、鎮静成分による眠気を解消するわけではない

（6）局所麻酔成分

局所麻酔成分は、胃粘膜への麻酔作用によって嘔吐の刺激を和らげ、乗物酔いに伴う吐きけを抑えます。また、消化管の粘膜および平滑筋に対する麻酔作用による鎮痛鎮痙（ちんけい）の効果が期待されます。

成分	アミノ安息香酸エチル

ポイント

アミノ安息香酸エチル
・長期間の使用は避ける
・乳幼児ではメトヘモグロビン血症を引き起こすため、6歳未満の小児への使用は避ける

メトヘモグロビン血症では、赤血球中のヘモグロビンの一部がメトヘモグロビン（酸素と結合することができない）に変わって増加することにより、全身への酸素供給が低下します。チアノーゼ、頭痛、めまい、呼吸困難等の貧血のような症状を生じます。

ここがポイント！

ココが出る！一問一答

☐ **Q1** 小児のインフルエンザ（流行性感冒）には、サリチルアミドが配合された総合感冒薬を使用することが適切である。

☐ **Q2** メキタジンは、くしゃみや鼻汁を抑えることを目的として用いられる。

☐ **Q3** イブプロフェンは、プロスタグランジンの産生を抑える作用により発熱を鎮め、痛みを和らげることを目的として用いられる。

☐ **Q4** サリチル酸ナトリウムは、一般用医薬品において、小児（15歳未満）に対してはいかなる場合も使用しないこととなっている。

☐ **Q5** ジフェンヒドラミンは乳汁に移行しないため、母乳を与える女性でも使用できる。

☐ **Q6** ブロモバレリル尿素を含む催眠鎮静薬は、妊婦の睡眠障害に適している。

☐ **Q7** カフェインは、胃液の分泌を亢進させる作用があり、副作用として胃腸障害（食欲不振、悪心・嘔吐）が現れることがある。

☐ **Q8** ジメンヒドリナートは、胃粘膜への麻酔作用によって嘔吐刺激を和らげる。

☐ **Q9** スコポラミン臭化水素酸塩水和物は、中枢に作用して自律神経系の混乱を軽減させるとともに、末梢では消化管の緊張を低下させる抗コリン成分である。

☐ **Q10** 鎮暈薬に含まれるキサンチン系成分は、脳に軽い鎮静作用を示し、平衡感覚の混乱によるめまいを軽減させる。

▶**答えと解説**

A1 ✕ アセトアミノフェンが配合された総合感冒薬を使用する。**A2** ○ **A3** ○ **A4** ○ **A5** ✕ 乳汁中に移行するため、母乳を与える女性では使用を避ける。**A6** ✕ 胎児障害の可能性があるため、妊婦または妊娠していると思われる女性は使用を避けることが望ましい。**A7** ○ **A8** ✕ 局所麻酔成分の記述である。ジメンヒドリナートは抗ヒスタミン成分である。**A9** ○ **A10** ✕ 鎮静作用ではなく興奮を引き起こす。

2 呼吸器官に作用する薬

咳止めや痰を出しやすくする鎮咳去痰薬、炎症による痛みや腫れを緩和するトローチ剤やドロップ剤などの口腔咽喉薬、含嗽薬と呼ばれるうがい薬について学習します。赤字を中心に押さえておきましょう。

1 鎮咳去痰薬　｜でる度 ★★★

鎮咳去痰薬（ちんがいきょたん）には、咳を鎮めて痰を抑える役割があります。鎮咳成分と去痰成分を混同しないようにしましょう。

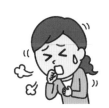

ここがポイント！

❶咳のメカニズム

咳は、気管からの刺激が中枢神経系に伝わり、延髄にある咳嗽（がいそう）中枢の働きにより引き起こされる反応です。気道に吸い込まれたホコリやチリ等の異物が気道粘膜の線毛運動により排出されないとき、飲食物等が誤って気管に入ってしまったとき、冷たい空気や刺激性のある蒸気等を吸い込んだとき等に、それらを排除しようとして反射的に咳が出ます。

したがって、咳はむやみに抑え込むべきではありませんが、咳が長く続くと体力の消耗や睡眠不足を招く等の悪影響もあります。

❷痰のメカニズム

痰（たん）は、粘液下腺や杯細胞から分泌される粘弾性の高い糖タンパクと、気道上皮細胞から分泌される水分からなります。構成成分の割合から粘弾性の高い痰、低い痰に分けられ、粘弾性が高すぎても低すぎても粘液線毛輸送は抑制されます。この痰が気道粘膜上に滞留すると呼吸の妨げとなるため、反射的に咳が生じて痰を排除しようとします。

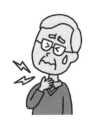

❸鎮咳去痰薬の主な配合成分

（1）鎮咳成分

鎮咳成分は、中枢神経（延髄）の咳嗽中枢に作用して咳を抑えます。

成分	
麻薬性	コデインリン酸塩水和物、ジヒドロコデインリン酸塩
非麻薬性	ノスカピン、ノスカピン塩酸塩水和物、チペピジンヒベンズ酸塩、デキストロメトルファン臭化水素酸塩水和物、クロペラスチン塩酸塩、クロペラスチンフェンジゾ酸塩、ジメモルファンリン酸塩

ポイント

コデインリン酸塩水和物、ジヒドロコデインリン酸塩
・モルヒネと同じ基本構造を持っており、長期連用や大量摂取により薬物依存につながるおそれがある
・妊婦が使用すると、血液－胎盤関門を通過して胎児へ移行する
・授乳中の人の使用により、母乳へ移行して、乳児にモルヒネ中毒が生じたとの報告がある
・胃腸運動を低下させるため、副作用として便秘を生じる
・12歳未満の小児は、呼吸抑制を生じるおそれがあるため使用は禁忌

（2）気管支拡張成分

■アドレナリン作動成分

交感神経系を刺激し、気管支を拡張させ、呼吸を楽にして咳等の症状を鎮めます。

成分	メチルエフェドリン塩酸塩、メチルエフェドリンサッカリン塩、トリメトキノール塩酸塩水和物、メトキシフェナミン塩酸塩

ポイント

・一般的に心悸亢進や血圧上昇、血糖値上昇を招くため、心臓病、高血圧、糖尿病または甲状腺機能亢進症の診断を受けた人では、症状を悪化させる
メチルエフェドリン塩酸塩、メチルエフェドリンサッカリン塩
・中枢神経系に対する作用が強く、依存性がある
・授乳中の人は、メチルエフェドリン塩酸塩、メチルエフェドリンサッカリン塩の一部が乳汁中に移行するため、使用前に医師等に相談する

■キサンチン系成分

キサンチン系成分は、自律神経系を介さず気管支平滑筋に直接作用して、気管支を拡張します。また、中枢興奮作用、強心作用（副作用として動悸）があります。

成分	ジプロフィリン

ポイント

ジプロフィリン
甲状腺機能障害、てんかんの診断を受けた人は、中枢興奮作用により、症状の悪化を招くおそれがあるため、使用前に医師等に相談する

（3）去痰成分

去痰成分は、痰の切れをよくする作用があります。

成分	作用
グアイフェネシン グアヤコールスルホン酸カリウム クレゾールスルホン酸カリウム	気道粘膜からの粘液分泌を促進する
エチルシステイン塩酸塩 メチルシステイン塩酸塩 カルボシステイン	・痰中の粘性タンパク質を溶解低分子化して、その粘りけを低下させる ・カルボシステインは、粘液成分の含量比を調整し、痰の切れをよくする
ブロムヘキシン塩酸塩	粘液分泌促進作用、粘性タンパク質溶解低分子化作用、線毛運動促進作用を示す

（4）抗炎症成分

比較的穏やかに気道の炎症を和らげます。

成分	グリチルリチン酸二カリウム、トラネキサム酸

かぜ薬→115ページ

（5）抗ヒスタミン成分

アレルギーが原因の咳や炎症に対して、他の成分の働きを助けますが、気道粘膜での粘液分泌を抑制するため、痰が出にくくなることがあります。

成分	クロルフェニラミンマレイン酸塩、クレマスチンフマル酸塩、カルビノキサミンマレイン酸塩

内服アレルギー用薬→169ページ

（6）殺菌消毒成分

口腔咽喉薬の効果を兼ねたトローチ剤やドロップ剤には、殺菌消毒成分が含まれていることがあります。他の配合成分は腸で吸収され循環血液中に入って薬効をもたらしますが、殺菌消毒成分は口腔内および咽頭部において局所的に作用します。

成分	セチルピリジニウム塩化物

2　口腔咽喉薬、うがい薬（含嗽薬）　｜でる度 ★★★

❶ 口腔咽喉薬と含嗽薬の働き

（1）口腔咽喉薬とは
こうくういんこう
口腔咽喉薬は、口腔内または咽頭部の粘膜に局所的に作用して、炎症による痛み、腫れ等の症状を緩和する医薬品です。

トローチ剤やドロップ剤は、噛み砕いて飲み込むと効果が期待できないので、噛まずにゆっくり口で溶かして使用します。また、噴射式の液剤は軽く息を吐きながら噴射し、気管支や肺に薬液が入らないよう注意します。

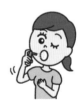

（2）含嗽薬とは
がんそう
含嗽薬は、口腔および咽頭の殺菌・消毒・洗浄、口臭の除去等を目的とする医薬品です。水で薄めるものが多いですが、濃度が濃過ぎても薄過ぎても効果が十分に得られません。

また、口腔咽喉薬や含嗽薬は、局所的な作用を目的とする医薬品ですが、配合成分によっては全身的な影響を生じることが

あり、注意を要する場合があります。

❷ 口腔咽喉薬と含嗽薬の主な配合成分

(1) 抗炎症成分

声がれ、喉の荒れ・不快感・痛み・腫れを鎮めます。

成分	グリチルリチン酸二カリウム、トラネキサム酸、アズレンスルホン酸ナトリウム(水溶性アズレン)

ポイント

アズレンスルホン酸ナトリウム(水溶性アズレン)
炎症を生じた粘膜組織の修復作用がある

かぜ薬→115ページ

(2) 殺菌消毒成分

殺菌作用により、口腔内や喉に付着した微生物を死滅させたり増殖を抑えたりします。

成分	セチルピリジニウム塩化物、デカリニウム塩化物、ベンゼトニウム塩化物、ポビドンヨード、ヨウ化カリウム、ヨウ素、クロルヘキシジングルコン酸塩、クロルヘキシジン塩酸塩、チモール

ポイント

ヨウ素系殺菌消毒成分(ポビドンヨード、ヨウ化カリウム、ヨウ素)
・口腔内に使用した場合、結果的にヨウ素を摂取することになり、甲状腺におけるホルモン産生に影響を及ぼす可能性がある
・バセドウ病や橋本病等の甲状腺疾患の人は注意
・摂取されたヨウ素の一部は血液−胎盤関門を通過して胎児に移行する
・摂取されたヨウ素の一部は乳汁中に移行するため、母乳を与える女性は注意

クロルヘキシジングルコン酸塩
・口腔内に傷やひどいただれのある人は、強い刺激を生じるおそれがあるため、配合された含嗽薬の使用を避ける

（3）局所保護成分

局所保護成分は、喉の粘膜を刺激から保護します。

成分	グリセリン、複方ヨード・グリセリン

（4）抗ヒスタミン成分

咽頭粘膜に付着したアレルゲンによる喉の不快感を抑えます。

成分	クロルフェニラミンマレイン酸塩

ここがポイント！

殺菌消毒成分や抗ヒスタミン成分は、これ以降も度々登
場します。成分名からどの薬に含まれるのか分類ができ
るようにしておきましょう。

□ **Q1** カルボシステインは、気管支を拡張し、呼吸を楽にして咳や喘息の症状を鎮めることを目的として用いられる。

□ **Q2** ジプロフィリンは、気道の炎症を和らげることを期待して用いられる。

□ **Q3** グアイフェネシンは、気道粘膜からの粘液分泌を促進し、痰の切れをよくすることを期待して用いられる。

□ **Q4** デキストロメトルファン臭化水素酸塩水和物は、延髄の咳嗽中枢に作用し、咳を抑えることを目的として用いられる。

□ **Q5** メトキシフェナミン塩酸塩は、交感神経系を刺激して気管支を拡張させ、呼吸を楽にして咳や喘息の症状を鎮めることを目的として用いられる。

□ **Q6** コデインリン酸塩水和物は、自律神経系を介して気管支を拡張させ、鎮咳作用を示す。

□ **Q7** 噴射式の液剤は、口腔の奥まで届くよう、息を吸いながら噴射することが望ましい。

□ **Q8** 口腔咽喉薬・うがい薬（含嗽薬）は、局所的な作用を目的とする医薬品であり、配合されている成分により全身的な影響を生じることはない。

□ **Q9** アズレンスルホン酸ナトリウムは、口腔内や喉に付着した細菌等の微生物を死滅させたり増殖を抑えたりする。

□ **Q10** ヨウ素系成分が配合された含嗽薬を使用した場合、結果的にヨウ素の摂取につながり、甲状腺におけるホルモン産生に影響を及ぼす可能性がある。

▶**答えと解説**

A1 ✕ アドレナリン作動成分やキサンチン系成分の記述である。**A2** ✕ 抗炎症成分の記述である。ジプロフィリンはキサンチン系成分である。**A3** ○ **A4** ○ **A5** ○ **A6** ✕ アドレナリン作動成分の記述である。**A7** ✕ 息を吐きながら噴射する。**A8** ✕ 全身的な影響を生じることもある。**A9** ✕ 殺菌消毒成分の記述である。アズレンスルホン酸ナトリウムは抗炎症・組織修復成分である。**A10** ○

3 胃腸に作用する薬

日常生活でもよく使われる胃や腸に作用する薬をみていきます。出題頻度も高いテーマです。胃の薬には、制酸薬、健胃薬、消化薬があり、腸の薬には、整腸薬、止瀉薬（下痢止め）、瀉下薬（下剤、便秘薬）があります。

1 胃に作用する薬 | でる度 ★★★

胃の薬には、胃酸過多に伴う胸やけ、不快感、吐きけを抑える制酸薬、胃の働きを活発にする健胃薬、胃や腸の内容物の消化を助ける消化薬があります。

❶胃の不調

（1）胃の不調の原因

胃の不調はどのように生じるのでしょうか。胃の働きに異常が生じている場合、胃液の分泌量の増減や食道への逆流が起こったり、胃自体を保護する働きや胃の運動が低下します。そして、胸やけ、胃の不快感や食欲不振が起こります。

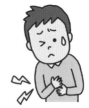

また、胃の働きに異常を生じていない場合であっても、食べ過ぎにより胃内容物を処理する働きが追いつかない場合もあります。

（2）吐きけや嘔吐の原因

吐きけや嘔吐は、延髄にある嘔吐中枢の働きによって起こります。嘔吐中枢が刺激される経路はいくつかありますが、消化管での刺激が副交感神経系を介して嘔吐中枢を刺激する経路や、胃の痙攣等によって吐きけが起きる場合もあります。

（3）胃内滞留時間

胃に栄養素が滞留する時間は、炭水化物で約2～3時間、タンパク質で約4～5時間、脂肪で約7～8時間とされます。

❷胃の薬の服用方法

　胃の薬は、治療目的に合わせて健胃成分、消化成分、制酸成分などが組み合わされています。製剤に応じて下記のように服用しましょう。

①消化を助け、胃もたれを改善し、胃をすっきりさせる効果を主とする製剤

　　食後服用のものが多い

②空腹時や就寝時の胸やけ、ストレスによる胃酸の出過ぎなどを抑える効果を主とする製剤

　　食間や就寝前の服用のものが多い

③①、②どちらの効果も有する製剤

　　食後または食間の服用指示のものが多い

④症状により製剤を選択する場合

　　その症状のひどい時間を確認し、製剤の服用方法も参考にして選択するとよい

⑤医療機関で処方された医療用医薬品を服用している場合

　　副作用による胃の不快感を防止するために胃の薬が処方されている場合もあるため、販売時には医療用の胃薬が処方されていないか必ず確認する必要がある

❸胃の薬の主な配合成分

ここがポイント！

　制酸成分や胃液分泌抑制成分は押さえるポイントが複数あるため、しっかりと覚えましょう。

（1）制酸成分

中和反応により胃酸の働きを弱め、腹部の不快感や吐きけ等の症状を緩和します。

成分	炭酸水素ナトリウム、乾燥水酸化アルミニウムゲル、酸化マグネシウム、炭酸マグネシウム、ジヒドロキシアルミニウムモノアセテート、ケイ酸マグネシウム、合成ヒドロタルサイト、メタケイ酸アルミン酸マグネシウム、沈降炭酸カルシウム、リン酸水素カルシウム

- 胃酸に対する中和作用が低下するため、酸度の高い食品（炭酸飲料等）と一緒に使用しない
- 透析療法を受けている場合、アルミニウムを含む制酸成分を長期間服用するとアルミニウム脳症、アルミニウム骨症を起こすことがあるため、使用を避ける。また、透析治療を受けていなくても長期連用は避ける
- 腎障害がある場合は医師等に相談する
- マグネシウムを含む製剤は瀉下薬にも配合されており、副作用として下痢を生じる
- カルシウム、アルミニウムを含む製剤は止瀉薬にも配合されており、副作用として便秘を生じる

アルミニウム製剤については特に注意が必要です。

（2）健胃成分

健胃成分は、胃の働きを助ける作用があります。カルニチン塩酸塩は、胃液分泌を促し、胃の運動を高め、胃壁の循環血流を増加させます。

成分	カルニチン塩化物、乾燥酵母

（3）消化成分

消化成分は、消化を助ける作用があり、消化酵素の働きの低下を補います。

成分	ジアスターゼ、プロザイム、ニューラーゼ、リパーゼ、セルラーゼ、ビオジアスターゼ、タカヂアスターゼ、ウルソデオキシコール酸、デヒドロコール酸

- 利胆成分には肝臓の働きを高める作用があるが、肝臓病の診断を受けた人は症状を悪化させるおそれがあり、使用前に医師等に相談する
ウルソデオキシコール酸、デヒドロコール酸
- 胆汁の分泌を促進する作用（利胆作用）がある

（4）胃粘膜保護・修復成分

　胃粘膜保護・修復成分は、**胃粘液の分泌を促す効果**があります。胃粘液は胃粘膜を覆い、胃液による消化から保護します。荒れた胃粘膜の修復を促す作用もあります。

成分	アズレンスルホン酸ナトリウム（水溶性アズレン）、アルジオキサ、スクラルファート、ゲファルナート、ソファルコン、テプレノン、セトラキサート塩酸塩、トロキシピド、銅クロロフィリンカリウム、銅クロロフィリンナトリウム、メチルメチオニンスルホニウムクロライド

▶ ポイント

アルジオキサ、スクラルファート
・アルミニウムを含む成分のため、透析を受けている人は使用を避け、透析を受けていない人でも長期連用を避ける
・腎臓病の診断を受けた人は、アルミニウムが体内に貯留しやすいため、使用前に医師等に相談する

ソファルコン、テプレノン
・まれに重篤な副作用として肝機能障害を生じるため、肝臓病の診断を受けた人は、使用前に医師等に相談する
・テプレノンはその他の副作用により、腹部膨満感、吐きけ、腹痛、頭痛、皮下出血、便秘、下痢、口渇が現れることがある

セトラキサート塩酸塩
・体内で代謝されてトラネキサム酸を生じることから、血栓のある人、血栓を起こすおそれのある人は、生じた血栓が分解されにくくなるため、使用前に医師等に相談する

（5）抗炎症成分

胃粘膜の炎症を和らげます。

成分	グリチルリチン酸二カリウム、グリチルリチン酸ナトリウム、グリチルリチン酸モノアンモニウム

▶ ポイント

まれに重篤な副作用として偽アルドステロン症を生じる

かぜ薬→115ページ

(6) 消泡成分

消泡成分は、消化管内容物中に発生した気泡の分離を促します。

成分	ジメチルポリシロキサン（別名ジメチコン）

(7) 胃液分泌抑制成分（抗コリン成分）

抗コリン作用により、副交感神経系の伝達物質であるアセチルコリンの働き
を抑制し、過剰な胃液分泌を抑えます。

成分	ロートエキス ピレンゼピン塩酸塩

ポイント

・散瞳による目のかすみや異常なまぶしさ、顔のほてり、頭痛、眠気、口渇、
　便秘（ピレンゼピン塩酸塩は除く）、排尿困難等の副作用が現れることが
　ある。乗物や機械類の運転操作を避ける
・排尿困難、心臓病、緑内障の診断を受けた人やそれらの基礎疾患を持つ高
　齢者は、症状の悪化を招くおそれがあるため、使用前に医師等に相談する
ロートエキス
・吸収された成分の一部が母乳中に移行して乳児の脈が速くなる（頻脈）お
　それがある。母乳を与える女性では使用を避けるか、使用期間中の授乳を
　避ける必要がある。なお、母乳が出にくくなることがある
ピレンゼピン塩酸塩
・消化管の運動にはほとんど影響を与えずに胃液の分泌を抑える作用を示
　す

ここがポイント！

ピレンゼピン塩酸塩の特徴を押さえましょう。

2 腸に作用する薬 | でる度 ★★★

　腸の薬には、腸の調子や便通を整える整腸薬、下痢や食あたりなどを抑える止瀉薬（下痢止め）、瀉下薬（下剤、便秘薬）があります。

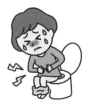

❶腸の不調

　腸の働きとしての消化や栄養成分・水分の吸収が正常に行われなかったり、腸管がその内容物を送り出す運動に異常が生じたりすると、便秘や軟便、下痢といった症状が現れます。

　腸の働きは自律神経系により制御されています。異常を生じる要因は腸自体やその内容物によるものだけでなく、腸以外の病気等が自律神経系を介して腸の働きに異常を生じさせる場合もあります。

💊 **腸の不調の原因**

急性の下痢	身体の冷えや消化不良、細菌やウイルス等の消化器感染（食中毒等）、緊張等の精神的なストレス
慢性の下痢	腸自体の病変の可能性
一過性の便秘	環境変化等のストレスや医薬品の副作用
慢性の便秘	加齢や病気による腸の働きの低下、便意を繰り返し我慢し続けること等による腸管の感受性の低下

❷腸に作用する薬の主な配合成分

（1）整腸成分

■生菌成分

生菌成分は、腸内細菌のバランスを整えます。

成分	ビフィズス菌、アシドフィルス菌、ラクトミン、乳酸菌、酪酸菌

■消化管運動調整成分

成分	トリメブチンマレイン酸塩

ポイント

トリメブチンマレイン酸塩
・消化管の平滑筋に直接作用して消化管運動を調整する。消化管運動が低下しているときは亢進的に働き、亢進しているときは抑制的に働く
・まれに重篤な副作用として肝機能障害を生じるため、肝臓病の診断を受けた人は使用前に医師等に相談する

（2）止瀉成分

■収斂成分

収斂成分は、腸粘膜のタンパク質と結合して不溶性の膜を形成し、腸粘膜を引き締める（収斂）ことによって腸粘膜を保護します。

ただし、腸の運動を鎮めると、かえって状態を悪化させるおそれがあるため、感染性の下痢には適応できません。また、急性の激しい下痢、腹痛、腹部膨満、吐きけ等の症状を伴う場合は、細菌性の下痢や食中毒が疑われるため、安易な使用は避けるべきです。

成分	次没食子酸ビスマス、次硝酸ビスマス、タンニン酸アルブミン

ポイント

次没食子酸ビスマス、次硝酸ビスマス
・海外で長期連用した場合に精神神経症状が現れたとの報告があるため、1週間以上継続して使用しない
・アルコールと一緒に摂取すると、循環血液中への移行が高まり精神神経症状を生じるおそれがあるため、飲酒は避ける
・損傷した粘膜からビスマスの吸収がさらに高まるおそれがあるため、胃潰瘍や十二指腸潰瘍の患者では、医師等に相談する
・循環血液中へ移行したビスマスは血液–胎盤関門を通過することが知られているため、妊婦は使用を避ける
タンニン酸アルブミン
・まれにショック（アナフィラキシー）を生じる
・アルブミンは、牛乳に含まれるタンパク質（カゼイン）から精製された成分であるため、牛乳アレルギーがある人は使用を避ける

タンニン酸アルブミンのアレルギーは鶏卵アレルギーと
間違えやすいので注意しましょう。鶏卵ではなく、牛乳
アレルギーです。

ここがポイント!

■腸運動抑制成分

腸運動抑制成分は、食べ過ぎ・飲み過ぎによる下痢、寝冷えによる下痢の症
状に用いられます。

成分	ロペラミド塩酸塩

ポイント

ロペラミド塩酸塩

・腸管運動を低下させる。副作用として便秘があり、症状が悪化するとイレ
ウス様症状を生じる。胃腸鎮痛鎮痙薬との併用は避ける
・中枢抑制作用があり、めまいや眠気を生じるため、乗物や機械類の運転操
作を避ける。作用増強を招くおそれがあるため、飲酒はしない
・吸収された成分の一部が乳汁中に移行するため、授乳中では使用を避け
る
・15歳未満の小児は適応外。外国で乳幼児が過量摂取した場合に、中枢神経
系障害、呼吸抑制、腸管壊死に至る麻痺性イレウスを起こしたとの報告が
ある
・腸の運動を鎮めると、かえって状態を悪化させるおそれがあるため、感染
性の下痢には適応外となる
・重篤な副作用として、まれにショック(アナフィラキシー)、皮膚粘膜眼症
候群、中毒性表皮壊死融解症を生じる

ロペラミド塩酸塩は学習が必要なところが多くあるため、
整理して覚えましょう。

ここがポイント!

■腸内殺菌成分

腸内殺菌成分は、抗菌作用により、細菌感染による下痢の症状を鎮めます。
ただし、腸内殺菌成分の入った止瀉薬を下痢の予防で服用したり、症状が治まっ
ても漫然と服用すると、腸内環境を悪化させることもあります。そのため、下
痢の症状があるときは、症状を改善する必要のある期間の服用にとどめるべき
です。

第3章 主な医薬品とその作用

成分	作用とポイント
ベルベリン塩化物	抗炎症作用、抗菌作用
タンニン酸ベルベリン	・抗炎症作用 ・消化管内でタンニン酸（収斂作用）とベルベリン（抗菌作用）に分かれる
アクリノール	黄色の色素

■吸着成分

吸着成分は、多孔性物質であり、腸管内の異常発酵等により生じた有害な物質を吸着します。

成分	炭酸カルシウム、沈降炭酸カルシウム、乳酸カルシウム、リン酸水素カルシウム、天然ケイ酸アルミニウム、ヒドロキシナフトエ酸アルミニウム、カオリン、薬用炭

(3) 瀉下成分

■小腸刺激性瀉下成分

小腸刺激性瀉下成分は、小腸でリパーゼの働きにより生じる分解物が、小腸を刺激することで瀉下（排便を促す）作用をもたらします。

成分	ヒマシ油

ポイント

ヒマシ油

・急激で強い瀉下作用
・腸管粘膜への刺激が大きくなり、激しい腹痛や腸管粘膜に炎症を引き起こすおそれがあるため、大量に使用することは避ける
・妊婦、授乳中、3歳未満の乳幼児や激しい腹痛、悪心・嘔吐の症状がある人、防虫剤や殺鼠剤を誤って飲み込んだ場合のような脂溶性の物質による中毒（脂溶性物質がヒマシ油に溶け出し、中毒症状を増悪させるおそれがある）のときは避ける

■大腸刺激性瀉下成分

大腸刺激性瀉下成分は、大腸を刺激して排便を促します。

成分	ポイント
センノシド	・胃や小腸では消化されないが、大腸に生息する腸内細菌により分解され、その分解生成物が大腸を刺激して瀉下作用をもたらす ・腸の急激な動きに刺激されて流産・早産を誘発するおそれがあるため、妊婦は使用を避ける ・吸収された成分の一部が乳汁中に移行する。乳児に下痢を生じるため、母乳を与える女性では使用を避ける
ビサコジル	・結腸や直腸の粘膜を刺激して、排便を促す ・結腸での水分の吸収を抑えて、糞便のかさを増大させる ・腸溶性製剤の場合、胃内でビサコジルが溶け出すおそれがあるため、服用前後1時間以内は制酸成分を含む胃腸薬の服用や牛乳の摂取を避ける
ピコスルファートナトリウム	胃や小腸では分解されないが、大腸に生息する腸内細菌により分解され、代謝物が大腸への刺激作用を示す

大腸刺激性瀉下成分配合の瀉下薬は、服用してから数時間後に効果のあるものが多いため、就寝前に服用して起床時に効果を求めると、排便のリズムがつきやすくなります。ただし、毎日漫然と同じ瀉下薬を連続して服用していると、腸の運動が緩慢となり、服用する薬の量を増やさなければ、効果が出なくなることが多いです。

大腸刺激性瀉下成分配合の瀉下薬は、便秘時の頓服として使用します。毎日の排便が滞るような場合は下記の使用方法を指導しましょう。

・無機塩類や膨潤性瀉下成分の製剤を使用する
・ビフィズス菌や乳酸菌などの整腸成分の製剤を並行して使用する
・食品等から食物繊維を積極的に摂るなど、医薬品の大腸刺激成分のみに依存しない方法を指導する

■無機塩類

無機塩類は、腸内容物の浸透圧を高めることで糞便中の水分量を増加させ、大腸を刺激して排便を促します。

成分	ポイント
酸化マグネシウム 水酸化マグネシウム 硫酸マグネシウム	腎臓病の診断を受けた人では、高マグネシウム血症を生じるおそれがあるため、使用前に医師等に相談する。マグネシウムを含む成分は消化管からの吸収は少ないとされているが、一部は腸で吸収されて尿中に排泄されることによる
硫酸ナトリウム	血中の電解質のバランスが損なわれ、心臓病を悪化させるおそれがあるため、使用前に医師等に相談する

■膨潤性瀉下成分

膨潤性瀉下成分は、腸管内で水分を吸収して腸内容物へ浸透し、糞便のかさを増して柔らかくします。

成分	カルメロースナトリウム、カルメロースカルシウム、プランタゴ・オバタの種子または種皮

> **ポイント**
>
> 効果を高めるため、十分な水分摂取が必要となる

■その他の瀉下成分

成分	作用
ジオクチルソジウムスルホサクシネート(DSS)	腸内容物に水分を浸透しやすくする作用があり、糞便中の水分量を増して柔らかくする
マルツエキス	・主成分の麦芽糖(ばくがとう)が腸内細菌により分解され、そこで生じるガスの働きで便通を促進する ・主に乳幼児の便秘に用いる

3 その他の消化器官用薬 ┃でる度 ★★★

　胃痛、腹痛、さしこみ（疝痛や癪）を鎮める胃腸鎮痛鎮痙薬、排便を促す浣腸薬、寄生虫を駆除する駆虫薬も「胃腸に作用する薬」に含まれます。

❶胃腸鎮痛鎮痙薬の主な配合成分

（1）抗コリン成分

　副交感神経伝達物質（アセチルコリン）と受容体の反応を妨げることで、副交感神経系の働きを抑制して、胃痛、腹痛、さしこみ（疝痛、癪）を鎮めます。胃酸過多や胸やけにも用います。

　疝痛とは、発作性の間欠的な痛み、癪とは、胸部や腹部に生じる激しい痛みの通俗的な総称のことです。

成分	メチルベナクチジウム臭化物、ジサイクロミン塩酸塩、オキシフェンサイクリミン塩酸塩、ブチルスコポラミン臭化物、メチルオクタトロピン臭化物、チキジウム臭化物、ロートエキス

ポイント

- 散瞳による目のかすみや異常なまぶしさがあるため、乗物や機械類の運転操作を避ける必要がある
- 顔のほてり、頭痛、眠気、口渇、便秘、排尿困難等の副作用が現れる
- 排尿困難の症状がある人、心臓病または緑内障の診断を受けた人では症状が悪化するため、使用前に医師等に相談する
- 高齢者では、排尿困難や緑内障の基礎疾患を持つ場合が多く、また口渇や便秘の副作用が現れやすいので、使用前に適否を十分に考慮する
- ブチルスコポラミン臭化物は、まれに重篤な副作用としてショック（アナフィラキシー）を生じる
- 授乳中の女性は、メチルオクタトロピン臭化物（吸収された成分の一部が母乳中に移行する）、ロートエキス（吸収された成分の一部が母乳中に移行して乳児の脈が速くなる）は使用を避ける

急な胃腸の痛みは、主として胃腸の過剰な動き（痙攣）により生じます。抗コリン成分により、副交感神経系の働きを抑えて胃痛を鎮めます。

(2) 腸管平滑筋弛緩成分

腸管平滑筋弛緩成分は、消化管の平滑筋に直接働いて胃腸の痙攣を鎮めます。

成分	パパベリン塩酸塩

ポイント

パパベリン塩酸塩
抗コリン成分と異なり自律神経系を介した作用ではないが、眼圧上昇を示す。緑内障の患者では症状が悪化するため、使用前に医師等に相談する

眼圧を上昇させることから抗コリン成分と間違えやすいので注意しましょう。

(3) 局所麻酔成分

消化管の粘膜および平滑筋に対する麻酔作用による鎮痛鎮痙効果を期待して用います。また、オキセサゼインは胃液分泌を抑えます。

成分	アミノ安息香酸エチル、オキセサゼイン

ポイント

・痛みを感じにくくなることで重大な消化器疾患や状態の悪化等を見過ごす可能性があるため、長期連用は避ける
アミノ安息香酸エチル
・メトヘモグロビン血症を起こすため、6歳未満の小児への使用は避ける
オキセサゼイン
・妊娠中や小児における安全性は確立されていないため、妊婦、15歳未満の小児への使用は避ける
・精神神経系の副作用として頭痛、眠気、めまい、脱力感が現れる

❷ 浣腸薬

浣腸薬は、便秘の場合に排便を促すことを目的として、直腸内に適用されます。

ポイント

- 繰り返し使用すると直腸の感受性の低下が生じて効果が弱くなり、医薬品の使用に頼りがちになるため、連用しないこと
- 便秘以外のときに直腸内容物の排除を目的として用いることは適当でない
- 乳幼児では、安易な使用を避けることとされている
- 直腸の急激な動きに刺激されて流産・早産を誘発するおそれがあるため、妊婦は使用を避ける
- 腹痛が著しい場合や便秘に伴って吐きけや嘔吐が現れた場合には急性腹症の可能性があり、浣腸薬の配合成分の刺激により、その症状が悪化する
- 排便時に出血を生じる場合は、痔出血のほか、直腸ポリープや直腸がん等に伴う出血であることもある

■注入剤

浸透圧の差により腸管壁から水分を取り込んで直腸粘膜を刺激し、排便を促します。

成分	グリセリン、ソルビトール

ポイント

- 直腸内の浸透圧変化に伴って、体調によっては肛門部に熱感を生じる
- グリセリンは、排便時に血圧低下を生じて、立ちくらみの症状が現れやすい。高齢者や心臓病の診断を受けた人は、使用前に医師等に相談する
- 痔出血等がある人に使用すると、グリセリンが傷口から血管内に入り、赤血球の破壊（溶血）や腎不全を起こす。痔出血の症状がある人は、使用前に医師等に相談する

用法のポイント

- 注入する薬液は人肌程度に温めておくと、不快感を生じることが少ない
- すぐに排便を試みると、薬液のみが排出されて十分な効果が得られないため、薬液を注入した後は、便意が強まるまでしばらく我慢する
- 半量を使用する場合、残量を再利用すると感染のおそれがあるので、使用後は廃棄する

■坐剤

成分	作用とポイント
ビサコジル	直腸を刺激して排便を促す
炭酸水素ナトリウム	・炭酸ガスの微細な気泡を発生することで直腸を刺激する ・まれに重篤な副作用としてショック（アナフィラキシー）を生じる

用法のポイント

・坐剤が柔らかい場合は、冷やした後に使用する。また、硬すぎる場合には柔らかくなった後に使用する
・すぐに排便を試みると、坐剤が排出されて十分な効果が得られないため、坐剤を挿入した後は、便意が強まるまでしばらく我慢する

❸駆虫薬

駆虫薬は、腸管内の回虫や蟯虫といった寄生虫を駆除するために用いられます。

【回虫】

主に小腸に寄生する線虫です。孵化した幼虫が腸管壁から体組織に入り込んで体内を巡り、肺に達した後に気道から再び消化管内に入って成虫となります。腹痛や下痢、栄養障害等の消化器症状のほか、呼吸器等にも障害を引き起こします。

【蟯虫】

主に盲腸に寄生しますが、肛門から這い出してその周囲に産卵します。肛門部のかゆみやそれに伴う不眠、神経症を引き起こします。

寄生虫には、条虫（サナダムシ）、旋毛虫などがあります。一般用医薬品の駆虫薬が対象とする寄生虫は、回虫と蟯虫です。

ここがポイント！

🔵 駆虫成分

成分	作用	ポイント
サントニン	回虫の自発運動を抑える	・主に肝臓で代謝される。肝臓病がある場合、肝機能障害を悪化させるため、使用前に医師等に相談する ・服用後、一時的に物が黄色く見えたり、耳鳴り、口渇が現れたりする
カイニン酸	回虫に痙攣を起こさせる	カイニン酸を含む生薬成分（しょうやく）として、マクリがある
ピペラジンリン酸塩	アセチルコリン伝達を妨げて、回虫および蟯虫の運動筋を麻痺させる	・副作用として痙攣、倦怠感、眠気、食欲不振、下痢、便秘等が現れる ・痙攣の症状のある人、貧血、著しい栄養障害の患者では、それらの症状の悪化を招くため、使用前に医師等に相談する ・肝臓病、腎臓病の診断を受けた人は、副作用を生じやすいため、使用前に医師等に相談する
パモ酸ピルビニウム	蟯虫の呼吸や栄養分の代謝を抑える	・赤〜赤褐色の成分で、尿や糞便が赤く着色することがある ・水に溶けにくいため消化管からの吸収は少ないとされているが、ヒマシ油との併用は避ける ・腸管内で駆虫成分が吸収されやすくなるため、脂質分の多い食事やアルコール摂取は避ける

第3章 主な医薬品とその作用

ポイント

・駆虫薬は腸管内に生息する虫体にのみ作用し、虫卵や腸管内以外に潜伏した幼虫（回虫の場合）には駆虫作用が及ばないため、幼虫の場合はあらためて使用する。再度駆虫を必要とする場合は、１か月以上間隔を置いてから使用する
・回虫や蟯虫の感染は、その感染経路から衣食を共にする家族全員に可能性があるため、虫卵検査を受けて感染が確認された場合は、一緒に駆虫を行う
・一度に多く服用しても駆虫効果は高まらず、かえって副作用が現れやすい
・複数の駆虫薬を併用しても駆虫効果が高まることはなく、むしろ副作用が現れやすくなり、かえって駆虫作用が減弱することもある
・消化管内に内容物があると駆虫成分の吸収が高まることから、空腹時に使用する
・駆除した虫体等の排出を促すため瀉下薬が併用されることがあるが、ヒマシ油を使用すると腸管内で駆虫成分が吸収されやすくなり、副作用を生じる危険性が高まるため、併用は避ける

□ **Q1** 健胃薬は、胃液の分泌促進による胃酸過多や、それに伴う胸やけ、腹部の不快感、吐きけ等の症状を緩和することを目的とする医薬品である。

□ **Q2** 制酸成分を主体とする胃腸薬は、酸度の高い食品と一緒に使用すると作用が強くなるため、炭酸飲料での服用が好ましい。

□ **Q3** ロートエキスは、副交感神経系の伝達物質であるアセチルコリンの働きを促進する作用がある。

□ **Q4** スクラルファートは、銅を含む成分であるため、透析を受けている人では使用を避ける必要がある。

□ **Q5** セトラキサート塩酸塩は、体内で代謝されてサリチル酸を生じることから、血栓のある人は使用前に医師や薬剤師に相談することが望ましい。

□ **Q6** ロペラミド塩酸塩は、主として細菌感染による下痢の症状に用いられる。

□ **Q7** 次没食子酸ビスマス等のビスマスを含む成分は、循環血液中に移行したビスマスが血液-胎盤関門を通過することが知られており、妊婦または妊娠していると思われる女性では使用を避けることが望ましい。

□ **Q8** ヒマシ油は、小腸でリパーゼの働きによって生じる分解物が小腸を刺激することで瀉下作用をもたらす。

□ **Q9** パパベリン塩酸塩は、消化管の粘膜および平滑筋に対する麻酔作用を示すとされ、抗コリン成分と同様に胃液分泌を抑える作用がある。

□ **Q10** サントニンは、蟯虫の呼吸や栄養分の代謝を抑えて殺虫作用を示す。

▶答えと解説

A1 ✕ 制酸薬の記述である。**A2** ✕ 作用が弱くなるため、炭酸飲料での服用は好ましくない。**A3** ✕ 促進ではなく抑制する。**A4** ✕ 銅ではなくアルミニウムを含む。**A5** ✕ サリチル酸ではなくトラネキサム酸を生じる。**A6** ✕ 腸内殺菌成分の記述である。**A7** ○ **A8** ○ **A9** ✕ 消化管の平滑筋に直接働いて胃腸の痙攣を鎮める作用を示すとされ、抗コリン成分と違って胃液分泌を抑える作用はない。**A10** ✕ 回虫の自発運動を抑える。

4 心臓などの器官や血液に作用する薬

コレステロールは生体に不可欠な物質ですが、血中コレステロールの異常は生活習慣病につながるおそれがあります。ここでは高コレステロールを改善する薬や鉄分を補充して造血機能の回復を図る貧血用薬について学びます。

1 高コレステロール改善薬 | でる度 ★★★

❶主な用途と特徴

高コレステロール改善薬は、血中コレステロール（Ch）異常の改善と血中コレステロール異常に伴う末梢血行障害の緩和を行うことが目的です。ウエスト周りを減少させる等の痩身効果を目的とする医薬品ではありません。

> 【コレステロールの主な特徴】
> ・細胞の構成成分
> ・水に溶けにくい物質
> ・胆汁酸・副腎皮質ホルモン等を産生
> ・産生・代謝は主に肝臓で行われる

❷リポタンパク質と検査値

コレステロールは、血液中では血漿タンパク質と結合したリポタンパク質として存在します。リポタンパク質は比重によっていくつかの種類に分類されますが、バランスが乱れても自覚症状を伴いません。

💊 リポタンパク質の種類

種類	俗名	コレステロールの運搬
LDL（低密度リポタンパク質）	悪玉コレステロール	肝臓→末梢組織
HDL（高密度リポタンパク質）	善玉コレステロール	肝臓←末梢組織

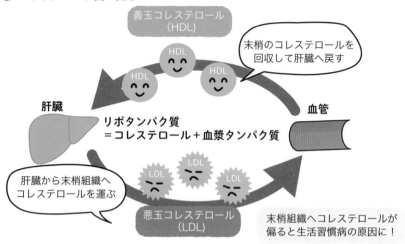

リポタンパク質の働き

善玉コレステロール
（HDL）

末梢のコレステロールを
回収して肝臓へ戻す

肝臓

リポタンパク質
＝コレステロール＋血漿タンパク質

血管

肝臓から末梢組織へ
コレステロールを運ぶ

悪玉コレステロール
（LDL）

末梢組織へコレステロールが
偏ると生活習慣病の原因に！

血液中の LDL が多く、HDL が少ないと、コレステロールが末梢組織側に多く運搬されて偏り、蓄積を招き、心臓病や肥満、動脈硬化症等の生活習慣病につながる危険性が高くなります。医療機関で測定する検査値として、右記のいずれかに該当する場合、脂質異常症とされます。

脂質異常症の診断値

検査項目	検査値
LDL	140mg/dL 以上
HDL	40mg/dL 未満
中性脂肪	150mg/dL 以上

リポタンパク質の作用や検査値は忘れやすいので、しっかりと覚えましょう。

ここがポイント！

❸高コレステロール改善薬の主な配合成分

（1）高コレステロール改善成分

成分	作用	副作用
大豆油不けん化物（ソイステロール）	腸管におけるコレステロールの吸収を抑える	悪心・吐きけ、胃部不快感、胸やけ、下痢が現れる
リノール酸	コレステロールと結合して、代謝されやすいコレステロールエステルを形成するとされ、コレステロールの肝臓からの代謝を促す	
ポリエンホスファチジルコリン		

（2）ビタミン成分

成分	作用	ポイント
ビタミンB2 （リボフラビン）	・コレステロールの生合成抑制、排泄・異化促進 ・中性脂肪抑制 ・過酸化脂質分解	黄色尿を生じる
パンテチン	・LDL異化排泄促進 ・リポタンパクリパーゼ活性を高め、HDL産生を高める	―
ビタミンE （トコフェロール）	・コレステロールの過酸化脂質の生成抑制 ・末梢血管における血行を促進	脂溶性ビタミン

（3）その他

コレステロールからの過酸化脂質の生成を抑える役割があります（抗酸化作用）。末梢血管における血行促進や末梢血行障害の緩和を行います。

成分	ガンマ - オリザノール

2　貧血用薬　　　　　　でる度 ★★★

貧血用薬（鉄製剤）は、鉄欠乏性貧血に対して不足している鉄分を補充することにより、造血機能の回復を図る医薬品です。

まずは鉄製剤の特徴を押さえ、さらに鉄製剤以外の金属成分を分類して理解しましょう。

❶貧血症状

貧血が生じると、一般的な症状として、疲労、動悸、息切れ、血色不良、頭痛、耳鳴り、めまい、微熱、皮膚や粘膜の蒼白（青白くなること）、下半身のむくみ等が現れます。原因によって、ビタミン欠乏性貧血、鉄欠乏性貧血等に分類されます。

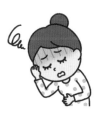

❷鉄欠乏性貧血

　鉄欠乏性貧血は、赤血球に含まれる色素（ヘモグロビン）の生合成に必要な鉄分が不足して生じる貧血です。

　鉄分の摂取不足になっても、**初期**には貯蔵鉄や血清鉄が減少するのみでヘモグロビン量自体は変化せず、**直ちに貧血の症状は現れません**。しかし、持続的に鉄が不足するとヘモグロビンが減少して、貧血症状が現れます。

　貯蔵鉄とは、肝臓等に蓄えられている鉄のことをいいます。また、血清鉄とは、ヘモグロビンを産生するために、貯蔵鉄が赤血球へと運ばれている状態のことをいいます。

【鉄欠乏状態を生じる要因】
・食事からの摂取不足
・消化管からの吸収障害
・消化管出血
・身体の成長が著しい年長乳児や幼児
・月経血損失のある女性
・鉄要求量が増加する妊婦、母乳を与える女性

---

❸貧血用薬の主な配合成分

（1）鉄分

不足した鉄分を補充します。

成分	フマル酸第一鉄、溶性ピロリン酸第二鉄、可溶性含糖酸化鉄、クエン酸鉄アンモニウム

ポイント

・便が黒くなる（異常ではない）。服用前から便が黒い場合は消化管内で出血している可能性がある
・服用前後30分以内に**タンニン酸**を含む飲食物（緑茶、紅茶、コーヒー等）を摂取すると鉄の吸収が悪くなる
・副作用として、**胃腸障害**（悪心・嘔吐、食欲不振、胃部不快感、腹痛、便秘、下痢等）を生じる
・食前服用で吸収が促進される。通常の服用や胃腸障害がある場合は食後とする

（2）鉄以外の金属成分

貧血用薬には鉄以外にも金属成分が含まれます。

成分	作用
硫酸銅	補充した鉄分を利用して**ヘモグロビン**の産生を助ける。銅は**ヘモグロビン**の産生過程で**鉄の代謝・輸送**に関与する
硫酸コバルト	骨髄での**造血**機能を高める。コバルトは赤血球の産生で必要不可欠な**ビタミンB12**の構成成分
硫酸マンガン	**エネルギー合成**を促進する。マンガンは糖質、脂質、タンパク質の代謝過程で働く酵素の構成物質

（3）ビタミン成分

成分	作用
ビタミンB6（ピリドキシン）	**ヘモグロビン**の産生に関与する
ビタミンB12（シアノコバラミン）葉酸	**赤血球**の形成に関与する
ビタミンC（アスコルビン酸）	消化管内で鉄が吸収されやすい状態を保つ

❹受診勧奨

　貧血のうち、鉄製剤で改善できるのは**鉄欠乏性貧血**だけです。貧血用薬（鉄製剤）を予防的に使用することは適当ではありません。

　また、食生活の改善かつ鉄製剤の使用を2週間程度続けても症状がよくならない場合、そのまま継続することは適当ではありません。

これまで見てきたもの以外で循環器用薬に使用される成分をまとめています。ここでは、ユビデカレノンの特徴を押さえておきましょう。

ここがポイント!

成分	作用	ポイント
ユビデカレノン（コエンザイムQ10）	・エネルギー代謝に関与する酵素の働きを助け、血液循環を改善する。心筋の酸素利用効率・収縮力を高める。動悸、息切れ、むくみに用いる ・摂取された栄養素からエネルギーが産生される際にビタミンB群とともに働く	・2週間程度使用して症状の改善がみられない場合は、漫然と使用を継続することは適当でない ・副作用として、胃部不快感、食欲減退、吐きけ、下痢、発疹・かゆみが現れる ・15歳未満の小児向けの製品はないため、小児において心疾患による動悸、息切れ、むくみの症状があるような場合は、医師の診療を優先する ・心臓病の人は使用前に医師等に相談する ・動悸、息切れ、むくみの症状は、高血圧症、呼吸器疾患、腎臓病、甲状腺機能の異常、貧血等が原因となって起こることもあるため、使用前に医師等に相談する
ヘプロニカートイノシトールヘキサニコチネート	遊離したニコチン酸により末梢の血液循環を改善する	ビタミンEと組み合わせて用いられる
ルチン	高血圧等における毛細血管の補強・強化をする	ビタミン様物質の一種

☐ **Q1** コレステロールは細胞の構成成分で、胆汁酸や副腎皮質ホルモン等の生理活性物質の産生に重要な役割を果たす等、生体に不可欠な物質である。

☐ **Q2** 血液中のHDLが多く、LDLが少ないと、コレステロールの運搬が末梢組織側に偏ってその蓄積を招き、心臓病や動脈硬化症等の生活習慣病につながる危険性が高くなる。

☐ **Q3** リノール酸を含む植物油が配合されている薬は、悪心（吐きけ）、胃部不快感等の消化器系の副作用を引き起こすことがある。

☐ **Q4** 大豆油不けん化物（ソイステロール）は、腸管におけるコレステロールの吸収を抑える働きがある。

☐ **Q5** リボフラビン酪酸エステルが配合されている薬を服用した場合、一般に尿が赤色になる。

☐ **Q6** 貧血用薬（鉄製剤）の服用により、便が黒くなることがある。

☐ **Q7** 貧血用薬（鉄製剤）の服用前後30分以内にビタミンCを摂取すると、消化管からの鉄の吸収が悪くなる。

☐ **Q8** マンガンは、赤血球ができる過程で必要不可欠なビタミンB12の構成成分である。

☐ **Q9** 硫酸銅は、補充した鉄分を利用してヘモグロビンが産生されるのを助ける目的で配合されることがある。

☐ **Q10** 一般用医薬品でユビデカレノンを含む製剤には、15歳未満の小児向けの製品はない。

▶**答えと解説**

A1 ◯ A2 ✕ HDLとLDLの記述が逆である。A3 ◯ A4 ◯ A5 ✕ 赤色ではなく黄色になる。A6 ◯ A7 ✕ ビタミンCではなくタンニン酸を含む飲食物である。A8 ✕ マンガンではなくコバルトである。A9 ◯ A10 ◯

5 痔疾用薬、婦人薬

各種の痔に作用する薬と女性特有の生理現象に作用する婦人薬について学習します。覚えるポイントは多くありませんので、赤字を中心に確認していきましょう。

1 痔疾用薬

でる度 ★★★

　痔の薬には、坐剤や注入軟膏といった外用痔疾用薬や内服を通じて作用する内用痔疾用薬があります。主な痔の種類とその特徴を押さえましょう。

❶痔の種類

　痔は、肛門付近の血管がうっ血し、肛門に負担がかかることにより生じる肛門の病気の総称です。

　排便時の息みや長時間の着座で肛門部に過度の負担をかけることやストレス等により生じる生活習慣病です。その主な病態としては、**痔核**（いぼ痔）、**裂肛**（切れ痔）、**痔瘻**があります。

　　痔の主な種類とその部位

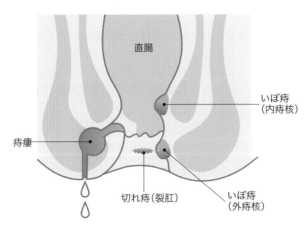

❷主な病態

痔核 （いぼ痔）	・肛門の血管群が部分的に拡張し、肛門内にいぼ状の腫れが生じたもの **内痔核** ・直腸粘膜付近に生じる ・自覚症状が少ない（直腸粘膜には知覚神経が通っていないため） **外痔核** ・肛門出口付近に生じる ・排便と関係なく、出血や患部の痛みを生じる
裂肛 （切れ痔）	肛門の出口からやや内側の上皮に傷が生じた状態
痔瘻	・肛門内部にある肛門腺窩と呼ばれる小さなくぼみに糞便のかすが溜まって炎症・化膿を生じた状態 ・体力低下等により抵抗力が弱まっているときに起こりやすい ・進行すると膿が溢れ、かぶれたり、赤く腫れたりして激痛を生じる

❸予防法

痔を予防するためには、長時間座ることを避け、運動（血行促進）をする、食物繊維を摂取する（便秘を避けるため）、ストレスを避けることが有効です。

❹外用痔疾用薬の主な配合成分

外用痔疾用薬は、痔核または裂肛による痛み、かゆみ、腫れ、出血等の緩和、患部の消毒を目的とする坐剤、軟膏剤（注入軟膏を含む）、外用液剤です。

（1）局所麻酔成分

痔に伴う痛み、かゆみを和らげます。まれに重篤な副作用としてショック（アナフィラキシー）を生じます。

成分	リドカイン塩酸塩、ジブカイン塩酸塩、アミノ安息香酸エチル、プロカイン塩酸塩

(2) 鎮痒成分（抗ヒスタミン成分）

鎮痒成分は、痔に伴うかゆみを和らげます。

成分	ジフェンヒドラミン塩酸塩、ジフェンヒドラミン、クロルフェニラミンマレイン酸塩

(3) 鎮痒成分（局所刺激成分）

鎮痒成分は、局所への穏やかな刺激によりかゆみを抑えます。

熱感刺激成分	クロタミトン
冷感刺激成分	カンフル、ハッカ油、メントール

(4) 抗炎症成分

抗炎症成分は、ステロイド性と非ステロイド性があります。

	成分	作用	ポイント
ステロイド性抗炎症成分	ヒドロコルチゾン酢酸エステル	痔による肛門部の炎症やかゆみを和らげる	長期連用を避ける
	プレドニゾロン酢酸エステル		
非ステロイド性抗炎症成分	グリチルレチン酸	比較的緩和な抗炎症作用を示す	グリチルレチン酸はグリチルリチン酸が分解されてできる成分（作用は同様）

(5) 組織修復成分

組織修復成分は、痔による肛門部の創傷の治癒を促します。

成分	アラントイン、アルミニウムクロルヒドロキシアラントイネート（アルクロキサ）

(6) 止血成分
■アドレナリン作動成分
アドレナリン作動成分は、交感神経を刺激し、血管収縮作用による止血効果を示します。

成分	テトラヒドロゾリン塩酸塩、メチルエフェドリン塩酸塩、エフェドリン塩酸塩、ナファゾリン塩酸塩

ポイント

- 心臓病、高血圧、糖尿病または甲状腺機能障害の診断を受けた人は症状を悪化させるため、使用前に医師等に相談する
- 高齢者では、心臓病や高血圧、糖尿病の基礎疾患がある場合が多く、また一般的に心悸亢進や血圧上昇、血糖値上昇を招きやすいため、使用前に医師等に相談する

■収斂保護止血成分
収斂保護止血成分は、粘膜表面に不溶性の膜を形成し、粘膜の保護・止血に働きます。タンニン酸は、鎮痛鎮痙作用を示すロートエキスと組み合わせて用いられることがあります。

成分	タンニン酸、酸化亜鉛、硫酸アルミニウムカリウム、卵黄油

(7) 殺菌消毒成分
殺菌消毒成分は、痔に伴う局所の感染を防止します。

成分	クロルヘキシジン塩酸塩、セチルピリジニウム塩化物、デカリニウム塩化物、ベンザルコニウム塩化物、イソプロピルメチルフェノール

(8) ビタミン成分

成分	作用
ビタミンE（トコフェロール）	肛門周囲の末梢血管の血行を改善する
ビタミンA油	創傷治癒を促す

❺内用痔疾用薬の主な配合成分

（1）止血成分

毛細血管を補強して出血を抑えます。

成分	カルバゾクロム

（2）ビタミン成分

肛門周囲の末梢血管の血行を促し、うっ血を改善します。

成分	ビタミンE（トコフェロール）

2　婦人薬　｜でる度 ★★★

　婦人薬は血行不順や自律神経系の乱れ、生理機能障害等の不快症状を抑える薬です。生薬・漢方薬が中心となりますので、後に解説する漢方薬の項目も押さえていきましょう。

❶適用対象となる体質・症状

ここがポイント！

　まずは月経や更年期など女性特有の体質と症状を確認します。

月経	・子宮の内壁を覆っている膜（子宮内膜）がはがれ落ち、血液（経血）とともに排出される生理現象 ・一生のうち妊娠可能な期間にほぼ毎月、周期的に起こる ・月経周期には個人差がある（約21〜40日） ・脳の下部（視床下部、下垂体）で産生されるホルモンと、卵巣で産生される女性ホルモンが月経周期に関与する
月経前症候群	・月経の約10〜3日前に現れる ・月経開始とともに消失する腹部膨満感、頭痛、乳房痛等の身体症状や、感情の不安定、抑うつ等の精神症状を主体とするもの
月経不順	卵巣機能の不全による場合もあるが、過度のストレスや、不適切なダイエット等による栄養摂取の偏りによっても起こることがある

閉経	加齢とともに卵巣からの女性ホルモンの分泌が減少していき、やがて月経が停止して、妊娠可能な期間が終了すること
更年期	閉経の前後、体内の女性ホルモンの量が大きく変動する時期
更年期障害	・月経周期が不規則になる ・不定愁訴として血の道症に加え、冷え性、腰痛、頭痛、頭重、ほてり、のぼせ、立ちくらみ等の症状が起こる
血の道症	・臓器・組織の形態的異常がなく、抑うつや寝つきが悪くなる、神経質、集中力の低下等の精神神経症状が現れる病態 ・月経、妊娠、分娩、産褥、更年期等の生理現象や、流産、人工妊娠中絶、避妊手術等を原因とする異常生理により起こる ・範囲が更年期障害よりも広く、年齢的に必ずしも更年期に限らない
産褥	分娩後、母体が通常の身体状態に回復するまでの期間

❷ 婦人薬の主な配合成分

（1）女性ホルモン成分

女性ホルモン成分は、女性ホルモンの分泌低下を補います。

成分	エチニルエストラジオール、エストラジオール

ポイント

・人工的に合成された女性ホルモンの一種
・主に軟膏剤や貼付剤のような外用薬で用いられ、適用部位から吸収されて循環血液中に移行する
・妊婦または妊娠していると思われる女性では使用を避ける
・吸収された成分の一部が乳汁中に移行するため、授乳中は使用を避ける
・長期連用により血栓症、乳がん、脳卒中を生じるおそれがある

次ページのビタミン成分は、別名も覚えておく必要があります。

ここがポイント！

(2) ビタミン成分

成分	作用
ビタミンB1（チアミン） ビタミンB2（リボフラビン） ビタミンB6（ピリドキシン） ビタミンB12（シアノコバラミン） ビタミンC（アスコルビン酸）	疲労時に消耗しがちなビタミンの補給
ビタミンE（トコフェロール）	血行を促進して身体を温めることで女性ホルモン減少による様々な症状を和らげ、不調を改善する

滋養強壮保健薬→206ページ

(3) その他

滋養強壮作用を目的として配合されます。

成分	アミノエチルスルホン酸（タウリン）、グルクロノラクトン、ニンジン

滋養強壮保健薬→208ページ

❸受診勧奨

　内服で用いられる婦人薬は、比較的作用が穏やかで、ある程度長期間使用することで効果が得られます。

　月経痛が年月の経過に伴って次第に悪くなっていく場合は、子宮内膜症等の病気の可能性があります。月経不順は、卵巣機能の不全による場合もありますが、過度のストレスや不適切なダイエット等による栄養摂取の偏りを原因として生じることもあり、月経前症候群を悪化させる要因ともなります。

　また、おりもの（女性の生殖器からの分泌物）の量が急に増えたり、膿のようなおりもの、血液が混じったおりものが生じた場合は、膣や子宮に炎症や感染症を起こしている可能性があります。

　婦人薬を1か月程度使用して症状の改善がみられず、日常生活に支障を来す場合は医療機関を受診します。月経以外の不規則な出血（不正出血）がある場合は、速やかに医療機関を受診することが必要です。

ココが出る！一問一答

○×で
答えましょう

□ **Q1** 痔核(じかく)は、肛門の出口からやや内側の上皮に傷が生じた状態である。

□ **Q2** 裂肛(れっこう)は、肛門に存在する細かい血管群が部分的に拡張し、肛門内にいぼ状の腫れが生じた状態である。

□ **Q3** 痔瘻(じろう)は、肛門内部に存在する肛門腺窩(こうもんせんか)と呼ばれる小さなくぼみに糞便のかすがたまって炎症・化膿を生じた状態である。

□ **Q4** アラントインは、痔疾患に伴う局所の感染を防止することを目的として用いられる。

□ **Q5** クロルヘキシジン塩酸塩は、痔に伴う痛み・かゆみを和らげることを目的として用いられる。

□ **Q6** テトラヒドロゾリン塩酸塩は、血管収縮作用による止血効果を目的として用いられる。

□ **Q7** リドカイン塩酸塩は、痔に伴う痛み・かゆみを和らげることを目的として用いられる。

□ **Q8** 月経の約10〜3日前に現れ、月経開始とともに消失する腹部膨満感(ぼうまんかん)や頭痛等の身体症状、抑うつ等の精神症状を主体とするものを、月経前症候群という。

□ **Q9** 妊娠可能な期間が終了する閉経の前後には更年期があり、その時期は体内の女性ホルモンの量がまったく変わらない。

□ **Q10** エチニルエストラジオールは、妊婦または妊娠していると思われる女性においても安心して使用できる。

▶答えと解説

A1 ✕ 裂肛の記述である。**A2** ✕ 痔核の記述である。**A3** ○ **A4** ✕ 殺菌消毒成分の記述である。アラントインは組織修復成分である。**A5** ✕ 局所麻酔成分の記述である。クロルヘキシジン塩酸塩は殺菌消毒成分である。**A6** ○ **A7** ○ **A8** ○ **A9** ✕ 女性ホルモンの量が大きく変動する。**A10** ✕ 妊婦または妊娠していると思われる女性には使用してはいけない。

6 アレルギー用薬、鼻、目に用いる薬

皮膚のかゆみや鼻炎に使われる内服アレルギー用薬、鼻づまり・鼻水・くしゃみ・頭重を緩和する鼻炎用点鼻薬、目の疲れやかすみ、かゆみ等に効く眼科用薬（点眼薬、洗眼薬、コンタクトレンズ装着液）について学びます。

1 内服アレルギー用薬 （鼻炎用内服薬を含む）

でる度 ★★★

アレルギー用薬とは、蕁麻疹や湿疹、かぶれおよびそれらに伴う皮膚のかゆみ、または鼻炎の一時的な症状の緩和に用いられる内服薬です。

❶アレルギー反応の仕組み

アレルギーとは、特定のアレルゲン（抗原）に対して生体を守ろうとする過敏反応です。アレルゲンには、小麦、卵、そば、えび、ハウスダスト、スギやヒノキなどがあります。

🔵 アレルギー反応の仕組み

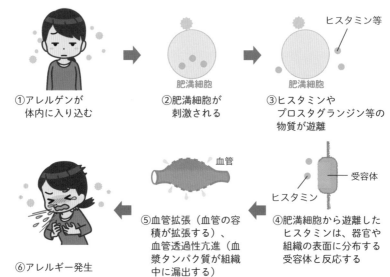

①アレルゲンが
体内に入り込む

②肥満細胞が
刺激される

③ヒスタミンや
プロスタグランジン等の
物質が遊離

④肥満細胞から遊離した
ヒスタミンは、器官や
組織の表面に分布する
受容体と反応する

⑤血管拡張（血管の容
積が拡張する）、
血管透過性亢進（血
漿タンパク質が組織
中に漏出する）

⑥アレルギー発生

❷ アレルギー用薬の主な配合成分

(1) 抗ヒスタミン成分

肥満細胞から遊離したヒスタミンが受容体と反応するのを妨げることにより、ヒスタミンの働きを抑えます。

成分	クロルフェニラミンマレイン酸塩、カルビノキサミンマレイン酸塩、クレマスチンフマル酸塩、ジフェンヒドラミン塩酸塩、ジフェニルピラリン塩酸塩、ジフェニルピラリンテオクル酸塩、トリプロリジン塩酸塩、メキタジン、アゼラスチン、エメダスチン、ケトチフェンフマル酸塩、エピナスチン塩酸塩、フェキソフェナジン塩酸塩、ロラタジン

ポイント

- メキタジンは、まれに重篤な副作用としてショック（アナフィラキシー）、肝機能障害、血小板減少を生じることがある
- ジフェンヒドラミンを含む成分については、一部が乳汁に移行して乳児に昏睡を生じるおそれがあるため、母乳を与える女性は使用を避けるか、使用する場合は授乳を避ける必要がある
- 抗コリン作用も示すため、排尿困難や口渇、便秘等の副作用が現れることがある
- 排尿困難の症状がある人、緑内障の診断を受けた人では、症状の悪化を招くおそれがあるため、使用前に医師等に相談する

(2) 抗炎症成分

皮膚や鼻粘膜に対して比較的穏やかな抗炎症作用を示します。

成分	グリチルリチン酸二カリウム、グリチルリチン酸、グリチルリチン酸モノアンモニウム、トラネキサム酸

かぜ薬→115ページ

(3) アドレナリン作動成分

交感神経系を刺激して鼻粘膜の血管を収縮させることにより、鼻粘膜の充血や腫れを和らげます。メチルエフェドリン塩酸塩には、血管収縮作用によりかゆみを鎮める効果もあります。

成分	プソイドエフェドリン塩酸塩、フェニレフリン塩酸塩、メチルエフェドリン塩酸塩

プソイドエフェドリン塩酸塩

・他のアドレナリン作動成分に比べて中枢神経系に対する作用が強いため、副作用として不眠や神経過敏が現れることがある

・交感神経系に対する刺激作用により心臓血管系や肝臓でのエネルギー代謝等への影響が生じやすいため、心臓病、高血圧、糖尿病または甲状腺機能障害の診断を受けた人、前立腺肥大による排尿困難の症状がある人は使用を避ける

・自律神経系を介した副作用として、めまいや頭痛、排尿困難が現れることがある

・セレギリン塩酸塩等（パーキンソン病治療薬）のモノアミン酸化酵素阻害剤による治療を受けている人は、プソイドエフェドリン塩酸塩の代謝が妨げられて、副作用が現れやすくなるおそれが高いため、使用を避ける

・プソイドエフェドリン塩酸塩、メチルエフェドリン塩酸塩は、長期連用により薬物依存につながる

（4）抗コリン成分

副交感神経系の働きを抑えることにより、鼻汁分泌やくしゃみを抑えます。

成分	ベラドンナ総アルカロイド、ヨウ化イソプロパミド

2 鼻に用いる薬　　　でる度 ★★★

　鼻炎用点鼻薬は、急性鼻炎、アレルギー性鼻炎、副鼻腔炎による諸症状のうち、鼻づまり（鼻閉）、鼻水（鼻汁過多）、くしゃみ、頭重（頭が重い）の緩和を目的として、鼻腔内に適用される外用液剤です。剤形は、スプレー式で鼻腔内に噴霧するものが多いです。

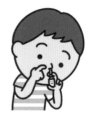

❶代表的な鼻の疾患

　代表的な鼻の病気には、次のものがあります。

【急性鼻炎】

鼻腔内に付着したウイルスや細菌が原因となって生じる鼻粘膜の炎症で、かぜの随伴症状として現れることが多い

【アレルギー性鼻炎】

ハウスダストや花粉等のアレルゲンに対する過敏反応により引き起こされる鼻粘膜の炎症で、スギ等の花粉がアレルゲンとなって生じるものは一般に「花粉症」と呼ばれる

【副鼻腔炎】

鼻粘膜の炎症が副鼻腔にも及んだもので、慢性のものは一般に「蓄膿症」と呼ばれる

❷スプレー式鼻炎用点鼻薬に関する一般的な注意事項

噴霧後に鼻汁とともに逆流する場合があるため、使用前に鼻をよくかんでおくことが必要です。使用後には鼻に接した部分を清潔なティッシュペーパー等で拭きます。また、汚染を防ぐため、点鼻薬はなるべく直接、容器を鼻に触れないようにして、他人と共有しないようにします。

ここがポイント!

常識的なことが多いですが、試験にも出題されるので、必ず押さえておきましょう。

❸鼻に用いる薬の主な配合成分

（1）アドレナリン作動成分

交感神経系を刺激して鼻粘膜を通っている血管を収縮させることにより、鼻粘膜の充血や腫れを和らげます。

成分	ナファゾリン塩酸塩、フェニレフリン塩酸塩、テトラヒドロゾリン塩酸塩

――― ポイント ―――

・過度に使用すると鼻粘膜の血管が反応しなくなり、逆に血管が拡張して二次充血を招き、鼻づまりがひどくなりやすい
・点鼻薬は局所（鼻腔内）に適用されるものであるが、成分が鼻粘膜を通っている血管から吸収されて循環血液中に入りやすく、全身的な影響を生じる

(2) 抗ヒスタミン成分

肥満細胞から遊離したヒスタミンが受容体と反応するのを妨げることにより、ヒスタミンの働きを抑え、くしゃみや鼻汁等の症状を緩和します。

成分	クロルフェニラミンマレイン酸塩、ケトチフェンフマル酸塩

(3) 抗アレルギー成分

肥満細胞からのヒスタミンの遊離を抑え、鼻アレルギー症状を緩和します。

成分	クロモグリク酸ナトリウム

ポイント

クロモグリク酸ナトリウム
・アレルギー性でない鼻炎や副鼻腔炎には無効
・3日間使用して症状の改善がみられない場合は、アレルギー以外の原因による可能性がある
・医療機関で減感作療法等のアレルギーの治療を受けている人は、使用前に医師等に相談する
・まれに重篤な副作用として、ショック（アナフィラキシー）を生じる
・鼻出血、頭痛が現れることがある

抗ヒスタミン成分はヒスタミンが受容体に結合するのをブロックしますが、抗アレルギー成分は肥満細胞からヒスタミンが遊離するのを抑えます。抗ヒスタミン成分と抗アレルギー成分は働きが違うため、区別して押さえましょう。

ここがポイント!

(4) 局所麻酔成分

鼻粘膜の過敏性や痛み、かゆみを抑えます。

成分	リドカイン、リドカイン塩酸塩

(5) 殺菌消毒成分 (陽性界面活性成分)

鼻粘膜を清潔に保ち、細菌による二次感染を防止します。

成分	ベンザルコニウム塩化物、ベンゼトニウム塩化物、セチルピリジニウム塩化物			
効果	一般細菌	真菌	結核菌	ウイルス
	○	○	×	×

ここがポイント!

どの微生物に対して効果があるかを確認しましょう。

(6) 抗炎症成分

鼻粘膜の炎症を和らげます。

成分	グリチルリチン酸二カリウム

❹受診勧奨

　一般用医薬品の鼻炎用点鼻薬は、蓄膿症等の慢性の病気は対象となっていません。長期連用は避け、3日程度使用しても症状の改善がみられない場合は、医療機関を受診するように伝えます。

　また、かぜ症候群等に伴う鼻炎症状で中耳炎が発生した場合、鼻粘膜が腫れてポリープ (鼻茸) となっている場合も医療機関を受診します。

眼科用薬は、目の疲れやかすみ、かゆみ等の症状緩和を目的として、結膜嚢^{けつまくのう}（結膜で覆われた眼瞼の内側と眼球の間の空間）に適用する外用薬（点眼薬、洗眼薬、コンタクトレンズ装着液）です。

❶眼科用薬の種類と特徴

眼科用薬には、以下の種類があります。

<table>
<tr><th colspan="2">分類</th><th>特徴</th></tr>
<tr><td rowspan="4">点眼薬</td><td>人工涙液</td><td>涙液成分を補うことを目的とするもので、目の疲れや乾き、コンタクトレンズ装着時の不快感等に用いられる</td></tr>
<tr><td>一般点眼薬</td><td>目の疲れやかゆみ、結膜充血等の症状を抑える成分が配合されている</td></tr>
<tr><td>アレルギー用点眼薬</td><td>花粉、ハウスダスト等のアレルゲンによる目のアレルギー症状の緩和を目的とし、抗ヒスタミン成分や抗アレルギー成分が配合されている</td></tr>
<tr><td>抗菌性点眼薬</td><td>抗菌成分が配合され、結膜炎（はやり目）やものもらい（麦粒腫）、眼瞼炎（まぶたのただれ）等に用いられる</td></tr>
<tr><td colspan="2">洗眼薬</td><td>目の洗浄、眼病予防（水泳の後、埃や汗が目に入ったとき等）に用いられるもので、主な配合成分として涙液成分のほか、抗炎症成分、抗ヒスタミン成分等が用いられる</td></tr>
<tr><td colspan="2">コンタクトレンズ装着液</td><td>あらかじめ定められた範囲内の成分のみを含む等の基準に当てはまる製品については、医薬部外品として認められている</td></tr>
</table>

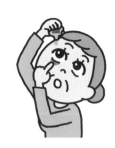

❷主な注意点

眼科用薬における使用上の注意点は次の通りです。

項目	注意点
点眼方法	・点眼薬は、無菌的に製造されている ・雑菌が薬液に混入して汚染を生じる原因となるため、容器の先端が眼瞼（まぶた）や睫毛（まつげ）に触れないように注意しながら1滴ずつ点眼する ・一度に何滴も点眼したところで効果が増すわけではなく、副作用を起こしやすくなる。1滴の薬液の量は約 50μL であるのに対して、結膜嚢の容積は 30μL 程度とされている ・点眼後は、しばらく眼瞼を閉じて薬液を結膜嚢内に行き渡らせる ・目頭を軽く押さえると薬液が鼻腔内へ流れ込むのを防ぐことができ、効果的
保管および取扱い上の注意	・容器の先端が睫毛（まつげ）に触れる等して中身が汚染される可能性があるので、他人と共用することは避ける ・容器が開封されてから長期間を経過した製品は使用を避ける
コンタクトレンズ使用時の点眼法	通常、ソフトコンタクトレンズは水分を含みやすく、防腐剤等の配合成分がレンズに吸着されて、角膜に障害を引き起こす原因となるため、コンタクトレンズをしたままでの点眼は、添付文書に使用可能と記載されていない限り行わない ※ただし、1回使い切りタイプのように防腐剤を含まない製品には、ソフトコンタクトレンズ装着時にも使用できるものがある

❸眼科用薬の主な配合成分

（1）目の調節機能を改善する配合成分

目を酷使すると、目の調節機能が低下し、目の疲れやかすみ等を伴います。ネオスチグミンメチル硫酸塩はコリンエステラーゼの働きを抑えることで、毛様体におけるアセチルコリンの働きを助け、目の調節機能を改善します。

成分	ネオスチグミンメチル硫酸塩

ネオスチグミンは、眼科用薬でしか登場しない成分です。

（2）アドレナリン作動成分

交感神経系を刺激することで、結膜を通っている血管を収縮させて目の充血を除去します。

成分	ナファゾリン塩酸塩、ナファゾリン硝酸塩、エフェドリン塩酸塩、テトラヒドロゾリン塩酸塩

ポイント

・緑内障と診断された人では、眼圧上昇により緑内障を悪化させたり、その治療を妨げたりするおそれがあるため、使用前に医師等に相談する
・連用または頻回に使用すると、異常なまぶしさを感じたり、かえって充血を招いたりすることがある
・5〜6日間使用して症状の改善がみられない場合は、医療機関を受診する

（3）抗炎症成分

抗炎症作用を示します。

成分	作用
グリチルリチン酸二カリウム ベルベリン硫酸塩	穏やかな抗炎症作用を示す
イプシロン-アミノカプロン酸 プラノプロフェン	炎症の原因となる物質の生成を抑え、目の炎症を改善する

（4）組織修復成分

炎症を生じた眼粘膜の組織修復を促します。

成分	アズレンスルホン酸ナトリウム(水溶性アズレン)、アラントイン

（5）収斂成分

眼粘膜のタンパク質と結合して皮膜を形成し、外部の刺激から保護します。

成分	硫酸亜鉛水和物

(6) 目の乾きを改善する成分

角膜の乾燥を防ぎます。

成分	コンドロイチン硫酸ナトリウム、ヒドロキシプロピルメチルセルロース、ポリビニルアルコール、精製ヒアルロン酸ナトリウム

(7) 抗ヒスタミン成分

ヒスタミンの働きを抑え、目のかゆみを和らげます。

成分	ジフェンヒドラミン塩酸塩、クロルフェニラミンマレイン酸塩、ケトチフェンフマル酸塩

ポイント

鼻炎用点鼻薬と併用すると眠気が現れることがあるため、乗物または機械類の運転操作を避ける

(8) 抗アレルギー成分

肥満細胞からのヒスタミンの遊離を抑え、目のアレルギー症状を緩和します。

成分	クロモグリク酸ナトリウム

ポイント

・アレルギー性でない結膜炎等には無効
・２日間使用して症状の改善がみられない場合は、アレルギー以外の原因による可能性がある
・まれに、重篤な副作用としてアナフィラキシーを生じる

(9) 抗菌成分（サルファ剤）

細菌感染による結膜炎やものもらい、眼瞼炎等の化膿性の症状を改善します。

成分	スルファメトキサゾール、スルファメトキサゾールナトリウム

（10）その他の抗菌成分

点眼薬の添加物（防腐剤）として配合されます。また、洗眼薬として結膜嚢の洗浄・消毒に用いられます。

成分	ホウ酸

（11）無機塩類

涙液の主成分は電解質であるため、電解質の補充として用います。

成分	塩化カリウム、塩化カルシウム、塩化ナトリウム、硫酸マグネシウム、リン酸水素ナトリウム、リン酸二水素カリウム

（12）ビタミン成分・アミノ酸成分

目の疲れや調整機能を回復する役割があります。

成分	作用
ビタミンA（レチノール）	視力調整等の反応を改善する
ビタミンB2（リボフラビン）	角膜の酸素消費能を増加させることで組織呼吸を亢進させ、ビタミンB2欠乏が関与する角膜炎に対して改善効果が期待できる
ビタミンB5（パントテン酸、パンテノール）	目の調節機能の回復を促す
ビタミンB6（ピリドキシン）	目の疲れを改善する
ビタミンB12（シアノコバラミン）	目の調節機能を助ける
ビタミンE（トコフェロール）	結膜充血、疲れ目等の症状を改善する（末梢の微小循環を促進させる）
アスパラギン酸カリウム アスパラギン酸マグネシウム	新陳代謝を促し、目の疲れを改善する

ココが出る！一問一答

○×で
答えましょう

□ **Q1** アレルギー用薬は、蕁麻疹や湿疹、かぶれおよびそれらに伴う皮膚のかゆみまたは鼻炎等に用いられる薬の総称で、抗ヒスタミン成分が主体として配合されている。

□ **Q2** ベラドンナ総アルカロイドは、鼻汁分泌やくしゃみを抑えることを目的として用いられる。

□ **Q3** グリチルリチン酸ニカリウムは、皮膚や鼻粘膜の炎症を和らげることを目的として用いられる。

□ **Q4** ジフェンヒドラミンを含むアレルギー用薬は母乳を与える女性でも使用することができる。

□ **Q5** 蓄膿症は、一般用医薬品の鼻炎用点鼻薬の適応対象となっていない。

□ **Q6** 鼻炎用点鼻薬は局所（鼻腔内）に適用されるものであり、全身的な影響を生じることはない。

□ **Q7** クロモグリク酸ナトリウムは、アレルギー性でない鼻炎や副鼻腔炎に対して有効である。

□ **Q8** 人工涙液は、目の洗浄、眼病予防（水泳の後、埃や汗が目に入ったとき等）に用いられる。

□ **Q9** 点眼後は、数秒間、眼瞼（まぶた）を閉じて目頭を軽く押さえると、薬液が鼻腔内へ流れ込むのを防ぐことができ、効果的とされる。

□ **Q10** ネオスチグミンメチル硫酸塩は、毛様体におけるアセチルコリンの働きを助け、目の調節機能を改善する効果を目的として用いられる。

▶**答えと解説**

A1 ○ A2 ○ A3 ○ A4 ✕ 乳汁中に移行するため、母乳を与える女性は使用を避ける必要がある。A5 ○ A6 ✕ 全身的な影響を生じることがある。A7 ✕ 無効である。A8 ✕ 洗眼薬の記述である。人工涙液は目の疲れや乾き、コンタクトレンズ装着時の不快感等に用いられる。A9 ○ A10 ○

7 皮膚に用いる薬

きり傷や擦り傷等に用いられる殺菌消毒薬、皮膚のかゆみ・腫れ・痛み等を抑える薬、皮膚の角質化を緩和する薬、にきびや吹き出物を抑える薬、みずむし・たむし等の疾患に効く薬、毛髪用薬について見ていきます。

外皮用薬は、皮膚表面に生じた創傷や症状、または皮膚の下にある毛根、血管、筋組織、関節等の症状を改善・緩和するために外用局所に直接適用される医薬品です。

【使用する際の注意事項】

・皮膚表面に汚れや皮脂が多く付着していると有効成分の浸透性が低下するため、患部を清浄にしてから使用する
・表皮の角質層が軟らかくなることで有効成分が浸透しやすくなるため、入浴後に用いるのが効果的である

◖▬ 剤形による取扱い上の注意

剤形	注意
塗り薬 軟膏剤 クリーム剤	薬剤を容器から直接指に取って患部に塗布した後、また指に取ることを繰り返すと、容器内に雑菌が混入するおそれがあるため、手の甲に必要量を取り、患部に塗布する
貼付剤 テープ剤 パップ剤	同じ部位に連続して貼付すると、かぶれ等を生じやすくなる
噴霧剤 スプレー剤 エアゾール剤	・強い刺激を生じるおそれがあるため、目の周囲、粘膜への使用は避ける ・至近距離、同じ部位への連続した噴霧で凍傷を起こすことがあるため、噴霧する場合は3秒以内が望ましい

1　傷口等の殺菌消毒薬　｜でる度 ★★★

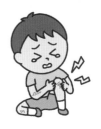

❶傷口等の殺菌消毒薬

　殺菌消毒薬は、日常の生活において生じる比較的小さなきり傷、擦り傷、掻き傷等の創傷面の化膿を防止すること、または手指・皮膚の消毒を目的として使用される医薬品です。

❷傷口等の殺菌消毒薬の主な配合成分

（1）ヨウ素系

　ヨウ素系成分は、**アルカリ性**で殺菌力が**低下**するため、石けん等と併用する場合は石けん成分をよく洗い流してから使用します。

　また、ヨウ素アレルギーの人は使用を避ける必要があります。

成分	作用	留意点
ポビドンヨード	ヨウ素をポリビニルピロリドンと呼ばれる担体に結合させて水溶性としたもので、**徐々にヨウ素が遊離して殺菌作用を示す**	口腔咽喉薬や含嗽薬として用いられる場合よりも高濃度で配合されているため、誤って原液を口腔粘膜に適用しないよう注意する
ヨードチンキ	ヨウ素およびヨウ化カリウムをエタノールに溶解させたもので、殺菌作用を示す	・皮膚刺激性が強いため、粘膜（口唇等）や目の周りへの使用は避ける ・化膿している部位では症状を悪化させる

効果	一般細菌	真菌	結核菌	ウイルス
	○			

ここがポイント！

　殺菌消毒薬では、一般細菌・真菌・結核菌・ウイルスのうちどの微生物に効果があるかをしっかりと覚えましょう。

（2）アルコール系

アルコール分が微生物のタンパク質を変性させ、殺菌作用を示します。皮膚刺激性が強いため、粘膜（口唇等）や目の周りへの使用は避けます。

成分	消毒用エタノール			
効果	一般細菌	真菌	結核菌	ウイルス
	○			

（3）陽性界面活性成分

陽性界面活性成分は、いずれも石けんとの混合により殺菌消毒効果が低下するため、石けんで洗浄した後に使用する場合は、石けん成分を十分に洗い流します。

成分	ベンザルコニウム塩化物、ベンゼトニウム塩化物、セチルピリジニウム塩化物、セトリミド			
効果	一般細菌	真菌	結核菌	ウイルス
	○	○	×	×

（4）その他の殺菌消毒成分1

成分	クロルヘキシジングルコン酸塩、クロルヘキシジン塩酸塩			
効果	一般細菌	真菌	結核菌	ウイルス
	○	○	×	×

（5）その他の殺菌消毒成分2

成分	留意点			
アクリノール	・黄色の色素で衣類等に付着すると着色する ・比較的刺激性が低いため、創傷患部にしみにくい			
効果	一般細菌	真菌	結核菌	ウイルス
	○	×	×	×

(6) その他の殺菌消毒成分3

一般細菌類の一部に対して殺菌消毒作用を示します。

成分	作用・留意点
オキシドール （過酸化水素水）	・過酸化水素の分解に伴って発生する活性酸素による酸化作用 ・発生する酸素による泡立ちによる物理的な洗浄作用があるが、作用の持続性は乏しく、組織への浸透性が低い ・刺激性があるため、目の周りへの使用は避ける

(7) その他の殺菌消毒成分4

細菌や真菌類のタンパク質を変性させることで殺菌消毒作用を示します。

成分	イソプロピルメチルフェノール、チモール、フェノール（液状フェノール）、レゾルシン

---

2 痒み、腫れ、痛み等を抑える薬　｜でる度 ★★★

ここがポイント！

ステロイド性抗炎症成分、非ステロイド性抗炎症成分それぞれの特徴を押さえましょう。

❶痒み、腫れ、痛み等を抑える薬の主な配合成分

(1) ステロイド性抗炎症成分

副腎皮質ホルモン（ステロイドホルモン）の持つ抗炎症作用に着目し、それと共通する化学構造（ステロイド骨格）を持つ化合物を人工的に合成し、抗炎症成分（ステロイド性抗炎症成分）として用います。

外用の場合は、いずれも末梢組織（患部局所）における炎症を抑える作用を示し、かゆみや発赤等の皮膚症状を抑えます。

成分	デキサメタゾン、プレドニゾロン吉草酸エステル酢酸エステル、プレドニゾロン酢酸エステル、ヒドロコルチゾン、ヒドロコルチゾン酪酸エステル、ヒドロコルチゾン酢酸エステル

- 末梢組織の免疫機能を低下させるため、皮膚感染や持続的な刺激感の副作用が現れる。水痘(水疱瘡)、みずむし、たむし等、または化膿している患部については、症状を悪化させるため使用を避ける
- 広範囲に生じた皮膚症状や、慢性の湿疹・皮膚炎を対象とするものではない
- ステロイド性抗炎症成分をコルチゾンに換算して1gまたは1mL中0.025mgを超えて含有する製品では、特に長期連用を避ける

ステロイド性抗炎症成分は、よく「ステロイド剤」といわれるものです。次に見ていくプロスタグランジンの産生を抑えるタイプの非ステロイド性抗炎症薬は「NSAIDs」とも呼ばれます。

ここがポイント!

(2) 非ステロイド性抗炎症成分（鎮痒成分）

湿疹、皮膚炎、かぶれ、日焼け、あせも等による皮膚症状を緩和します。

成分	留意点
ウフェナマート	副作用として、刺激感(ヒリヒリ感)、熱感、乾燥感が現れる

(3) 非ステロイド性抗炎症成分（鎮痛成分）

　プロスタグランジンの産生を抑え、筋肉痛、関節痛、打撲、捻挫等による痛みの緩和を目的として用いられます。主成分が非ステロイド性抗炎症成分の外用鎮痛薬は、15歳未満の小児向けのものはありません。

成分	留意点
インドメタシン	11歳未満の小児向けの製品はない ※インドメタシン含量1%の貼付剤では15歳未満の小児向けの製品はない
ケトプロフェン	・化学構造がよく似ているチアプロフェン酸、スプロフェン、フェノフィブラート(医療用医薬品の有効成分)またはオキシベンゾン、オクトクリレン(化粧品や医薬部外品に配合される紫外線吸収剤)といった化合物でアレルギー症状を起こしたことがある人は使用を避ける ・まれに重篤な副作用として、アナフィラキシー、接触皮膚炎、光線過敏症(外皮用薬の使用中・使用後当分の間は戸外活動を避ける)を生じる

フェルビナク	副作用として喘息発作を誘発するおそれがあるため、喘息を起こしたことがある人は使用を避ける
ピロキシカム	副作用として光線過敏症を生じるため、野外活動が多い人は他の抗炎症成分が配合された製品を選ぶ

(4) 非ステロイド性抗炎症成分（その他の成分）

成分	留意点
サリチル酸メチル サリチル酸グリコール	・皮膚から吸収された後、サリチル酸に分解され、プロスタグランジンの産生を抑える ・局所刺激により患部の血行を促す ・末梢の知覚神経に軽い麻痺を起こすことにより鎮痛作用を示す
イブプロフェンピコノール	・通常、にきび治療薬に使用され、吹き出物に伴う皮膚の発赤や腫れを抑え、吹き出物の拡張を抑える ・イブプロフェンの誘導体だが、外用での鎮痛作用はほとんど期待されない
グリチルレチン酸 グリチルリチン酸二カリウム グリチルリチン酸モノアンモニウム	比較的穏やかな抗炎症作用を示す

(5) 局所麻酔成分

きり傷、擦り傷、掻き傷等の創傷面の痛みや、湿疹、皮膚炎、かぶれ、あせも、虫さされ等による皮膚のかゆみを和らげます。

成分	リドカイン、ジブカイン塩酸塩、アミノ安息香酸エチル、テシットデシチン

(6) その他の局所麻酔成分

アンモニアは、皮下の知覚神経に麻痺を起こし、かゆみを和らげます。皮膚刺激性が強いため、粘膜（口唇等）や目の周りへの使用は避ける必要があります。

成分	アンモニア

(7) 抗ヒスタミン成分

ヒスタミンの働きを抑えることにより、湿疹、皮膚炎、かぶれ、あせも、虫さされ等による一時的かつ部分的な皮膚症状（ほてり、腫れ、かゆみ等）を緩和します。

成分	ジフェンヒドラミン、ジフェンヒドラミン塩酸塩、クロルフェニラミンマレイン酸塩、ジフェニルイミダゾール、イソチペンジル塩酸塩

ポイント

患部が腫れることがある

(8) 局所刺激成分（冷感刺激）

冷感刺激成分は、皮膚表面に冷感刺激を与え、軽い炎症を起こして反射的な血管の拡張による患部の血行を促します。また、知覚神経を麻痺させることによる鎮痛・鎮痒を示します。

成分	メントール、カンフル、ハッカ油、ユーカリ油

(9) 局所刺激成分（温感刺激）

温感刺激成分は、皮膚に温感刺激を与え、末梢血管を拡張させて患部の血行を促します。

成分	カプサイシン、ノニル酸ワニリルアミド、ニコチン酸ベンジルエステル、クロタミトン

ポイント

・副作用として痛みが現れることがある
・貼付部位をコタツや電気毛布等の保温器具で温めたり、入浴前後に使用したりすると、強い痛みを生じやすくなる
・クロタミトンは、皮膚に軽い灼熱感を与えることでかゆみを感じにくくさせる

どれが冷感刺激成分なのか温感刺激成分なのかは区別して覚えていきましょう。

ここがポイント！

（10）収斂・皮膚保護成分

成分	作用
酸化亜鉛	患部のタンパク質と結合して皮膜を形成し、皮膚を保護する
ピロキシリン（ニトロセルロース）	創傷面に薄い皮膜を形成し、皮膚を保護する

（11）組織修復成分

損傷皮膚の組織を修復します。

成分	アラントイン、ビタミンA油

（12）血管収縮成分（アドレナリン作動成分）

交感神経を刺激することにより、創傷面を通っている血管を収縮させ、出血を抑えます。

成分	ナファゾリン塩酸塩

（13）血行促進成分

患部局所の血行を促します。ヘパリン類似物質は、抗炎症作用・保湿作用もあります。

成分	ヘパリン類似物質、ポリエチレンスルホン酸ナトリウム、ニコチン酸ベンジルエステル、ビタミンE（トコフェロール）

ポイント

ヘパリン類似物質、ポリエチレンスルホン酸ナトリウム
出血しやすい人、出血が止まりにくい人、出血性血液疾患（血友病、血小板減少症、紫斑症等）の診断を受けた人は使用を避ける

❷受診勧奨

　ステロイド性抗炎症成分、非ステロイド性抗炎症成分は、長期連用するのは適切ではありません。次の場合は医療機関の受診が必要です。

・5〜6日間使用しても症状が治まらない
・痛みが著しい、または長引く。脱臼や骨折が疑われる
・慢性の湿疹や皮膚炎、または皮膚症状が広範囲にわたって生じている
・アトピー性皮膚炎

3　肌の角質化、かさつき等を改善する薬　｜でる度 ★★★

❶肌の角質化に伴う主な疾患とその特徴

　皮膚の角質層が固く厚くなる「角質化」に伴う主な疾患とその特徴を理解しましょう。

💊 うおのめ、たこ、いぼの特徴

疾患	特徴
うおのめ (鶏眼)	・皮膚の一部に機械的刺激や圧迫が繰り返し加わったことにより、角質層が部分的に厚くなったもの ・角質の芯が真皮に食い込んでいるため、圧迫されると痛みを感じる
たこ(胼胝)	・うおのめと同様、皮膚の一部に機械的刺激や圧迫が繰り返し加わったことにより、角質層が部分的に厚くなったもの ・角質層の一部が単純に肥厚したもので芯がなく、通常、痛みは伴わない
いぼ(疣贅)	・表皮が隆起した小型の良性の腫瘍で、ウイルス性のいぼと老人性のいぼに分けられる ・ウイルス性のいぼは、1〜2年で自然寛解することが多い

❷肌の角質化、かさつき等を改善する薬の主な配合成分
(1)角質軟化成分

　角質軟化成分は、疾患による角質化を和らげる役割を果たします。

188

成分	作用	留意点
サリチル酸	角質成分を溶解する	抗菌、抗真菌、抗炎症作用も期待される
イオウ	角質層を構成するケラチンを変質させる	

(2) 保湿成分

　皮膚の乾燥は、角質層の細胞間脂質や角質層中に元来存在するアミノ酸、尿素、乳酸等の保湿因子が減少し、皮脂の分泌が低下する等により角質層の水分保持量が低下することで生じるため、角質層の水分保持量を高めて皮膚の乾燥を改善します。

成分	グリセリン、尿素、白色ワセリン、オリブ油、ヘパリン類似物質

4　にきびや吹き出物等を改善する薬　｜でる度 ★★★

❶主な疾患とその特徴

　にきびや吹き出物は最も一般的に生じる化膿性皮膚疾患（皮膚に細菌が感染して化膿する皮膚疾患）です。

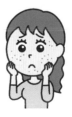

　💊　にきびや吹き出物等の特徴

疾患	特徴
にきび 吹き出物	ストレス、食生活の乱れ、睡眠不足等、様々な要因により肌の新陳代謝機能が低下すると、毛穴の中に毛穴の皮脂や古い角質がたまって詰まり、皮膚常在菌であるにきび桿菌（アクネ菌）が繁殖して炎症を生じ、膿疱、膿腫ができる
毛嚢炎(疔)	・黄色ブドウ球菌等の化膿菌が毛穴から侵入し、皮脂腺、汗腺で増殖して生じる ・にきびに比べて痛みや腫れが顕著
面疔	毛嚢炎が顔面に生じたもの

疾患	特徴
とびひ (伝染性膿痂疹)	・毛穴を介さずに、虫さされやあせも、掻き傷等から化膿菌が侵入したもので、水疱やかさぶた（痂皮）、ただれ（糜爛）を生じる ・小児に発症することが多い ・水疱が破れて分泌液が付着すると、皮膚の他の部分や他人の皮膚に拡がることがある

ここがポイント！

通常のにきびと毛嚢炎では、原因となる細菌が違います。

❷基礎的なケア

　洗顔等により皮膚を清浄に保つことが基本です。吹き出物を潰したり、無理に膿を出したりすると、炎症を悪化させて皮膚の傷が深くなり、跡が残りやすくなります。

　ストレス等を取り除き、バランスの取れた食習慣、十分な睡眠等、規則正しい生活習慣を心がけ、油分の多い化粧品は避けて、水性成分主体のものを選択するようにします。

❸にきびを改善する薬の主な配合成分

🔵 抗菌成分（抗生物質）

成分		作用
サルファ剤	スルファジアジン ホモスルファミン スルフイソキサゾール	細菌のDNA合成を阻害
バシトラシン		細菌の細胞壁合成を阻害
フラジオマイシン硫酸塩 クロラムフェニコール		細菌のタンパク質合成を阻害

ここがポイント！

抗菌成分の作用について、「細菌の〇〇合成を阻害」の「〇〇」をしっかり覚えましょう。

❹受診勧奨

　化膿菌が耐性を獲得するおそれがあるため、抗菌成分が配合された医薬品を漫然と使用してはなりません。次の場合は医療機関の受診が必要です。

・患部が広範囲に及ぶ
・患部の湿潤やただれがひどい
・5〜6日間使用して症状の改善がみられない

5　みずむし・たむし等を改善する薬　｜でる度 ★★★

❶みずむし・たむしの原因

　みずむし、たむし等は、皮膚糸状菌（白癬菌）という真菌類の一種が皮膚に寄生することで起こる疾患です。スリッパやタオル等を介して、他の保菌者やペットから皮膚糸状菌が感染することも多くあります。

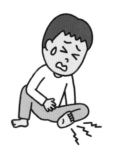

❷主な疾患とその特徴

🔵　みずむし、たむし等の特徴

疾患	特徴	
みずむし（手足の白癬）	ほとんどの場合は足に生じるが、まれに手に生じることもある	
	趾間型（しかん）	指の間の皮がむける、ふやけて白くなる、亀裂、ただれを主症状とする
	小水疱型	足底に小さな水疱、皮がむける、ただれ等が生じる
	角質増殖型	足底全体に紅斑（こうはん）と角質の増殖を生じ、硬く、亀裂が生じる
ぜにたむし（体部白癬）	輪状の小さな丸い病巣が胴や四肢に発生し、発赤、皮がむける、かゆみを伴う	
いんきんたむし（頑癬）（がんせん）	ぜにたむしと同様の病巣が内股にでき、尻や陰嚢（いんのう）付近に広がっていく	

同じ白癬菌でも、発症する部位により呼び名が変わります。他にも爪に発生する難治性の爪白癬や、頭部に発生するしらくもがあります。

ここがポイント!

❸みずむし・たむし等を改善する薬の主な配合成分

（1）抗真菌成分（イミダゾール系）

イミダゾール系抗真菌成分は、皮膚糸状菌の細胞膜を構成する成分の産生を妨げます。また、細胞膜の透過性を変化させることにより、その増殖を抑えます。

成分	オキシコナゾール硝酸塩 ネチコナゾール塩酸塩 ビホナゾール スルコナゾール硝酸塩 エコナゾール硝酸塩 クロトリマゾール ミコナゾール硝酸塩 チオコナゾール

ポイント

・副作用としてかぶれ、腫れ、刺激感等が現れる
・イミダゾール系成分が配合されたみずむし薬でかぶれたことがある人は、他のイミダゾール系成分が配合された製品も避ける

ここがポイント!

イミダゾール系の抗真菌成分名はほとんど「○○ナゾール」で共通しています。ただし、それ以外で「○○ナゾール」となる成分名もあるので注意しましょう。

（2）抗真菌成分（その他）

成分	作用
アモロルフィン塩酸塩 ブテナフィン塩酸塩 テルビナフィン塩酸塩	皮膚糸状菌の細胞膜を構成する成分の産生を妨げ、増殖を抑える
シクロピロクスオラミン	皮膚糸状菌の細胞膜に作用し、その増殖・生存に必要な物質の輸送機能を妨げ、増殖を抑える
ウンデシレン酸 ウンデシレン酸亜鉛	汗の中に含まれる脂肪酸の一種であり、患部を酸性にして、皮膚糸状菌の発育を抑える
ピロールニトリン	・菌の呼吸や代謝を妨げ、増殖を抑える ・単独では作用が弱いため、他の抗真菌成分と組み合わせて配合される
トルナフタート エキサラミド	抗真菌成分として配合されている場合がある

❹基礎的なケア

　みずむしの場合、足（特に、指の間）を毎日石けんで洗う等して清潔に保ち、なるべく通気性をよくしておくことが大切です。

❺剤形の選択

　じゅくじゅくと湿潤している場合には、軟膏またはクリームを使用します。また、皮膚が厚く角質化している場合は液剤を選択します。

❻注意事項

　湿疹とみずむし等の初期症状は類似していることが多く、湿疹に抗真菌作用を有する成分を使用すると、かえって悪化を招くことがあります。湿疹か皮膚糸状菌による皮膚感染かはっきりしない場合は、抗真菌成分が配合された医薬品を使用することは適当ではありません。

❼受診勧奨

　ぜにたむしやいんきんたむしで患部が広範囲に及ぶ場合や、みずむしやたむしで、基礎的なケアと併せてみずむし・たむし用薬を2週間程度使用しても症状が良くならない場合は、医療機関の受診が必要です。

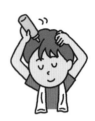

❶毛髪用薬

　毛髪用薬は、脱毛の防止、育毛、ふけやかゆみを抑えること等を目的として、頭皮に適用する医薬品です。

🔵 配合成分やその分量による分類

医薬部外品	人体に対する作用が緩和なもので、育毛剤、養毛剤として製造販売されている
医薬品	効能・効果に「円形脱毛症」等の疾患名を掲げたもの

❷毛髪用薬の主な配合成分

　作用が緩和な育毛剤や養毛剤は医薬部外品ですが、脱毛症に対する薬は医薬品のみが認められています。

成分	作用	留意点
カルプロニウム塩化物	コリン作用による頭皮の血管拡張や毛根への血行促進作用での発毛	・コリンエステラーゼによる分解を受けにくいため、作用が持続する ・コリン作用による局所・全身性の発汗が生じ、寒気、震え、吐きけのおそれがある
エストラジオール安息香酸エステル	女性ホルモンによる脱毛抑制	・脱毛は男性ホルモンの働きが過剰なことも一因とされている ・妊婦は使用を避ける

ここがポイント！

　カルプロニウム塩化物におけるコリン作用の働きと留意点を理解しておきましょう。

☐ **Q1** 塗り薬（軟膏剤、クリーム剤）を適量塗布するためには、容器の中に指先を入れ、少量を取って患部に塗り、またその指で取って塗ることを繰り返すことが望ましい。

☐ **Q2** クロルヘキシジングルコン塩酸塩は、結核菌、真菌、ウイルスに対して殺菌消毒作用を示す。

☐ **Q3** ポビドンヨードを含む製品は、ヨウ素に対するアレルギーの既往がある人では、使用を避ける必要がある。

☐ **Q4** アクリノールは黄色の色素で、一般細菌類の一部（連鎖球菌、黄色ブドウ球菌等の化膿菌）に対する殺菌消毒作用を示すが、真菌、結核菌、ウイルスに対しては効果がない。

☐ **Q5** デキサメタゾンは、非ステロイド性抗炎症成分である。

☐ **Q6** にきびに使用するサルファ剤は、細菌のDNA合成を阻害することによる抗菌作用を示す。

☐ **Q7** 爪に発生する白癬（爪白癬）は、抗真菌成分が配合された一般用医薬品の使用により自己治療が可能である。

☐ **Q8** ブテナフィン塩酸塩は、皮膚糸状菌の細胞膜を構成する成分の産生を妨げることにより、その増殖を抑える。

☐ **Q9** シクロピロクスオラミンは、患部を酸性にすることで、皮膚糸状菌の発育を抑える。

☐ **Q10** カルプロニウム塩化物は、抗菌・抗炎症作用を期待して配合されている。

▶**答えと解説**

A1 ✕ いったん手の甲等に必要量を取ってから患部に塗布する。**A2 ✕** 一般細菌、真菌に効果がある。**A3 ○ A4 ○ A5 ✕** ステロイド性抗炎症成分である。**A6 ○ A7 ✕** 爪白癬は難治性のため医療機関を受診する。**A8 ○ A9 ✕** ウンデシレン酸の記述である。**A10 ✕** コリン作用を示し、頭皮の血管を拡張させて毛根の血行を促す。

8 歯や口中に用いる薬・禁煙補助剤

むし歯の痛みを緩和する歯痛薬、歯肉からの出血や膿・歯肉の腫れ・口臭等の緩和を目的とする歯槽膿漏薬、口内炎や舌炎に使われる口内炎用薬、離脱症状の軽減を図りながらニコチン摂取量を減らす手助けをする禁煙補助剤を学びます。

1 歯痛薬　　　　　　　　　　　　　　でる度 ★★★

歯痛薬は歯の齲蝕（むし歯）による歯痛を応急的に鎮めることを目的とした薬であり、歯の齲蝕が修復されることはありません。外用で用いられます。

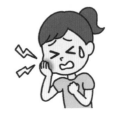

❶歯痛の原因

歯痛は、多くの場合、歯の齲蝕とそれに伴う歯髄炎により起こります。

❷歯痛薬（外用薬）の主な配合成分

（1）局所麻酔成分

齲蝕により露出した歯髄を通っている知覚神経の伝達を遮断し、痛みを鎮めます。

成分	アミノ安息香酸エチル、ジブカイン塩酸塩、テーカイン

（2）冷感刺激成分

冷感刺激を与えて知覚神経を麻痺させ、鎮痛・鎮痒の効果を示します。

成分	メントール、カンフル、ハッカ油、ユーカリ油

（3）殺菌消毒成分

齲蝕を生じた部分における細菌の繁殖を抑えます。

成分	フェノール、歯科用フェノールカンフル、オイゲノール、セチルピリジニウム塩化物

2 歯槽膿漏薬　　でる度 ★★★

❶歯槽膿漏薬

　歯と歯肉の境目にある溝（歯肉溝<ruby>歯肉溝<rt>しにくこう</rt></ruby>）では細菌が繁殖しやすく、歯肉に炎症を起こすことがあります。この歯肉炎が重症化して、炎症が歯周組織全体に広がると歯周炎（<ruby>歯槽膿漏<rt>しそうのうろう</rt></ruby>）となります。

　歯槽膿漏薬は、歯肉炎、歯槽膿漏の諸症状（歯肉からの出血や膿、歯肉の腫れ、むずがゆさ、口臭、口腔内の粘り等）の緩和を目的とする医薬品です。

ここがポイント！

　歯槽膿漏薬は、外用薬だけではなく内服薬もあります。

❷歯槽膿漏薬の主な配合成分（外用薬）

（1）殺菌消毒成分

歯肉溝での細菌の繁殖を抑えます。

成分	セチルピリジニウム塩化物、クロルヘキシジングルコン酸塩、イソプロピルメチルフェノール、チモール

ポイント

クロルヘキシジングルコン酸塩
口腔内に適用される場合、まれに重篤な副作用としてショック（アナフィラキシー）を生じる

（2）抗炎症成分

歯周組織の炎症を和らげます。なお、ステロイド性抗炎症成分が配合されている場合は、その含有量によらず長期連用を避ける必要があります。

成分	グリチルリチン酸二カリウム、グリチルレチン酸

（3）止血成分

炎症を起こした歯周組織からの出血を抑えます。

成分	カルバゾクロム

（4）組織修復成分

炎症を起こした歯周組織の修復を促します。

成分	アラントイン

❸歯槽膿漏薬の主な配合成分（内服薬）

（1）抗炎症成分

歯周組織の炎症を和らげます。

成分	グリチルリチン酸二カリウム

（2）止血成分

炎症を起こした歯周組織からの出血を抑えます。

成分	フィトナジオン（ビタミンK1）、カルバゾクロム

（3）組織修復成分

炎症を起こした歯周組織の修復を促します。また、歯肉炎に伴う口臭を抑える効果も期待できます。

成分	銅クロロフィリンナトリウム

(4) ビタミン成分

成分	作用
ビタミンC (アスコルビン酸)	・コラーゲン代謝を改善して炎症を起こした歯周組織の修復を助ける ・毛細血管を強化して炎症による腫れや出血を抑える
ビタミンE (トコフェロール)	歯周組織の血行を促す

3 口内炎用薬

でる度 ★★★

ここがポイント!

殺菌消毒成分はどのような微生物に効果があるか、「皮膚に用いる薬」の項目を復習しながら進めましょう。

❶口内炎用薬

　口内炎や舌炎は、いずれも口腔粘膜に生じる炎症で、口腔の粘膜上皮に水疱や潰瘍ができて痛み、時に口臭を伴います。

　発生の仕組みは必ずしも解明されていませんが、栄養摂取の偏り、ストレスや睡眠不足、唾液分泌の低下、口腔内の不衛生等が要因となって生じることが多いとされます。また、疱疹ウイルスの口腔内感染による場合や、医薬品の副作用として口内炎を生じる場合もあります。

　口内炎用薬は、口内炎、舌炎の緩和を目的として口腔内局所に適用されます。

❷口内炎用薬の主な配合成分
(1) 抗炎症成分、組織修復成分
口腔内の炎症を緩和する目的で用いられます。

成分	作用
グリチルリチン酸二カリウム グリチルレチン酸	口腔粘膜の炎症を和らげる
アズレンスルホン酸ナトリウム (水溶性アズレン)	・口腔粘膜の組織修復を促す ・炎症を和らげる

（2）殺菌消毒成分

患部からの細菌感染を防止します。

成分	セチルピリジニウム塩化物、クロルヘキシジン塩酸塩、アクリノール、ポビドンヨード

口腔咽喉薬、うがい薬（含嗽薬）→133ページ

❸受診勧奨

　口内炎や舌炎は、通常であれば1～2週間で自然寛解します。一度に複数箇所に発生して食事に著しい支障を来す場合や再発を繰り返す場合には、ベーチェット病等の可能性も考えられるため、医療機関の受診を勧めます。

ベーチェット病は、口腔粘膜の潰瘍を初期症状とする全身性の疾患で、外陰部潰瘍、皮膚症状（全身の皮膚に湿疹や小膿疱ができる）、眼症状（炎症を起こし、最悪の場合は失明に至る）等を引き起こします。

4　禁煙補助剤　　でる度 ★★★

よく出題されるテーマです。ニコチン製剤の特徴や使用上の注意点を押さえましょう。

❶喫煙習慣とニコチンに関する基礎知識

　タバコの煙に含まれるニコチンは、肺胞の毛細血管から血液中に移行して脳内に到達すると、覚醒効果やリラックス効果等をもたらします。

　習慣的な喫煙によって、喫煙していないと次第に体調が悪く感じられ、血中ニコチン濃度が低下することで、イライラ、集中困難、落ち着かない等のニコチン離脱症状が現れ、喫煙習慣からの離脱が困難になります。

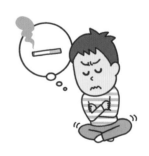

❷禁煙補助剤

　禁煙補助剤は、ニコチン置換療法に使用される、ニコチンが有効成分となる医薬品です。

　ニコチンの摂取方法を喫煙以外に変えて離脱症状（通常、禁煙開始から1〜2週間の間に起こることが多い）の軽減を図りながら徐々に摂取量を減らし、最終的にニコチン摂取をゼロにしていきます。

🔵 禁煙補助剤の種類

咀嚼剤	噛むことによりニコチンが放出され、口腔粘膜から吸収されて循環血液中に移行する
パッチ製剤	1日1回皮膚に貼付することにより、ニコチンが皮膚を透過して血中に移行する

❸咀嚼剤を使用する上での注意事項

・ゆっくりと断続的に噛む

　菓子のガムのように噛むと唾液が多く分泌され、ニコチンが唾液とともに飲み込まれてしまうことで、口腔粘膜から十分に吸収されません。さらに、吐きけや腹痛等の副作用が現れやすくなります。

・1度に2個以上の使用は避ける

　大量に使用しても禁煙達成が早まるものではありません。かえってニコチン過剰摂取による副作用のおそれがあります。

・顎の関節に障害がある人は使用を避ける

・口内炎や喉の痛み・腫れの症状がある場合は、口内・喉の刺激感等の症状が現れやすくなる

❹禁煙補助剤の禁忌

　循環器系に重大な悪影響を及ぼす脳梗塞・脳出血等の急性期脳血管障害、重い心臓病等の基礎疾患がある人、うつ病と診断されたことのある人、妊婦・授乳婦、非喫煙者はニコチンにより悪影響を及ぼすおそれがあるため、使用を避ける必要があります。

❺副作用

禁煙補助剤の副作用としては、口内炎、喉の痛み、消化器症状（悪心・嘔吐、食欲不振、下痢）、皮膚症状（発疹・発赤、掻痒感）、精神神経症状（頭痛、めまい、思考減退、眠気）、循環器症状（動悸）などがあります。

❻注意すべき相互作用

口腔内が酸性になるとニコチンの吸収が低下するため、コーヒーや炭酸飲料等、口腔内を酸性にする食品を摂取した後しばらくは使用を避けるようにします。

また、ニコチンは交感神経系を興奮させるため、アドレナリン作動成分が配合された鎮咳去痰薬、鼻炎用薬、痔疾用薬等と併用することで、作用が増強するおそれがあります。

さらに、禁煙補助剤の使用中や使用直後の喫煙によって血中のニコチン濃度が急激に高まることから、禁煙補助剤は、喫煙を完全にやめた上で使用します。

❼受診勧奨

次の診断を受けた人は症状悪化の可能性があることから、禁煙補助剤を使用する前に医療機関の受診が必要です。

- ・心臓疾患（心筋梗塞、狭心症、不整脈）
- ・脳血管障害（脳梗塞、脳出血等）
- ・バージャー病（末梢血管障害）
- ・高血圧
- ・甲状腺機能障害
- ・褐色細胞腫
- ・糖尿病（インスリン製剤を使用している人）
- ・咽頭炎、食道炎、胃・十二指腸潰瘍、肝臓病または腎臓病

ココが出る！一問一答

○×で
答えましょう

□ **Q1** 歯と歯肉の境目にある溝（歯肉溝）では細菌が繁殖しやすく、歯肉に炎症を起こすことがある。

□ **Q2** テーカインは、歯の齲蝕を生じた部分の細菌の繁殖を抑えることを目的として用いられる。

□ **Q3** カルバゾクロムは、歯の齲蝕により露出した歯髄を通る知覚神経の伝達を遮断して、痛みを鎮めることを目的として用いられる。

□ **Q4** メントールは、冷感刺激を与えて知覚神経を麻痺させることによる鎮痛効果を期待して用いられる。

□ **Q5** アズレンスルホン酸ナトリウムは、歯の齲蝕を生じた部分における細菌の繁殖を抑える殺菌消毒成分として用いられる。

□ **Q6** 口内炎は、通常であれば1〜2週間で自然寛解するが、一度に複数箇所に発生して食事に著しい支障を来すほどの状態であれば、医療機関を受診することが望ましい。

□ **Q7** 副作用として口内炎が現れる一般用医薬品はない。

□ **Q8** ニコチン置換療法は、ニコチンの摂取方法を喫煙以外に換え、離脱症状の軽減を図りながら徐々に摂取量を減らし、最終的にニコチン摂取をゼロにする方法である。

□ **Q9** ニコチンを有効成分とする禁煙補助剤（咀嚼剤）は、口腔内を酸性にする食品（炭酸飲料等）の摂取直後に使用すると、ニコチンの吸収を高める。

▶答えと解説

A1 ○ **A2** ✕ 殺菌消毒成分の記述である。テーカインは局所麻酔成分である。**A3** ✕ 局所麻酔成分の記述である。カルバゾクロムは止血成分である。**A4** ○ **A5** ✕ 殺菌消毒成分の記述である。アズレンスルホン酸ナトリウムは抗炎症・組織修復成分である。**A6** ○ **A7** ✕ 副作用として口内炎が現れる一般用医薬品はある。**A8** ○ **A9** ✕ 吸収を低下させる。

9 その他の薬

栄養素の不足を主にビタミンやアミノ酸、カルシウムの摂取によって補う滋養強壮保健薬、感染症を防止するため各種微生物に作用する殺虫剤などの公衆衛生用薬、尿糖や尿タンパクの値の異常や妊娠の有無を判定する一般用検査薬について学習します。

1 滋養強壮保健薬　　　でる度 ★★★

ここがポイント!

ビタミン成分の種類と働きを押さえましょう。

❶医薬品として扱われる保健薬

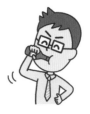

滋養強壮保健薬は、体調不良を生じやすい状態や体質の改善、特定の栄養素の不足による症状の改善または予防等を目的として、ビタミン成分、カルシウム、アミノ酸、生薬成分等が配合された医薬品です。

🔖 **保健薬における医薬品と医薬部外品の違い**

医薬品	・神経痛、筋肉痛、関節痛、しみ・そばかす等のような特定部位の症状に対して効果を期待するもの ・生薬成分としてカシュウ、ゴオウ、ゴミシ、ジオウ、ロクジョウ等が含まれるもの ・既定値を超えるビタミン成分が含まれるもの
医薬部外品	・人体に対する作用が穏やかなもの ・目的は、滋養強壮、虚弱体質の改善、病中・病後の栄養補給等に限定される

❷ビタミン成分

ビタミンは「微量で体内の代謝に重要な働きを担うにもかかわらず、生体が自ら産生することができない、または産生されても不十分であるため外部から

摂取する必要がある化合物」と定義されます。

　これに対して、「ビタミン様物質」とは、「不足した場合に欠乏症を生じるかどうかが明らかにされてはいないものの、微量でビタミンと同様に働く、またはビタミンの働きを助ける化合物」をいいます。

❸滋養強壮保健薬の主な配合成分

（1）脂溶性ビタミン

■ビタミンD

ビタミンDは、腸管でのカルシウム吸収および尿細管でのカルシウム再吸収を促して、骨の形成を助けます。

成分	エルゴカルシフェロール、コレカルシフェロール
効能・効果	・骨歯の発育不良、くる病の予防 ・妊娠・授乳期、発育期、老年期のビタミンDの補給
留意点	・欠乏症として、くる病がある ・過剰症として、高カルシウム血症、異常石灰化がある

　くる病は、ビタミンDの代謝障害によりカルシウムやリンの吸収が進まなくなるために起こる乳幼児の骨格異常で、骨折しやすくなります。
また、高カルシウム血症は、血液中のカルシウム濃度が非常に高くなった状態で、自覚症状がないこともありますが、初期症状として便秘、吐きけ・嘔吐、腹痛、食欲減退、多尿等が現れます。

■ビタミンA

ビタミンAは、夜間視力を維持し、皮膚や粘膜の機能を正常に保ちます。

成分	・レチノール酢酸エステル、レチノールパルミチン酸エステル、ビタミンA油、肝油
効能・効果	・目の乾燥感、夜盲症（とり目、暗所での見えにくさ）の症状の緩和 ・妊娠・授乳期、病中病後の体力低下時、発育期等のビタミンAの補給

留意点	・一般用医薬品におけるビタミンAの1日分量は、4,000国際単位が上限 ・ビタミンAを1日10,000国際単位以上摂取した妊婦から生まれた新生児において先天異常の割合が上昇したとの報告がある ・妊娠3か月以内の妊婦、妊娠していると思われる女性および妊娠を希望する女性では、過剰摂取に留意する

■ビタミンE

ビタミンEは、体内の脂質を酸化から守り（抗酸化作用）、血流を改善します。また、ホルモン分泌の調節に関与し、細胞の活動を助けます。

成分	トコフェロール、トコフェロールコハク酸エステル、トコフェロール酢酸エステル
効能・効果	・末梢血管障害による肩・首すじのこり、手足のしびれ・冷え、しもやけの症状の緩和 ・更年期における肩・首すじのこり、冷え、手足のしびれ、のぼせ・ほてり、月経不順 ・老年期におけるビタミンEの補給
留意点	生理が早く来たり、経血量が多くなったりすることがあるが、多くは内分泌のバランス調整による一時的なもの。出血が長く続く場合には医療機関を受診する

(2) 水溶性ビタミン
■ビタミンB1

ビタミンB1は、炭水化物からのエネルギー産生に関与し、神経機能を維持し、腸管運動を促進します。

成分	チアミン塩化物塩酸塩、チアミン硝化物、ビスチアミン硝酸塩、チアミンジスルフィド、フルスルチアミン塩酸塩、ビスイブチアミン
効能・効果	・神経痛、筋肉痛・関節痛（肩・腰・肘・膝痛、肩こり、五十肩等）、手足のしびれ、便秘、眼精疲労（慢性的な目の疲れおよびそれに伴う目のかすみ・目の奥の痛み）の症状の緩和、脚気 ・肉体疲労時、妊娠・授乳期、病中病後の体力低下時におけるビタミンB1の補給

■ビタミンB２

ビタミンB２は、脂質の代謝に関与し、皮膚や粘膜の機能を正常に保ちます。

成分	リボフラビン酪酸エステル、フラビンアデニンジヌクレオチドナトリウム、リボフラビンリン酸エステルナトリウム
効能・効果	・口角炎（唇の両端の腫れ・ひび割れ）、口唇炎（唇の腫れ・ひび割れ）、口内炎、舌の炎症、湿疹、皮膚炎、かぶれ、ただれ、にきび・吹き出物、肌あれ、赤ら顔に伴う顔のほてり、目の充血、目のかゆみの症状の緩和 ・肉体疲労時、妊娠・授乳期、病中病後の体力低下時におけるビタミンB２の補給
留意点	尿が黄色くなる

■ビタミンB６

ビタミンB６は、タンパク質の代謝に関与し、皮膚や粘膜の健康維持、神経機能を維持する役割があります。

成分	ピリドキシン塩酸塩、ピリドキサールリン酸エステル
効能・効果	・口角炎（唇の両端の腫れ・ひび割れ）、口唇炎（唇の腫れ・ひび割れ）、口内炎、舌の炎症、湿疹、皮膚炎、かぶれ、ただれ、にきび・吹き出物、肌あれ、手足のしびれの症状の緩和 ・妊娠・授乳期、病中病後の体力低下時におけるビタミンB６の補給

■ビタミンB12

ビタミンB12は、赤血球の形成を助け、神経機能を正常に保ちます。

成分	シアノコバラミン、ヒドロキソコバラミン塩酸塩
留意点	金属であるコバルトを含む

■ビタミンC

ビタミンCは、体内の脂質を酸化から守り（抗酸化作用）、皮膚や粘膜の機能を正常に保ち、メラニンの産生を抑えます。

成分	アスコルビン酸、アスコルビン酸ナトリウム、アスコルビン酸カルシウム
効能・効果	・しみ、そばかす、日焼け・かぶれによる色素沈着の症状の緩和 ・歯ぐきからの出血・鼻血の予防 ・肉体疲労時、病中病後の体力低下時、老年期におけるビタミンCの補給

■その他のビタミン成分

皮膚や粘膜等の機能を維持します。

成分	ナイアシン(ニコチン酸アミド、ニコチン酸)、パントテン酸カルシウム、ビオチン

(3) カルシウム成分

カルシウム成分は、骨や歯の形成、筋肉の収縮、血液凝固、神経機能にも関与します。

成分	クエン酸カルシウム、グルコン酸カルシウム、乳酸カルシウム、沈降炭酸カルシウム
効能・効果	骨歯の発育促進、妊娠・授乳期の骨歯の脆弱予防に用いられる
留意点	過剰症として、高カルシウム血症がある

(4) アミノ酸成分等

成分	作用
システイン	・皮膚におけるメラニンの生成を抑える ・皮膚の新陳代謝を活発にしてメラニンの排出を促す ・肝臓においてアルコールを分解する酵素の働きを助け、アセトアルデヒドの代謝を促す
アミノエチルスルホン酸(タウリン)	・細胞の機能を正常化する(筋肉、脳、心臓、目、神経等) ・肝臓機能を改善する
アスパラギン酸ナトリウム	・エネルギーの産生効率を高める ・骨格筋に溜まった乳酸の分解を促す

(5) その他の成分

成分	作用
ヘスペリジン	・ビタミンCの吸収を助ける ・ビタミン様物質の一つである
コンドロイチン硫酸ナトリウム	・軟骨成分を形成および修復し、関節痛、筋肉痛等の改善を促す ・軟骨組織の主成分である ・ビタミンB1等と組み合わせて配合されている
グルクロノラクトン	・肝臓の働きを助け、肝血流を促進する ・全身倦怠感や疲労時の栄養補給となる
ガンマ-オリザノール	・米油および米胚芽油から見出され、抗酸化作用を示す ・ビタミンE等と組み合わせて配合されている

2 公衆衛生用薬（消毒薬）　｜でる度 ★★★

❶感染症の防止と消毒薬

　感染症は、病原性のある微生物が身体に侵入することで起こります。特に食中毒は、手指や食品、調理器具等に付着した微生物が経口的に体内に入って増殖することによって生じます。

　一般的には、石けんで十分な手洗い、器具等については煮沸消毒等を行うことで食中毒を防止できま

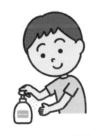

す。しかし、煮沸消毒が困難な器具等や食中毒の流行時期や明らかに感染者が身近に存在するような場合は、化学薬剤（消毒薬）を用いた処置を行うことが有効とされています。

【消毒薬の使用上の注意】
・殺菌消毒成分の種類、濃度、温度、時間、消毒対象物の汚染度、微生物の種類や状態等により、死滅させる仕組みおよび効果は異なる
・消毒薬によっては、十分な殺菌消毒効果を得られない微生物が存在する。また、生息条件が整えば消毒薬の溶液中で生存・増殖する微生物もいる

❷殺菌消毒薬の主な配合成分

どの微生物に対して殺菌作用があるかを分類して覚えていきましょう。

ここがポイント!

(1) 手指、皮膚、器具等の殺菌消毒成分
■アルコール系
アルコール分が微生物の**タンパク質を変性**させ、殺菌作用を示します。

成分	エタノール、イソプロパノール			
効果	一般細菌	真菌	結核菌	ウイルス
	○			

ポイント

・イソプロパノールでは、ウイルスに対する不活性（感染性を失わせる）効果はエタノールよりも低い
・皮膚刺激性が強いので、粘膜（口唇等）や目の周り、傷がある部分への使用は避ける
・揮発性で引火しやすい
・広範囲に長時間使用する場合は、蒸気の吸引にも注意する

■その他の消毒成分1
クレゾール石ケン液は、刺激性が強いため、原液を水で希釈して用います。

成分	クレゾール石ケン液、ポリアルキルポリアミノエチルグリシン塩酸塩、ポリオキシエチレンアルキルフェニルエーテル			
効果	一般細菌	真菌	結核菌	ウイルス
	○	○	○	×

■その他の殺菌消毒成分2

成分	クロルヘキシジングルコン酸塩			
効果	一般細菌	真菌	結核菌	ウイルス
	○	○	×	×

(2) 器具、設備等の殺菌消毒成分

■塩素系

強い酸化力により殺菌作用を示します。

成分	次亜塩素酸ナトリウム、サラシ粉			
効果	一般細菌	真菌	結核菌	ウイルス
	○			

ポイント

- 皮膚刺激性が強いため、通常、人体の消毒には用いられない
- 金属腐食性があるとともに、プラスチック、ゴム製品を劣化させる
- 漂白作用がある
- 酸性の洗剤・洗浄剤と反応して有毒な塩素ガスを発生させる
- 有機物の影響を受けやすいため、殺菌消毒の対象物（吐瀉物や血液等）を洗浄した後に使用するのが効果的

■有機塩素系

強い酸化力により殺菌作用を示します。

成分	ジクロロイソシアヌル酸ナトリウム、トリクロロイソシアヌル酸			
効果	一般細菌	真菌	結核菌	ウイルス
	○			

ポイント

塩素臭や刺激性、金属腐食性が比較的抑えられており、プール等の大型設備の殺菌・消毒に用いる

❸誤用・事故等による中毒への対処

基本的には、応急処置の後は速やかに医療機関を受診する等の対応が必要です。

💊 **殺菌消毒薬中毒等への対応**

飲み込んだ場合	・消化管からの中毒物質の吸収を遅らせ、粘膜を保護するため、数分以内に多量の牛乳、水を飲ませる ・自己判断で安易に吐き出させることは避ける
目に入った場合	・流水で十分に（15分間以上）洗眼する ・酸やアルカリが目に入った場合は、早期に十分な水洗が重要 ・中和（酸をアルカリで／アルカリを酸で）の処置をすると、熱を発生することで刺激を強め、状態が悪化するため、適切でない
皮膚に付着した場合	・石けんを用いて流水で皮膚を十分に（15分間以上）水洗する ・酸やアルカリは早期に十分な水洗が重要 ・目に入った場合と同様、中和剤は用いない
吸入した場合	意識がない場合は新鮮な空気がある場所へ運び出し、人工呼吸等をする

3　公衆衛生用薬（殺虫剤・忌避剤）　｜でる度 ★★★

❶衛生害虫の殺虫剤と忌避剤

殺虫剤・忌避剤のうち、ハエ、ダニ、蚊等の衛生害虫の防除を目的とする殺虫剤・忌避剤は、医薬品または医薬部外品として法による規制の対象とされています。

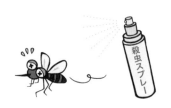

特に、忌避剤は人体に直接使用されますが、蚊等が人体に取り付いて吸血したり、病原細菌等を媒介したりすることを防止する機能があります。

❷衛生害虫の種類と防除

疾病を媒介したり、物を汚染する等して、保健衛生上の害を及ぼす昆虫等を衛生害虫といいます。外敵から身を守るために人体に危害を与えることがあるもの（ハチ、ドクガ、ドクグモ、サソリ等）は衛生害虫に含まれません。

🔵 衛生害虫の種類と防除

種類	特徴	防除
ハエ	赤痢菌、チフス菌、コレラ菌、O-157大腸菌等の病原菌や皮膚疾患、赤痢アメーバ、寄生虫卵、ポリオウイルス等を媒介する	・有機リン系殺虫成分が配合された殺虫剤を用いてウジを防除する ・一般家庭においては、医薬部外品の殺虫剤やハエ取り紙等の物理的な方法が用いられる
蚊	吸血により皮膚に発疹やかゆみを引き起こし、日本脳炎、マラリア、黄熱、デング熱等の重篤な病気を媒介する	・ボウフラが成虫にならなければ保健衛生上の有害性はないため、羽化するまでに防除を行う ・一般家庭においては、医薬部外品の殺虫剤（蚊取り線香、エアゾール等）が用いられる ・野外等では、忌避剤を用いて蚊による吸血の防止を図る
ゴキブリ	食品にサルモネラ菌、ブドウ球菌、腸炎ビブリオ菌、ボツリヌス菌、O-157大腸菌等を媒介する	・暗所、風のない場所、水分のある場所、暖かい場所を中心に防除を行う ・燻蒸処理を行う場合、卵は医薬品の成分を浸透させない殻で覆われているため、殺虫効果を示さない。そのため、3週間程度後にもう一度燻蒸処理を行い、孵化した幼虫を駆除する
シラミ	・吸血箇所の激しいかゆみを引き起こす ・日本紅斑熱や発疹チフス等の病原細菌であるリケッチアを媒介する	・物理的方法としては、散髪や洗髪、入浴による除去、衣服の熱湯処理等がある ・医薬品による方法では、殺虫成分としてフェノトリンが配合されたシャンプーやてんか粉が用いられる
トコジラミ	・激しいかゆみと痛みを生じ、アレルギー反応による全身の発熱、睡眠不足、神経性の消化不良を引き起こす ・ペスト、再帰熱、発疹チフスを媒介することもある	ハエ、蚊、ゴキブリと同様の殺虫剤が使用されるが、電気掃除機で隅々まで丁寧に吸引することによる駆除も可能
ノミ	・吸血によるかゆみがある ・ペスト等の病原細菌を媒介する	・イヌやネコ等に寄生しているノミに対して、ノミ取りシャンプーや忌避剤等を用いる ・電気掃除機による吸引や殺虫剤の散布等による駆除を行う

イエダニ	・吸血による刺咬のため激しいかゆみを生じる ・発疹熱等のリケッチア、ペスト等を媒介する	宿主動物であるネズミの駆除
ツツガムシ	ツツガムシ病リケッチアを媒介するダニの一種	・ツツガムシが生息する可能性がある場所に立ち入る際は、忌避剤で対応する ・肌の露出を避け、野外活動後は入浴や衣服の洗濯を行う
屋内塵性ダニ	＜ツメダニ類＞ 刺されるとその部位が赤く腫れてかゆみを生じる ＜ヒョウヒダニ類、ケナガコナダニ＞ ヒトを刺すことはないが、ダニの糞や死骸がアレルゲンとなって気管支喘息やアトピー性皮膚炎等を引き起こすことがある	・完全な駆除は困難だが、生息数を抑えれば保健衛生上の害は生じないので、増殖させないよう防除を行う ・殺虫剤の使用はダニが大量発生した場合のみとする。畳やカーペット等を直射日光下に干す等、生活環境の掃除を十分に行う ・室内の換気を改善して湿度を下げ、ダニの大量発生を防止する ・殺虫剤を散布する場合は、エアゾール、粉剤を用いる ・医薬品の散布が困難な場合は、燻蒸処理等を行う

衛生害虫の中でも、人を刺す衛生害虫（蚊、シラミ等）は、熱を出す病原体を媒介します。また、不衛生な場所に生息する衛生害虫（ハエ、ゴキブリ）は、下痢を伴いやすい病原体を媒介します。

ここがポイント！

❸殺虫剤・忌避剤の主な配合成分

（1）有機リン系

アセチルコリンを分解する酵素（アセチルコリンエステラーゼ）と不可逆的に結合して、その働きを阻害します。

成分	ジクロルボス、ダイアジノン、フェニトロチオン、フェンチオン、トリクロルホン、クロルピリホスメチル、プロペタンホス

ポイント

・哺乳類や鳥類では、速やかに分解・排泄されるため毒性は比較的低い
・高濃度または多量に曝露して、神経の異常興奮により縮瞳、呼吸困難、筋肉麻痺等が現れた場合は、医療機関を受診する

(2) カーバメイト系、オキサジアゾール系

アセチルコリンを分解する酵素（アセチルコリンエステラーゼ）と可逆的に結合して、その働きを阻害します。

成分	プロポクスル（カーバメイト系）、メトキサジアゾン（オキサジアゾール系）

ポイント

・ピレスロイド系殺虫成分に抵抗性を示す害虫の駆除に用いられる
・一般に有機リン系殺虫成分に比べて毒性は低い

有機リン系は「不可逆的」、カーバメイト系とオキサジアゾール系は「可逆的」に結合します。

(3) ピレスロイド系

神経細胞に直接作用して神経伝達を阻害します。

成分	ペルメトリン、フェノトリン、フタルスリン

ポイント

・除虫菊の成分から開発された成分で、比較的速やかに自然分解して残効性が低いため、家庭用殺虫剤に広く用いられる
・フェノトリンは、殺虫成分で唯一人体に直接適用される

(4) 有機塩素系

神経細胞に直接作用して神経伝達を阻害します。

成分	オルトジクロロベンゼン、DDT

ポイント

・DDTは、日本ではかつて広く使用され、感染症の撲滅に大きな効果を上げたが、残留性や体内蓄積性の問題から現在では使用されていない
・ウジ、ボウフラの防除の目的で使用されるのみとなっている

(5) 昆虫成長阻害成分

幼虫が蛹になったり、脱皮したりするのを妨げます。

成分	作用	留意点
メトプレン ピリプロキシフェン	幼虫が十分に成長するまで蛹になるのを抑えているホルモン（幼若ホルモン）に類似した作用を有し、幼虫が蛹になるのを妨げる	有機リン系殺虫成分、ピレスロイド系殺虫成分に対して抵抗性を示す場合にも効果がある
ジフルベンズロン	脱皮時の新しい外殻の形成を阻害して、幼虫の正常な脱皮をできなくする	

(6) 殺虫補助成分

殺虫作用は弱いかほとんどありません。殺虫成分に配合されることにより殺虫効果を高めます。

成分	ピペニルブトキシド（PBO）、チオシアノ酢酸イソボルニル（IBTA）

(7) 忌避成分

虫を近づけないことを目的とします。

成分	特徴
ディート	・最も効果的で、持続性も高い ・生後6か月未満の乳児への使用を避ける ・生後6か月〜12歳未満までの小児については、顔面への使用を避け、1日の使用限度（6か月以上2歳未満：1日1回、2歳以上12歳未満：1日1〜3回）を守って使用する
イカリジン	・年齢による使用制限がない ・蚊やマダニなどに対して効果を発揮

ポイント

・蚊、ブユ（ブヨ）等が多い戸外での使用等、必要な場合にのみ使用する
・ひどい湿疹やただれを起こしている場合は使用を避ける
・顔面に使用する場合は、目や口の粘膜に触れないようにする

❹主な剤形・用法

殺虫剤や忌避剤について、以下の剤形があります。

💊 殺虫剤等の主な剤形と用法

剤形	用法
スプレー剤	医薬品を空間中に噴霧するもので、原液を水で希釈して噴霧する製品もある
燻蒸剤	・空間噴射の殺虫剤のうち、容器中の医薬品を煙状または霧状にして一度に全量放出させるもの ・霧状にして放出するものは、煙状にするものに比べて噴射された粒子が微小であるため、短時間で部屋の隅々まで行き渡るというメリットがある
毒餌剤	害虫が潜んでいる場所や通り道に置いて、害虫が摂食したときに殺虫効果を発揮するもの
蒸散剤	殺虫成分を基剤に混ぜて整形し、加熱したとき、または常温において徐々に揮散するようにしたもの
粉剤・粒剤	・粉剤は、殺虫成分を粉体に吸着させたもので、主にダニやシラミ、ノミの防除において散布されるもの ・粒剤は、殺虫成分を基剤に混ぜて粒状にしたもので、ボウフラが生息する水系に投入して使用するもの
乳剤・水和剤	原液を水で希釈して使用するもの
油剤	・湿気を避ける必要がある場所でも使用できる ・噴射器具を必要とし、一般の生活者が家庭において使用することはほとんどない

---

4 一般用検査薬

でる度 ★★★

それぞれの検査薬について、検体、検査の時期、採尿のタイミング等を押さえましょう。

ここがポイント！

❶一般用検査薬とは

一般用検査薬は、尿、糞便、鼻汁、唾液、涙液などの検体から生体物質を特

異的に検出するように設計されています。一般の生活者が正しく用いて健康状態を把握し、速やかな受診につなげることで、疾病の早期発見に寄与することを目的としています。

🔖 検査に関する用語

検出感度 （検出限界）	検出反応が起こるための最低限の濃度。なお、検査薬が高温になる場所に放置されていたり、冷蔵庫内に保管されていると、設計どおりの検出感度を発揮できなくなるおそれがある
偽陰性	検体中に存在しているにもかかわらず、その濃度が検出感度以下であったり、検出反応を妨害する他の物質の影響等により、検査結果が陰性となった場合
偽陽性	検体中に存在していないにもかかわらず、検査対象外の物質と非特異的な反応が起こって検査結果が陽性となった場合

❷尿糖・尿タンパク検査薬

（1）尿中の糖・タンパク値に異常を生じる要因

　泌尿器系の機能が正常に働いており、血糖値が正常であれば、糖分やタンパク質は腎臓の尿細管においてほとんどが再吸収されますが、尿糖や尿タンパクの値に異常が生じる場合もあります。

異常値	要因
尿糖値	一般に高血糖と結び付けてとらえられることが多いが、腎性糖尿等のように高血糖を伴わない場合もある
尿中のタンパク値	腎臓機能障害によるものとして腎炎や糸球体疾患であるネフローゼ症候群、尿路の異常によるものとして尿路感染症、尿路結石、膀胱炎等がある

（2）検査方法

　試験紙に尿を約1秒間かける、もしくはコップに採った尿に試験紙を約1秒間漬け、数十秒後の試験紙の色の変化で判定します。容器に描かれている色調表と比較して判定を行います。

（3）検査結果に影響を与える要因

　尿糖や尿タンパクの検査結果に影響を与える要因は次のとおりです。

項目	ポイント	
容器の汚れ	糖分やタンパク質が付着している容器に尿を採取すると正確な検査結果が得られないので、清浄な容器を使用する必要がある	
採尿のタイミング	尿糖	尿タンパク
	食後（1〜2時間）の尿を検体とする	早朝尿（起床直後の尿）を検体とする
	尿糖・尿タンパク同時検査の場合、早朝尿（起床直後の尿）を検体とするが、尿糖が検出された場合は、あらためて食後（1〜2時間）の尿を検査して判断する必要がある	
採尿の仕方	出始めの尿では、細菌や分泌物が混入することがあるため、中間尿を採取する	
検査薬の取扱い	・検出する部分を直接手で触れると、正確な検査結果が得られなくなることがある ・長い間尿に浸していると検出成分が溶け出してしまい、正確な検査結果が得られなくなることがある	
食事等の影響	通常、尿は弱酸性であるが、食事その他の影響で中性〜弱アルカリ性に傾くと、正確な検査結果が得られなくなることがある	

検査結果の判断、受診勧奨

・検査薬は尿中の糖やタンパク質の有無を調べるものであり、その結果をもって直ちに疾患の有無や種類を判断することはできない
・尿糖または尿タンパクが陽性の場合は、疾患の確定診断や適切な治療につなげるため、早期に医師の診断を受ける必要がある
・陰性でも、何らかの症状がある場合は、再検査するか、医療機関を受診して医師に相談することが望ましい

❸妊娠検査薬

　妊娠の初期（妊娠12週まで）は、胎児の脳や内臓等の諸器官が形づくられる重要な時期です。そのため、妊娠検査薬により妊娠を早い段階で知り、食事や医薬品の使用に適切な配慮をするとともに、飲酒・喫煙、感染症、放射線照射等を避けることが、母子の健康にとって重要となります。

🔵 妊娠検査薬のポイント

項目	ポイント
検体	妊娠が成立すると、胎児（受精卵）を取り巻く絨毛細胞からヒト絨毛性性腺刺激ホルモン（ヒト絨毛性ゴナドトロピン、hCG）が分泌され始め、やがて尿中に hCG が検出されるようになる
検出感度	通常、実際に妊娠が成立してから4週目前後の尿中hCG濃度を検出感度としている
検査の時期	月経予定日が過ぎておおむね1週目以降の検査が推奨されている
採尿のタイミング	・早朝尿（起床直後）を検体とする ・尿が濃過ぎると、かえって正確な結果が得られないこともある
検査薬の取扱い	尿中 hCG の検出反応は、hCG と特異的に反応する抗体や酵素を用いた反応であるため、温度の影響を受けることがある
検体の取扱い	・採取した尿を放置すると、雑菌の繁殖等により尿中の成分の分解が進み、検査結果に影響を与えるおそれがあるので、なるべく採尿後速やかに検査がなされることが望ましい ・高濃度のタンパク尿や糖尿の場合は、非特異的な反応が生じて偽陽性を示すことがある
ホルモン分泌の変動	・絨毛細胞や本来はhCGを産生しない組織の細胞が腫瘍化している場合は、妊娠していなくてもhCGが分泌され、検査結果が陽性となることがある ・経口避妊薬や更年期障害治療薬等のホルモン剤を使用している人、閉経期に入っている人では、妊娠していなくても尿中 hCG が検出され、検査結果が陽性となることがある

検査結果の判断

・妊娠検査薬は、妊娠の早期判定の補助として尿中の hCG の有無を調べるものであり、その結果をもって直ちに妊娠しているか否かを断定することはできない
・妊娠の確定診断には、尿中のホルモン検査だけでなく、専門医が問診や超音波検査等の結果から総合的に妊娠の成立を見極める必要がある

□ **Q1** ビタミン B2 は、タンパク質の代謝に関与し、皮膚や粘膜の機能を正常に保つために重要な栄養素である。

□ **Q2** ビタミン B6 主薬製剤は、アスコルビン酸またはアスコルビン酸ナトリウムが主薬として配合された製剤である。

□ **Q3** ビタミン D の欠乏症として、高カルシウム血症、異常石灰化が知られている。

□ **Q4** ビタミン E は、血流を改善させる作用がある。

□ **Q5** アスパラギン酸ナトリウムは、骨格筋の疲労の原因となる乳酸の分解を促す働きがある。

□ **Q6** エタノールは、結核菌を含む一般細菌類、真菌類に対して比較的広い殺菌消毒作用を示すが、ウイルスに対する殺菌消毒作用はない。

□ **Q7** 次亜塩素酸ナトリウムは、酸性の洗剤・洗浄剤と反応して有毒な塩素ガスを発生する。

□ **Q8** フェノトリンの殺虫作用は、アセチルコリンを分解する酵素と不可逆的に結合してその働きを阻害することによる。

□ **Q9** 通常、尿は弱アルカリ性であるが、食事その他の影響で中性〜弱酸性に傾くと、正確な検査結果が得られなくなることがある。

□ **Q10** 一般用検査薬を用いた妊娠検査は、月経予定日を過ぎておおむね 1 週目以降の検査が推奨されている。

▶**答えと解説**

A1 ✕ 脂質の代謝に関与する。**A2 ✕** ビタミン C 主薬製剤の記述である。**A3 ✕** 欠乏症ではなく過剰症である。**A4 ○ A5 ○ A6 ✕** ウイルスに対する殺菌消毒作用もある。**A7 ○ A8 ✕** 有機リン系殺虫成分の記述である。フェノトリンはピレスロイド系殺虫成分である。**A9 ✕** 尿は弱酸性であるが、食事その他の影響で中性〜弱アルカリ性に傾くと、正確な検査結果が得られなくなることがある。**A10 ○**

10 漢方処方製剤・生薬製剤

漢方薬は中国から伝わって日本で発展した漢方医学で用いられる薬です。近年では、漢方薬分野の出題が増えており、今後、より難しくなる可能性があります。覚えることは多いですが、工夫して効率よく覚えていきましょう。

1 漢方の基本的な考え方 | でる度 ★★★

❶漢方医学とは

　古来に中国から伝来し、日本において発展してきた日本の伝統医学が漢方医学です。後に西洋から日本に入ってきた蘭方（西洋医学）と区別するため、このように名付けられました。漢方医学で用いる薬を広く漢方薬といいます。

　また、漢方医学と起源は同じですが、中国において発展してきたものを中医学と呼びます。中医学は漢方医学とは異なる考え方に基づいた医学です。

ここがポイント!

　韓国には韓医学という伝統医学があり、韓方薬も漢方薬とは区別されます。

❷生薬と漢方処方製剤

　生薬は、動植物の薬用とする部分、細胞内容物、分泌物、抽出物または鉱物などであり、天然由来の薬です。

　そして、漢方医学の考え方に沿うように生薬を組み合わせて構成した漢方処方のことを漢方処方製剤（漢方方剤）といいます。漢方薬とは基本的に漢方処方製剤のことです。

　さらに、漢方医学の考え方に基づかずに生薬を配合した生薬製剤という日本の伝統薬もあります。生薬製剤は、生薬成分を組み合わせて配合さ

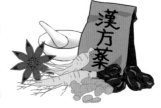

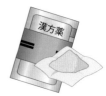

れた医薬品ですが、漢方処方製剤のように、使用する人の体質や症状その他の
状態に適した配合を選択するという考え方に基づいていません。

　なお、中医学の考え方に基づき、個々の対象者に応じて生薬を組み合わせた
ものを中薬、工業的に製剤化したものを中成薬といいます。

❸独自の病態認識「証」と「しばり」

　漢方薬は、漢方独自の病態認識としての「証」に基づいて用いられます。「証」
は虚実、陰陽、五臓、気血水などに分類されます。ただし、漢方の専門用語は
一般の人にはわかりにくいため、添付文書では「しばり」（使用制限）として
記載されています。

「証」と「しばり」表現

分類	証	しばり
虚実	実の病態が適応となるもの	体力充実
	虚実中間から実に分布するもの	体力中等度以上
	虚実の尺度で中間の病態が適応となるもの	体力中等度
	虚実中間から虚の病態に分布するもの	体力中等度以下
	虚の病態が適応となるもの	体力虚弱
	虚実にかかわらず幅広く用いられるもの	体力にかかわらず
陰陽	「陽」の病態	熱症状として表現 「のぼせぎみで顔色が赤く」等
	「陰」の病態	寒性の症状を示す表現 「疲れやすく冷えやすいものの」等
五臓	脾胃の病態	脾胃虚弱の表現として 「胃腸虚弱で」
	肝の失調状態	肝陽上亢の表現として 「いらいらして落ち着きのないもの」
気血水	水毒の病態	「口渇があり、尿量が減少するもの」
	血虚の病態	「皮膚の色つやが悪く」

「証」と「しばり」表現は理解できましたか？　患者さんの「証」に合わないものが選択された場合には、効果が得られないばかりでなく、副作用を生じやすくなります。そのため、「証」の概念をよく理解し、患者さんの体質と症状を十分に踏まえた処方が求められます。

ここがポイント！

❹漢方薬を服用する上での注意事項

　用法用量において適用年齢の下限が設けられていない場合であっても、生後3か月未満の乳児には使用しないこととされています。また、症状の原因となる体質の改善を主眼としているものが多いため、比較的長期間（1か月程度）継続して服用されることがあります。

漢方薬分野の学習法

　漢方薬分野は、多くの受験者が苦手としています。単純に覚えることも多いですが、漢方処方製剤や生薬の名称がイメージしづらいのも原因です。ここでは、得点するために効率のよい暗記法を教えます。

1.「マオウ」「カンゾウ」「ダイオウ」が出てくる漢方処方製剤を覚える

　試験では、漢方処方製剤の特徴（どのような病状に適しているか、適していない人はどのような人か、副作用は何かなど）だけでなく、構成生薬の中に「マオウ（麻黄）」「カンゾウ（甘草）」「ダイオウ（大黄）」のどれが含まれているのかが問われます。

　特にカンゾウは多くの漢方処方製剤に含まれています。

2．頻出度の高い漢方処方製剤を覚える

　優先順位をつけて覚えるため、漢方処方製剤ごとに頻出度を🖋🖋（よくでる）、🖋（でる）で示しています。まずはこれらから覚えていくようにしましょう。

3．頻出度の高い生薬を覚える

　生薬に関する出題は漢方処方製剤と比べて少ないですが、生薬がわかると漢方処方製剤の効能効果が覚えやすくなります。例えば、茯苓（ぶくりょう）という生薬は水分代謝をよくして、冷え性、神経痛、むくみなどを改善します。茯

苓が含まれる漢方処方製剤にはこうした効能があるため、理解に役立つでしょう。漢方処方製剤と同じく頻出度を🐟などで示しています。

2 漢方処方製剤　　　　　　　　　　でる度 ★★★

ここからは生薬を組み合わせた薬である漢方処方製剤について学びます。

表中の構成生薬の マオウ は、マオウ（麻黄）が含まれていることを、 カンゾウ はカンゾウ（甘草）が含まれていることを、 ダイオウ は、ダイオウ（大黄）が含まれていることを示しています。また、適応とは、漢方処方製剤がどの「しばり」と「病状」に適しているかを示しています。虚実のしばり表現については、 体力中等度以上 などのアイコンで示しています。

数が多いので、一度に覚えようとせず、最初に頻出度が高いものから覚えましょう。なお、副作用で出てくる「悪心」とは「吐きけ」のことです。

❶かぜ薬

名称・構成生薬	適応および諸注意
葛根湯 🌿🌿 →かっこんとう マオウ カンゾウ 葛根、桂皮、芍薬、 大棗、生姜	**体力中等度以上** 感冒の初期（汗をかいていないもの）、鼻かぜ、鼻炎、頭痛、肩こり、筋肉痛、手や肩の痛み 【不向き】身体の虚弱な人、胃腸の弱い人、発汗傾向の著しい人（悪心、胃部不快感が現れやすい） 【副作用】肝機能障害、偽アルドステロン症
麻黄湯 🌿🌿 →まおうとう マオウ カンゾウ 桂皮、杏仁	**体力充実** かぜのひきはじめで、寒気がして発熱、頭痛があり、咳が出て身体のふしぶしが痛く汗が出ていないものの感冒、鼻かぜ、気管支炎、鼻づまり 【不向き】胃腸の弱い人、発汗傾向の著しい人（悪心、胃部不快感、発汗過多、全身脱力感が現れやすい） 【使用を避ける】身体の虚弱な人（マオウの含有量が多いため）
小青竜湯 🌿🌿 →しょうせいりゅうとう マオウ カンゾウ 桂皮、芍薬、半夏、 五味子、細辛、乾姜	**体力中等度またはやや虚弱** 薄い水様の痰を伴う咳や鼻水が出るものの気管支炎、気管支喘息、鼻炎、アレルギー性鼻炎、むくみ、感冒、花粉症 【不向き】身体の虚弱な人、胃腸の弱い人、発汗傾向の著しい人（悪心、胃部不快感が現れやすい） 【副作用】肝機能障害、間質性肺炎、偽アルドステロン症

名称・構成生薬	適応および諸注意
小柴胡湯 →しょうさいことう [カンゾウ] 柴胡、黄芩、半夏、人参、生姜、大棗	**体力中等度** 時に脇腹（腹）からみぞおち辺りにかけて苦しく、食欲不振や口の苦味があり、舌に白苔が付くものの食欲不振、吐きけ、胃炎、胃痛、胃腸虚弱、疲労感、かぜの後期の諸症状、胃腸虚弱、胃炎のような消化器症状 【不向き】身体の虚弱な人 【副作用】間質性肺炎、肝機能障害、膀胱炎様症状（頻尿、排尿痛、血尿、残尿感） 【使用を避ける】インターフェロン製剤で治療を受けている人（間質性肺炎の副作用が現れるおそれが高まる） 【医師等に相談】肝臓病の診断を受けた人
香蘇散 →こうそさん [カンゾウ] 香附子、蘇葉、陳皮、生姜	**体力虚弱** 神経過敏で気分が優れず胃腸の弱いもののかぜの初期、血の道症
桂枝湯 →けいしとう [カンゾウ] 桂皮、生姜、芍薬、大棗	**体力虚弱** 汗が出るもののかぜの初期
柴胡桂枝湯 →さいこけいしとう [カンゾウ] 柴胡、桂皮、黄芩、半夏、芍薬、人参、生姜、大棗	**体力中等度またはやや虚弱** 多くは腹痛を伴い、時に微熱、寒気、頭痛、吐きけ等のあるものの胃腸炎、かぜの中期から後期の症状 【副作用】 間質性肺炎、肝機能障害、膀胱炎様症状（頻尿、排尿痛、血尿、残尿感）

❷ 解熱鎮痛薬

名称・構成生薬	適応および諸注意
芍薬甘草湯 →しゃくやくかんぞうとう [カンゾウ] 芍薬	**体力にかかわらず** 筋肉の急激な痙攣を伴う痛みのあるもののこむらがえり、筋肉の痙攣、腹痛、腰痛 【副作用】 肝機能障害、間質性肺炎、うっ血性心不全、心室頻拍 【注意】 症状があるときのみの服用にとどめ、連用は避ける 【使用を避ける】心臓病の診断を受けた人

疎経活血湯 🍃 →そけいかっけつとう `カンゾウ` 防風、防已、羌 活、威霊仙、蒼朮、茯苓、 当帰、芍薬、地黄、川芎、 桃仁、牛膝、竜胆、白芷、 陳皮、生姜	**体力中等度** 時にしびれがあるものの関節痛、神経痛、腰痛、筋肉痛 【不向き】胃腸が弱く下痢しやすい人（消化器系の副作用が現れやすい）
桂枝加朮附湯 🍃 →けいしかじゅつぶとう `カンゾウ` 桂皮、附子、生 姜、大棗、蒼朮、芍薬	**体力虚弱** 汗が出、手足が冷えてこわばり、時に尿量が少ないものの関節痛、神経痛 【不向き】のぼせが強く赤ら顔で、体力が充実している人（動悸、のぼせ、ほてりが現れやすい）
呉茱萸湯 →ごしゅゆとう 呉茱萸、生姜、人参、大棗	**体力中等度以下** 手足が冷えて肩がこり、時にみぞおちが膨満するものの頭痛、頭痛に伴う吐きけ・嘔吐、しゃっくり
薏苡仁湯 →よくいにんとう `マオウ` `カンゾウ` 桂皮、薏苡仁、蒼朮、当 帰、芍薬	**体力中等度** 関節や筋肉の腫れや痛みがあるものの関節痛、筋肉痛、神経痛 【不向き】身体の虚弱な人、胃腸の弱い人、発汗傾向の著しい人（悪心・嘔吐、胃部不快感等が現れやすい）
麻杏薏甘湯 →まきょうよくかんとう `マオウ` `カンゾウ` 杏仁、薏苡仁	**体力中等度** 関節痛、神経痛、筋肉痛、いぼ、手足のあれ 【不向き】身体の虚弱な人、胃腸の弱い人、発汗傾向の著しい人（悪心・嘔吐、胃部不快感が現れやすい）
桂枝加苓朮附湯 →けいしかりょうじゅつぶとう `カンゾウ` 桂皮、附子、生 姜、大棗、蒼朮、芍薬、茯苓	・桂枝加朮附湯の適応にむくみがある場合に用いる **体力虚弱** 手足が冷えてこわばり、尿量が少なく、ときに動悸、めまい、筋肉のびくつきがあるものの関節痛、神経痛【不向き】のぼせが強く赤ら顔で、体力が充実している人（動悸、のぼせ、ほてりが現れやすい）
釣藤散 →ちょうとうさん `カンゾウ` 釣藤鈎、菊花、 防風、石膏、人参、麦門冬、 半夏、陳皮、茯苓、生姜	**体力中等度** 慢性に経過する頭痛、めまい、肩こり等があるものの慢性頭痛、神経症、高血圧の傾向のあるもの 【不向き】胃腸虚弱で冷え症の人（消化器系の副作用が現れやすい）
当帰四逆加呉茱萸生姜湯 →とうきしぎゃくかごしゅゆしょうきょうとう `カンゾウ` 桂皮、細辛、当 帰、芍薬、木通、大棗、呉 茱萸、生姜	**体力中等度以下** 手足の冷えを感じ、下肢の冷えが強く、下肢または下腹部が痛くなりやすいもののしもやけ、冷え症、頭痛、下腹部痛、腰痛、下痢、月経痛 【不向き】胃腸の弱い人

❸眠気を促す薬

名称・構成生薬	適応および諸注意
柴胡加竜骨牡蛎湯 🍃🍃 →さいこかりゅうこつぼれいとう ダイオウ 竜骨、牡蛎、柴胡、黄芩、半夏、生姜、茯苓、桂皮、人参、大棗	**体力中等度以上** 精神不安があって、動悸、不眠、便秘等を伴う高血圧の随伴症状（動悸、不安、不眠）、神経症、更年期神経症、小児夜泣き、便秘 【不向き】身体の虚弱な人、胃腸が弱く下痢しやすい人、瀉下薬を服用している人（腹痛、激しい腹痛を伴う下痢が現れやすい） 【副作用】肝機能障害、間質性肺炎
酸棗仁湯 🍃 →さんそうにんとう カンゾウ 酸棗仁、茯苓、川芎、知母	**体力中等度以下** 心身が疲れ、精神不安、不眠等があるものの不眠症、神経症 【不向き】胃腸が弱い人、下痢または下痢傾向のある人（消化器系の副作用が現れやすい）
抑肝散 🍃 →よくかんさん カンゾウ 柴胡、白朮、釣藤鈎、当帰、川芎、茯苓	**体力中等度** 神経がたかぶり、怒りやすい、いらいら等があるものの神経症、不眠症、小児夜泣き、小児疳症（神経過敏）、歯ぎしり、更年期障害、血の道症 【受診勧奨】動くと息が苦しい、疲れやすい、足がむくむ、急に体重が増えた場合（心不全を引き起こす可能性がある）
抑肝散加陳皮半夏 →よくかんさんかちんぴはんげ カンゾウ 柴胡、白朮、釣藤鈎、当帰、茯苓、川芎、半夏、陳皮	**体力中等度** やや消化器が弱く、神経がたかぶり、怒りやすい、いらいら等があるものの神経症、不眠症、小児夜泣き、小児疳症（神経過敏）、歯ぎしり、更年期障害、血の道症
加味帰脾湯 →かみきひとう カンゾウ 黄耆、人参、白朮、茯苓、当帰、酸棗仁、遠志、竜眼肉、大棗、生姜、木香、柴胡、山梔子	**体力中等度以下** 心身が疲れ、血色が悪く、時に熱感を伴うものの貧血、不眠症、精神不安、神経症
桂枝加竜骨牡蛎湯 →けいしかりゅうこつぼれいとう カンゾウ 竜骨、牡蛎、桂皮、生姜、芍薬、大棗	**体力中等度以下** 疲れやすく、神経過敏で、興奮しやすいものの神経質、不眠症、小児夜泣き、夜尿症、眼精疲労、神経症

❹小児の疳を適応症とする製剤（小児鎮静薬）

　小児鎮静薬は、夜泣き、ひきつけ、疳の虫等の症状を鎮めるほか、小児における虚弱体質、消化不良等の改善を目的としています。症状の原因となる体質の改善を主眼としているものが多く、比較的長期間（1か月程度）継続して服用されることがあります。また、身体的な問題がなく生じる夜泣き等の症状については、成長に伴って自然に治まるのが通常であるため、安易に小児鎮静薬を使用することは適当ではありません。

　ここに掲げた小建中湯のほかにも、リュウノウ（ボルネオール）、動物胆（ユウタンを含む）、チョウジ、サフラン、ニンジン、カンゾウがあります。

名称・構成生薬	適応および諸注意
小建中湯 →しょうけんちゅうとう 〔桂枝湯＋膠飴〕 **カンゾウ** 桂皮、生姜、芍薬、 大棗、膠飴	**体力虚弱** 疲労しやすく腹痛があり、血色が優れず、時に動悸、手足のほてり、冷え、寝汗、鼻血、頻尿および多尿等を伴うものの小児虚弱体質、疲労倦怠、慢性胃腸炎、腹痛、神経質、小児夜尿症、夜泣き 【注意】カンゾウを含むため、乳幼児に使用される場合は体格の個人差から体重当たりのグリチルリチン酸の摂取量が多くなることがある。比較的長期間（1か月程度）服用することがあり、特に注意する

❺鎮咳去痰薬

　咳止めの漢方処方製剤は種類が多いため、適応の違いを把握して覚えましょう。また、マオウには主成分としてアドレナリン作動成分であるエフェドリンが含まれているため、気管支拡張作用等を持ちます。

ここがポイント！

名称・構成生薬	適応および諸注意
麦門冬湯 →ばくもんどうとう **カンゾウ** 麦門冬、粳米、大 棗、人参、半夏	**体力中等度以下** 痰が切れにくく、時に強く咳込み、または咽頭の乾燥感があるもののから咳、気管支炎、気管支喘息、咽頭炎、しわがれ声 【不向き】水様痰の多い人 【副作用】間質性肺炎、肝機能障害

半夏厚朴湯	体力中等度
→はんげこうぼくとう 半夏、厚朴、茯苓、生姜、蘇葉	気分がふさいで、咽喉・食道部に異物感があり、時に動悸、めまい、嘔気等を伴う不安神経症、神経性胃炎、つわり、咳、しわがれ声、のどのつかえ感
柴朴湯(小柴胡合半夏厚朴湯) →さいぼくとう (小柴胡湯＋半夏厚朴湯) カンゾウ 柴胡、大棗、黄芩、半夏（製半夏）、生姜、人参、厚朴、茯苓、蘇葉	体力中等度 気分がふさいで、咽喉・食道部に異物感があり、かぜをひきやすく、時に動悸、めまい、嘔気等を伴うものの小児喘息、気管支喘息、気管支炎、咳、不安神経症、虚弱体質 【不向き】むくみの症状のある人 【副作用】間質性肺炎、肝機能障害、膀胱炎様症状（頻尿、排尿痛、血尿、残尿感）
五虎湯→ごことう 〔麻杏甘石湯＋桑白皮〕 マオウ カンゾウ 杏仁、石膏、桑白皮	体力中等度以上 咳が強く出るものの咳、気管支喘息、気管支炎、小児喘息、感冒、痔の痛み 【不向き】胃腸の弱い人、発汗傾向の著しい人
甘草湯 →かんぞうとう カンゾウ	体力にかかわらず 激しい咳、咽喉痛、口内炎、しわがれ声、外用では痔や脱肛の痛み 【注意】短期間の服用にとどめ、連用しないこと
麻杏甘石湯 →まきょうかんせきとう マオウ カンゾウ 杏仁、石膏	体力中等度以上 咳が出て、時に喉が渇くものの咳、小児喘息、気管支喘息、気管支炎、感冒、痔の痛み 【不向き】胃腸の弱い人、発汗傾向の著しい人
神秘湯→しんぴとう マオウ カンゾウ 杏仁、陳皮、厚朴、柴胡、蘇葉	体力中等度 咳、喘鳴、息苦しさがあり、痰が少ないものの小児喘息、気管支喘息、気管支炎 【不向き】胃腸の弱い人、発汗傾向の著しい人

❻ 口腔咽喉薬、うがい薬（含嗽薬）

名称・構成生薬	適応および諸注意
響声破笛丸 →きょうせいはてきがん ダイオウ カンゾウ 阿仙薬、連翹、桔梗、川芎、訶子、縮砂、薄荷	体力にかかわらず しわがれ声、咽喉不快 【不向き】胃腸が弱く下痢しやすい人（食欲不振、胃部不快感が現れやすい）

桔梗湯 ✎ →ききょうとう カンゾウ 桔梗（ききょう）	**体力にかかわらず** 喉が腫れて痛み、時に咳が出るものの扁桃炎、扁桃周囲炎 【不向き】胃腸が弱く下痢しやすい人（食欲不振、胃部不快感が現れやすい）
駆風解毒散、駆風解毒湯 →くふうげどくさん（とう） カンゾウ 桔梗、石膏、連翹（れんぎょう）、 防風（ぼうふう）、牛蒡子（ごぼうし）、荊芥（けいがい）、羌活（きょうかつ）	**体力にかかわらず** 喉が腫れて痛む扁桃炎（へんとうえん）、扁桃周囲炎 【不向き】身体の虚弱な人、胃腸が弱く下痢しやすい人（食欲不振、胃部不快感が現れやすい）
白虎加人参湯 →びゃっこかにんじんとう カンゾウ 石膏（せっこう）、知母（ちも）、粳米（こうべい）、 人参（にんじん）	**体力中等度以上** 熱感と口渇が強いものの喉の渇き、ほてり、湿疹・皮膚炎、皮膚のかゆみ 【不向き】 身体の虚弱な人、胃腸虚弱で冷え症の人（食欲不振、胃部不快感が現れやすい）

第3章　主な医薬品とその作用

❼ 胃の薬

「苦み」や「香り」による健胃作用がある生薬について分類して覚えましょう。安中散（あんちゅうさん）はお腹が冷えたときに用い、平胃散（へいいさん）は食べ過ぎによる消化不良時に用います。

ここがポイント!

名称・構成生薬	適応および諸注意
安中散 ✎✎ →あんちゅうさん カンゾウ 桂皮（けいひ）、良姜（りょうきょう）、延胡索（えんごさく）、茴香（ういきょう）、縮砂（しゅくしゃ）、牡蛎（ぼれい）	**体力中等度以下** 腹部は力がなくて、胃痛または腹痛があって、時に胸やけ、げっぷ、胃もたれ、食欲不振、吐きけ、嘔吐等を伴うものの神経性胃炎、慢性胃炎、胃腸虚弱
六君子湯 ✎✎ →りっくんしとう カンゾウ 人参（にんじん）、大棗（たいそう）、半夏（はんげ）、 陳皮（ちんぴ）、生姜（しょうきょう）、茯苓（ぶくりょう）、白朮（びゃくじゅつ）	**体力中等度以下** 胃腸が弱く、食欲がなく、みぞおちがつかえて疲れやすく、貧血性で手足が冷えやすいものの胃炎、胃腸虚弱、胃下垂、消化不良、食欲不振、胃痛、嘔吐 【副作用】肝機能障害
人参湯（理中丸）✎ →にんじんとう カンゾウ 乾姜（かんきょう）、人参（にんじん）、白朮（びゃくじゅつ）	**体力虚弱** 疲れやすくて手足等が冷えやすいものの胃腸虚弱、下痢、嘔吐、胃痛、腹痛、急・慢性胃炎 【注意】漫然と長期使用することは避ける

平胃散→へいいさん **カンゾウ** 厚朴、陳皮、蒼朮、大棗、生姜	**体力中等度以上** 胃がもたれて消化が悪く、時に吐きけ、食後に腹が鳴って下痢の傾向のあるものの食べ過ぎによる胃のもたれ、急・慢性胃炎、消化不良、食欲不振

❽腸の薬

名称・構成生薬	適応および諸注意
桂枝加芍薬湯 🌿🌿 →けいしかしゃくやくとう 〔桂枝湯＋芍薬の増量〕 **カンゾウ** 桂皮、生姜、芍薬、大棗	**体力中等度以下** 腹部膨満感のあるもののしぶり腹、腹痛、下痢、便秘
大黄甘草湯 🌿 →だいおうかんぞうとう **ダイオウ** **カンゾウ**	**体力にかかわらず** 便秘、便秘に伴う頭重、のぼせ、湿疹・皮膚炎、ふきでもの（にきび）、食欲不振（食欲減退）、腹部膨満、腸内異常発酵、痔等の症状の緩和 【不向き】身体の虚弱な人、胃腸が弱く下痢しやすい人（激しい腹痛を伴う下痢が現れやすい） 【使用を避ける】他の瀉下薬 【医師等に相談】5～6日間服用しても症状の改善がみられないときはいったん使用を中止
大黄牡丹皮湯 🌿 →だいおうぼたんぴとう **ダイオウ** 芒硝、牡丹皮、桃仁、冬瓜子	**体力中等度以上** 下腹部痛があって、便秘しがちなものの月経不順、月経困難、月経痛、便秘、痔疾 【不向き】身体の虚弱な人、胃腸が弱く下痢しやすい人（激しい腹痛を伴う下痢が現れやすい） 【使用を避ける】他の瀉下薬 【医師等に相談】1週間程度服用しても症状の改善がみられないときはいったん使用を中止（便秘、痔疾に対して用いる場合）
麻子仁丸 🌿 →ましにんがん **ダイオウ** 枳実、厚朴、麻子仁、杏仁、芍薬	**体力中等度以下** 時に便が硬く塊状なものの便秘、便秘に伴う頭重、のぼせ、湿疹・皮膚炎、ふきでもの（にきび）、食欲不振（食欲減退）、腹部膨満、腸内異常醗酵、痔などの症状の緩和【不向き】胃腸が弱く下痢しやすい人（激しい腹痛を伴う下痢が現れやすい）【使用を避ける】他の瀉下薬 【医師等に相談】5～6日間服用しても症状の改善がみられないときはいったん使用を中止

ダイオウには、身体に溜まった余分な熱を排便とともに排出する働きがあります。

ここがポイント！

❾ 強心薬

強心薬は、疲労やストレス等による軽度の心臓の働きの乱れに対して、心臓の働きを整えて動悸や息切れ等の症状の改善を目的とします。心筋に作用して、その収縮力を高めるとされる成分（強心成分）を主体として配合されます。

名称・構成生薬	適応および諸注意
苓桂朮甘湯🌿 →りょうけいじゅつかんとう **カンゾウ** 桂皮、茯苓、白朮 _{けいひ　ぶくりょう　びゃくじゅつ}	**体力中等度以下** めまい、ふらつきがあり、時にのぼせや動悸があるものの立ちくらみ、めまい、頭痛、耳鳴り、動悸、息切れ、神経症、神経過敏 【副作用】偽アルドステロン症 高血圧、心臓病、腎臓病の診断を受けた人ではカンゾウ中のグリチルリチン酸により生じやすくなる 【注意】強心作用が期待される生薬は含まれず、主に利尿作用により、水毒（漢方の考え方で、体内の水分が停滞・偏在して、その循環が悪いことを意味する）の排出を促すことを主眼とする

❿ その他の循環器用薬

名称・構成生薬	適応および諸注意
三黄瀉心湯 →さんおうしゃしんとう **ダイオウ** 黄連、黄芩 _{おうれん　おうごん}	**体力中等度以上** のぼせ気味で顔面紅潮し、精神不安、みぞおちのつかえ、便秘傾向等のあるものの高血圧の随伴症状（のぼせ、肩こり、耳鳴り、頭重、不眠、不安）、鼻血、痔出血、便秘、更年期障害、血の道症 【不向き】身体の虚弱な人、胃腸が弱く下痢しやすい人、だらだら出血が長引いている人（激しい腹痛を伴う下痢が現れやすい）

| 七物降下湯
→しちもつこうかとう
釣藤鈎、当帰、川芎、芍薬、
地黄、黄耆、黄柏 | **体力中等度以下**
顔色が悪くて疲れやすく、胃腸障害のないものの高血圧に伴う随伴症状（のぼせ、肩こり、耳鳴り、頭重）
【不向き】胃腸が弱く下痢しやすい人（胃部不快感が現れやすい） |

⓫痔の薬

名称・構成生薬	適応および諸注意
乙字湯 →おつじとう ダイオウ カンゾウ 黄芩、柴胡、升麻、当帰	**体力中等度以上** 大便が硬く、便秘傾向のあるものの痔核（いぼ痔）、切れ痔、便秘、軽度の脱肛 【不向き】身体の虚弱な人、胃腸が弱く下痢しやすい人（悪心・嘔吐、激しい腹痛を伴う下痢が現れやすい） 【副作用】肝機能障害、間質性肺炎
芎帰膠艾湯 →きゅうききょうがいとう カンゾウ 阿膠、艾葉、当帰、川芎、芍薬、地黄	**体力中等度以下** 冷え症で、出血傾向があり、胃腸障害のないものの痔出血、貧血、月経異常・月経過多・不正出血、皮下出血 【不向き】胃腸が弱く下痢しやすい人（胃部不快感、腹痛、下痢が現れやすい）

⓬その他の泌尿器用薬

精力を補い疲れを取る製剤（補腎薬）と膀胱炎等の排尿痛を取り除く製剤があります。竜胆瀉肝湯は、強い熱感を伴う痛みに用います。牛車腎気丸、八味地黄丸は、冷えを伴う疲れに用います。

ここがポイント!

名称・構成生薬	適応および諸注意
竜胆瀉肝湯 🏷️ →りゅうたんしゃかんとう カンゾウ 竜胆、黄芩、山梔子、木通、車前子、沢瀉、地黄、当帰	**体力中等度以上** 下腹部に熱感や痛みがあるものの排尿痛、残尿感、尿の濁り、こしけ（おりもの）、頻尿 【不向き】胃腸が弱く下痢しやすい人（胃部不快感、下痢が現れやすい）
猪苓湯 🏷️ →ちょれいとう 猪苓、茯苓、沢瀉、阿膠、滑石	**体力にかかわらず** 排尿異常があり、時に口が渇くものの排尿困難、排尿痛、残尿感、頻尿、むくみ
牛車腎気丸 🏷️ →ごしゃじんきがん 地黄、山茱萸、山薬、牡丹皮、沢瀉、茯苓、附子、桂皮、牛膝、車前子	**体力中等度以下** 疲れやすく、四肢が冷えやすく、尿量減少し、むくみがあり、時に口渇があるものの下肢痛、腰痛、しびれ、高齢者のかすみ目、かゆみ、排尿困難、頻尿、むくみ、高血圧に伴う随伴症状の改善 【不向き】胃腸が弱く下痢しやすい人、のぼせが強く赤ら顔で体力の充実している人（胃部不快感、腹痛、のぼせ、動悸が現れやすい） 【副作用】肝機能障害、間質性肺炎
八味地黄丸 🏷️ →はちみじおうがん 地黄、山茱萸、山薬、牡丹皮、沢瀉、茯苓、附子、桂皮	**体力中等度以下** 疲れやすく、四肢が冷えやすく、尿量減少または多尿で、時に口渇があるものの下肢痛、腰痛、しびれ、高齢者のかすみ目、かゆみ、排尿困難、残尿感、夜間尿、頻尿、むくみ、高血圧に伴う随伴症状の改善、軽い尿漏れ 【不向き】胃腸の弱い人・下痢しやすい人（食欲不振、胃部不快感、腹痛、下痢が現れる）、のぼせが強く赤ら顔で体力の充実している人（のぼせ、動悸が現れやすい）
六味丸 →ろくみがん 地黄、山茱萸、山薬、牡丹皮、沢瀉、茯苓	**体力中等度以下** 疲れやすく、尿量減少または多尿で、時に手足のほてり、口渇があるものの排尿困難、残尿感、頻尿、むくみ、かゆみ、夜尿症、しびれ 【不向き】胃腸が弱く下痢しやすい人（胃部不快感、腹痛、下痢が現れやすい）

⓮婦人薬

婦人薬は、体質・身体の状態等により異なりますが、1か月程度使用して症状の改善がみられない場合は医師等に相談することが大切です。

ここがポイント!

名称・構成生薬	適応および諸注意
五積散 🌿🌿 →ごしゃくさん マオウ カンゾウ 乾姜、桂皮、当帰、川芎、大棗、半夏、陳皮、桔梗、枳実、蒼朮、茯苓、厚朴、芍薬、生姜、白芷	**体力中等度またはやや虚弱** 冷えがあるものの胃腸炎、腰痛、神経痛、関節痛、月経痛、頭痛、更年期障害、感冒 【不向き】 身体の虚弱な人、胃腸の弱い人、発汗傾向の著しい人
桂枝茯苓丸 🌿🌿 →けいしぶくりょうがん 桃仁、牡丹皮、桂皮、茯苓、芍薬	**比較的体力がある** 時に下腹部痛、肩こり、頭重、めまい、のぼせて足冷え等を訴えるものの月経不順、月経異常、月経痛、更年期障害、血の道症、肩こり、めまい、頭重、打ち身（打撲症）、しもやけ、しみ、湿疹・皮膚炎、にきび 【不向き】身体の虚弱な人 【副作用】肝機能障害
当帰芍薬散 🌿🌿 →とうきしゃくやくさん 当帰、芍薬、川芎、白朮（蒼朮）、茯苓、沢瀉	**体力虚弱** 冷え症で貧血の傾向があり疲労しやすく、時に下腹部痛、頭重、めまい、肩こり、耳鳴り、動悸等を訴えるものの月経不順、月経異常、月経痛、更年期障害、産前産後または流産による障害（貧血、疲労倦怠、めまい、むくみ）、めまい・立ちくらみ、頭重、肩こり、腰痛、足腰の冷え症、しもやけ、むくみ、しみ、耳鳴り 【不向き】胃腸の弱い人（胃部不快感が現れやすい）
桃核承気湯 🌿 →とうかくじょうきとう ダイオウ カンゾウ 桃仁、桂皮、芒硝	**体力中等度以上** のぼせて便秘しがちなものの月経不順、月経困難症、月経痛、月経時や産後の精神不安、腰痛、便秘、高血圧の随伴症状（頭痛、めまい、肩こり）、痔疾、打撲症 【不向き】身体の虚弱な人、胃腸が弱く下痢しやすい人（激しい腹痛を伴う下痢が現れやすい）

加味逍遙散　🌿 →かみしょうようさん [カンゾウ] 柴胡、薄荷、当帰、 芍薬、白朮（蒼朮）、茯苓、生 姜、牡丹皮、山梔子	**体力中等度以下** のぼせ感があり、肩がこり、疲れやすく、精神不安やいらだち等の精神神経症状、時に便秘の傾向のあるものの冷え症、虚弱体質、月経不順、月経困難、更年期障害、血の道症、不眠症 【不向き】胃腸の弱い人（悪心・嘔吐、胃部不快感、下痢が現れやすい） 【副作用】肝機能障害、腸間膜静脈硬化症
柴胡桂枝乾姜湯　🌿 →さいこけいしかんきょうとう [カンゾウ] 桂皮、乾姜、柴胡、 黄芩、牡蛎、栝楼根	**体力中等度以下** 冷え症、貧血気味、神経過敏で、動悸、息切れ、時に寝汗、頭部の発汗、口の渇きがあるものの更年期障害、血の道症、不眠症、神経症、動悸、息切れ、かぜの後期の症状、気管支炎 【副作用】間質性肺炎、肝機能障害
四物湯　🌿 →しもつとう 当帰、芍薬、川芎、地黄	**体力虚弱** 冷え症で皮膚が乾燥、色つやの悪い体質で胃腸障害のないものの月経不順、月経異常、更年期障害、血の道症、冷え症、しもやけ、しみ、貧血、産後または流産後の疲労回復 【不向き】身体の虚弱な人、胃腸の弱い人、下痢しやすい人（胃部不快感、腹痛、下痢が現れやすい）
温経湯　🌿 →うんけいとう [カンゾウ] 呉茱萸、桂皮、当 帰、芍薬、川芎、牡丹皮、半 夏、生姜、麦門冬、阿膠、人参	**体力中等度以下** 手足がほてり、唇が乾くものの月経不順、月経困難、こしけ（おりもの）、更年期障害、不眠、神経症、湿疹・皮膚炎、足腰の冷え、しもやけ、手あれ（手の湿疹・皮膚炎） 【不向き】胃腸の弱い人
温清飲 →うんせいいん 黄連、黄芩、黄柏、山梔子、 当帰、芍薬、川芎、地黄	**体力中等度** 皮膚はかさかさして色つやが悪く、のぼせるものの月経不順、月経困難、血の道症、更年期障害、神経症、湿疹・皮膚炎 【不向き】胃腸が弱く下痢しやすい人（胃部不快感、下痢が現れやすい） 【副作用】肝機能障害

⓮内服アレルギー用薬

（1）皮膚の症状を主とする製剤

名称・構成生薬	適応および諸注意
茵蔯蒿湯 →いんちんこうとう ダイオウ 茵蔯蒿、山梔子	**体力中等度以上** 口渇があり、尿量少なく、便秘するものの蕁麻疹、口内炎、湿疹・皮膚炎、皮膚のかゆみ 【不向き】身体の虚弱な人、胃腸が弱く下痢しやすい人（激しい腹痛を伴う下痢が現れやすい）
消風散 →しょうふうさん カンゾウ 石膏、知母、苦参、地黄、蒼朮、木通、防風、荊芥、蝉退、牛蒡子、当帰、胡麻	**体力中等度以上** 皮膚疾患で、かゆみが強くて分泌物が多く、時に局所の熱感があるものの湿疹・皮膚炎、蕁麻疹、水虫、あせも 【不向き】身体の虚弱な人、胃腸が弱く下痢をしやすい人（胃部不快感、腹痛が現れやすい）
十味敗毒湯 →じゅうみはいどくとう カンゾウ 柴胡、川芎、桜皮（樸樕）、桔梗、防風、荊芥、独活、茯苓、生姜	**体力中等度** 皮膚疾患で、発赤があり、時に化膿するものの化膿性皮膚疾患・急性皮膚疾患の初期、蕁麻疹、湿疹・皮膚炎、水虫 【不向き】身体の虚弱な人、胃腸が弱い人 【医師等に相談】１週間程度使用して症状の改善がみられないときはいったん使用を中止（化膿性皮膚疾患・急性皮膚疾患の初期、急性湿疹に用いる場合）
当帰飲子 →とうきいんし カンゾウ 当帰、芍薬、地黄、川芎、何首烏、蒺藜子、防風、荊芥、黄耆	**体力中等度以下** 冷え症で、皮膚が乾燥するものの湿疹・皮膚炎（分泌物の少ないもの）、かゆみ 【不向き】胃腸が弱く下痢をしやすい人（胃部不快感、腹痛が現れやすい）

（2）鼻の症状を主とする製剤

名称・構成生薬	適応および諸注意
葛根湯加川芎辛夷 →かっこんとうかせんきゅうしんい マオウ カンゾウ 桂皮、生姜、葛根、辛夷、川芎、芍薬、大棗	**比較的体力がある** 鼻づまり、蓄膿症（副鼻腔炎）、慢性鼻炎 【不向き】身体の虚弱な人、胃腸が弱い人、発汗傾向の著しい人（悪心、胃部不快感が現れやすい）

荊芥連翹湯 → けいがいれんぎょうとう カンゾウ 黄連、黄芩、黄柏、山梔子、柴胡、防風、荊芥、連翹、薄荷、白芷、桔梗、枳実（枳殻）、当帰、芍薬、川芎、地黄	**体力中等度以上** 皮膚の色が浅黒く、時に手足の裏に脂汗をかきやすく、腹壁が緊張しているものの蓄膿症（副鼻腔炎）、慢性鼻炎、慢性扁桃炎、にきび 【不向き】胃腸の弱い人（胃部不快感が現れやすい） 【副作用】肝機能障害、間質性肺炎
辛夷清肺湯 → しんいせいはいとう 石膏、黄芩、山梔子、知母、升麻、辛夷、麦門冬、百合、枇杷葉	**体力中等度以上** 濃い鼻汁が出て、時に熱感を伴うものの鼻づまり、慢性鼻炎、蓄膿症（副鼻腔炎） 【不向き】身体の虚弱な人、胃腸虚弱で冷え症の人（胃部不快感が現れやすい） 【副作用】肝機能障害、間質性肺炎、腸間膜静脈硬化症

⓯皮膚に用いる薬

名称・構成生薬	適応および諸注意
紫雲膏 → しうんこう 紫根、当帰、胡麻油、蜜蝋、豚脂	ひび、あかぎれ、しもやけ、うおのめ、あせも、ただれ、外傷、火傷、痔核による疼痛、肛門裂傷、湿疹・皮膚炎 【不向き】湿潤、ただれ、火傷または外傷のひどい場合、傷口が化膿している場合、患部が広範囲の場合
中黄膏 → ちゅうおうこう 黄柏、鬱金、胡麻油、蜜蝋	急性化膿性皮膚疾患（腫れもの）の初期、打ち身、捻挫 【不向き】湿潤、ただれ、火傷または外傷のひどい場合、傷口が化膿している場合、患部が広範囲の場合

⓰歯や口中に用いる薬

名称・構成生薬	適応および諸注意
茵蔯蒿湯 → いんちんこうとう ダイオウ 茵蔯蒿、山梔子	**体力中等度以上** 口渇があり、尿量少なく、便秘するものの蕁麻疹、口内炎、湿疹・皮膚炎、皮膚のかゆみ 【不向き】身体の虚弱な人、胃腸が弱く下痢しやすい人（激しい腹痛を伴う下痢が現れやすい） 【副作用】肝機能障害

ⓗ 滋養強壮保健薬

名称・構成生薬	適応および諸注意
十全大補湯 🍃 →じゅうぜんたいほとう カンゾウ 人参（党参）、茯苓、白朮（蒼朮）、黄耆、地黄（熟地黄）、当帰、川芎、芍薬（白芍）、桂皮	体力虚弱 病後・術後の体力低下、疲労倦怠、食欲不振、ねあせ、手足の冷え、貧血 【不向き】胃腸の弱い人（胃部不快感が現れやすい） 【副作用】肝機能障害
補中益気湯 →ほちゅうえっきとう カンゾウ 人参、黄耆、白朮（蒼朮）、当帰、大棗、生姜、柴胡、陳皮、升麻	体力虚弱 元気がなく、胃腸の働きが衰えて、疲れやすいものの虚弱体質、疲労倦怠、病後・術後の衰弱、食欲不振、ねあせ、感冒 【副作用】間質性肺炎、肝機能障害

ⓘ その他の製剤

名称・構成生薬	適応および諸注意
防風通聖散 🍃🍃 →ぼうふうつうしょうさん マオウ ダイオウ カンゾウ 黄芩、山梔子、滑石、石膏、桔梗、白朮、防風、薄荷、連翹、荊芥、当帰、芍薬（白芍）、川芎、芒硝、生姜	体力充実 腹部に皮下脂肪が多く、便秘がちなものの高血圧や肥満に伴う動悸・肩こり・のぼせ・むくみ・便秘、蓄膿症（副鼻腔炎）、湿疹・皮膚炎、ふきでもの（にきび）、肥満症 【不向き】身体の虚弱な人、胃腸が弱く下痢しやすい人、発汗傾向の著しい人（激しい腹痛を伴う下痢が現れやすい） 【注意】小児に対する適応はない。他の瀉下薬の使用は避ける 【副作用】肝機能障害、間質性肺炎、偽アルドステロン症、腸間膜静脈硬化症 【医師等に相談】1週間程度使用しても症状の改善がみられないときは、いったん使用を中止する（便秘に用いられる場合）
防已黄耆湯 🍃🍃 →ぼういおうぎとう カンゾウ 防已、黄耆、白朮（蒼朮）、生姜、大棗	体力中等度以下 疲れやすく、汗のかきやすい傾向があるものの肥満に伴う関節の腫れや痛み、むくみ、多汗症、肥満症（筋肉に締まりのない、いわゆる水ぶとり） 【副作用】肝機能障害、間質性肺炎、偽アルドステロン症

大柴胡湯 🌿🌿 →だいさいことう **ダイオウ** 柴胡（さいこ）、大棗（たいそう）、芍薬（しゃくやく）、黄芩（おうごん）、半夏（はんげ）、枳実（きじつ）、生姜（しょうきょう）	**体力充実** 脇腹からみぞおち辺りにかけて苦しく、便秘の傾向があるものの胃炎、常習便秘、高血圧や肥満に伴う肩こり・頭痛・便秘、神経症、肥満症 【不向き】身体の虚弱な人、胃腸が弱く下痢しやすい人（激しい腹痛を伴う下痢が現れやすい） 【副作用】肝機能障害、間質性肺炎 【医師等に相談】1週間程度位使用しても症状の改善がみられないときは、いったん使用を中止する（常習便秘、高血圧に伴う便秘に用いられる場合）
黄連解毒湯 🌿🌿 →おうれんげどくとう 黄連（おうれん）、黄芩（おうごん）、黄柏（おうばく）、山梔子（さんしし）	**体力中等度以上** のぼせぎみで顔色赤く、いらいらして落ち着かない傾向のあるものの鼻出血、不眠症、神経症、胃炎、二日酔い、血の道症、めまい、動悸、更年期障害、湿疹・皮膚炎、皮膚のかゆみ、口内炎 【不向き】身体の虚弱な人 【副作用】肝機能障害、間質性肺炎、腸間膜静脈硬化症 【医師等に相談】5～6回使用しても症状の改善がみられないときは、いったん使用を中止する（鼻出血、二日酔いに用いられる場合）
清上防風湯 🌿 →せいじょうぼうふうとう **カンゾウ** 連翹（れんぎょう）、山梔子（さんしし）、黄連（おうれん）、黄芩（おうごん）、防風（ぼうふう）、荊芥（けいがい）、薄荷（はっか）、白芷（びゃくし）、川芎（せんきゅう）、桔梗（ききょう）、枳実（きじつ）（枳殻（こく））	**体力中等度以上** 赤ら顔で、時にのぼせがあるもののにきび、顔面・頭部の湿疹・皮膚炎、赤鼻（酒さ） 【不向き】胃腸の弱い人（食欲不振、胃部不快感が現れやすい） 【副作用】肝機能障害、偽アルドステロン症、腸間膜静脈硬化症

特に肥満に使用する大柴胡湯、防已黄耆湯や防風通聖散は現場でよく使われるため、出題頻度も高いです。また、赤鼻（酒さ）は皮膚疾患の一つで、「酒焼け」ともいわれます。

ここがポイント!

　試験では、生薬自体の基原や効能についても聞かれますが、生薬を覚えることで漢方処方製剤についても構成生薬から効能を推測することができるようになります。ここではイメージしやすいよう根・茎、種子・果実、動物などに分け、さらに薬の種類や効能が近くなるようまとめています。また、インターネットで生薬の画像などを調べると記憶に定着させやすいのでおすすめです。

生薬の基原となる「植物名」と使用する「部位」は出題範囲内です。基原の一部がラテン語等の学名で表記されていますが、学名自体が問われる可能性は低いです。

ここがポイント！

❶根・根茎系

名称	薬	基原と効能
カンゾウ→甘草	鎮咳去痰薬、解熱鎮痛薬、かぜ薬	【基原】マメ科の *Glycyrrhiza uralensis* Fischer または *Glycyrrhiza glabra* Linné の根およびストロンで、時に周皮を除いたもの（皮去りカンゾウ） 【効能・注意点】グリチルリチン酸による抗炎症作用。気道粘膜からの分泌を促す。大量摂取するとグリチルリチン酸の大量摂取により偽アルドステロン症を起こすおそれがある
マオウ→麻黄	鎮咳去痰薬、かぜ薬	【基原】マオウ科の *Ephedra sinica* Stapf、*Ephedra intermedia* Schrenk et C. A. Meyer または *Ephedra equisetina* Bunge の地上茎 【効能・注意点】気管支拡張作用、中枢神経系に対する作用が他の成分に比べて強い。依存性がある。充血を和らげる
ダイオウ→大黄	瀉下薬	【基原】タデ科の *Rheum palmatum* Linné、*Rheum tanguticum* Maximowicz、*Rheum officinale* Baillon、*Rheum coreanum* Nakai またはそれらの種間雑種の、通例、根茎 【効能】大腸を刺激して排便を促す

ブシ→附子	強心薬	【基原】キンポウゲ科のハナトリカブトまたはオクトリカブトの塊根を減毒加工して製したもの 【効能】心筋の収縮力を高めることで血液循環を改善・血液循環が高まることによる利尿作用がある。鎮痛作用（アスピリン等と異なり、プロスタグランジンを抑えないことから、胃腸障害等の副作用は示さない）がある。生は毒性が高く処理して用いる	
オウレン →黄連	健胃薬	【基原】キンポウゲ科のオウレン、*Coptis chinensis* Franchet、*Coptis deltoidea* C.Y. Cheng et Hsiao または *Coptis teeta* Wallich の根をほとんど除いた根茎 【効能】苦味による健胃作用、抗菌・抗炎症作用。日本薬局方では止瀉薬	
シコン→紫根	外用痔疾用薬、口内炎用薬	【基原】ムラサキ科のムラサキの根 【効能】新陳代謝の促進作用、殺菌作用、抗炎症作用、組織修復促進作用、抗菌作用	
カシュウ→何首烏	毛髪用薬、滋養強壮保健薬	【基原】タデ科のツルドクダミの塊根 【効能】頭皮の余分な皮脂を取り除く、強壮作用	
セキサン→石蒜	鎮咳去痰薬、かぜ薬	【基原】ヒガンバナ科のヒガンバナの鱗茎	【効能】去痰作用
シャクヤク →芍薬	解熱鎮痛薬、胃腸鎮痛鎮痙薬	【基原】ボタン科のシャクヤクの根	【効能】鎮痛鎮痙作用、鎮静作用、内臓の痛みの緩和
ボタンピ →牡丹皮		【基原】ボタン科のボタンの根皮	
カッコン →葛根	かぜ薬	【基原】マメ科のクズの周皮を除いた根 【効能】解熱作用、鎮痙作用	
サイコ→柴胡		【基原】セリ科のミシマサイコの根 【効能】抗炎症作用、解熱作用、鎮痛作用	
ショウマ →升麻		【基原】キンポウゲ科の *Cimicifuga dahurica* Maximowicz、*Cimicifuga heracleifolia* Komarov、*Cimicifuga foetida* Linné またはサラシナショウマの根茎 【効能】発汗作用、解熱作用、解毒作用、消炎作用	

ボウフウ🖊️ →防風	かぜ薬	【基原】セリ科の *Saposhnikovia divaricata* Schischkin の根および根茎 【効能】発汗作用、解熱作用、鎮痛作用、鎮痙作用
キキョウ→桔梗 🖊️	鎮咳去痰薬、 かぜ薬	【基原】キキョウ科のキキョウの根 【効能】痰または痰を伴う咳に用いる
セネガ🖊️		【基原】ヒメハギ科のセネガまたは ヒロハセネガの根　〔効能〕去痰作用
チクセツニンジン →竹節人参🖊️	毛髪用薬、か ぜ薬	【基原】ウコギ科のトチバニンジンの根茎を、通 例、湯通ししたもの 【効能】血行促進作用、抗炎症作用、強壮作用
ソウハクヒ →桑白皮🖊️	泌尿器用薬	【基原】クワ科のマグワの根皮 【効能】利尿作用、日本薬局方では尿量減少に用 いる
モクツウ→木通🖊️		【基原】アケビ科のアケビまたはミツバアケビの 蔓性の茎を、通例、横切りにしたもの 【効能】利尿作用
カノコソウ （キッソウコン） →鹿子草、吉草根🖊️	解熱鎮痛薬、 眠気を促す薬	【基原】オミナエシ科のカノコソウの根および 根茎 【効能】鎮静作用、神経の興奮・緊張緩和作用
バクモンドウ🖊️ →麦門冬	鎮咳去痰薬	【基原】ユリ科のジャノヒゲの根の膨大部 【効能】鎮咳去痰作用、滋養強壮等の作用
ロートエキス （ロートコン） →莨菪根	胃腸鎮痛鎮 痙薬	【基原】ナス科のハシリドコロ、*Scopolia carniolica* Jacquin または *Scopolia parviflora* Nakai の根茎および根 【効能】鎮痛鎮痙作用（消化管の緊張低下作用）
サンキライ →山帰来、土茯苓	泌尿器用薬	【基原】ユリ科の *Smilax glabra* Roxburgh の 塊茎 【効能】利尿作用。日本薬局方では尿量減少に用 いる
トウキ→当帰	婦人薬	【基原】セリ科のトウキまたはホッカイトウキの 根を、通例、湯通ししたもの 【効能】血行を改善して血色不良や冷えの症状を 緩和。強壮作用、鎮静作用、鎮痛作用

ニンジン →人参（高麗人参、朝鮮人参）	滋養強壮保健薬、かぜ薬、婦人薬	【基原】ウコギ科のオタネニンジンの細根を除いた根またはこれを軽く湯通ししたもの。オタネニンジンの根を蒸したものを基原とする生薬はコウジン（紅参）と呼ぶ 【効能】神経系の興奮作用・副腎皮質機能の亢進作用。ストレスに対する抵抗力や新陳代謝を高める。滋養強壮作用	
ボウイ→防已	解熱鎮痛薬	【基原】ツヅラフジ科のオオツヅラフジの蔓性の茎および根茎を、通例、横切したもの 【効能】鎮痛作用、利尿作用	
ショウキョウ →生姜	解熱鎮痛薬、健胃薬	【基原】ショウガ科のショウガの根茎 【効能】発汗を促して解熱を助ける作用、香りによる健胃作用	
チャボトケイソウ （パッシフローラ）	眠気を促す薬	【基原】南米原産のトケイソウ科の植物で、その開花期における茎および葉 【効能】神経の興奮・緊張緩和作用	
オンジ→遠志	鎮咳去痰薬	【基原】ヒメハギ科のイトヒメハギの根および根皮 【効能】去痰作用	
ハンゲ→半夏		【基原】サトイモ科のカラスビシャクのコルク層を除いた塊茎 【効能】中枢性の鎮咳作用	
ラタニア	口腔咽喉薬、含嗽薬	【基原】クラメリア科のクラメリア・トリアンドラおよびその同属植物の根 【効能】咽頭粘膜を引き締める（収斂）作用により炎症の寛解を促す	
ゲンチアナ	健胃薬	【基原】リンドウ科の *Gentiana lutea* Linné の根および根茎	【効能】苦味による健胃作用
リュウタン →竜胆		【基原】リンドウ科のトウリンドウの根および根茎	
ソウジュツ →蒼朮		【基原】キク科のホソバオケラ、シナオケラ、またはそれらの種間雑種の根茎	【効能】香りによる健胃作用
ビャクジュツ →白朮		【基原】キク科のオケラの根茎（和ビャクジュツ）またはオオバナオケラの根茎（唐ビャクジュツ）	

エンゴサク →延胡索	胃腸鎮痛鎮痙薬	【基原】ケシ科の *Corydalis turtschaninovii* Besser forma *yanhusuo* Y. H. Chou et C. C. Hsu の塊茎を通例、湯通ししたもの 【効能】鎮痛鎮痙作用	
オウゴン→黄芩	内用痔疾用薬、健胃薬	【基原】シソ科のコガネバナの周皮を除いた根 【効能】抗炎症作用、香りによる健胃作用	
コウブシ→香附子	婦人薬	【基原】カヤツリグサ科のハマスゲの根茎 【効能】鎮静作用、鎮痛作用、女性の滞っている月経を促す作用	
ジオウ→地黄		【基原】ゴマノハグサ科のアカヤジオウ等の根またはそれを蒸したもの	【効能】血行を改善、血色不良や冷えの症状を緩和、強壮作用、鎮静作用、鎮痛作用
センキュウ→川芎		【基原】セリ科のセンキュウの根茎を、通例、湯通ししたもの	
サイシン→細辛	内服アレルギー用薬	【基原】ウマノスズクサ科のケイリンサイシンまたはウスバサイシンの根および根茎 【効能】鎮痛作用、鎮咳作用、利尿作用、鼻閉に用いる	
オウギ→黄耆	滋養強壮保健薬	【基原】マメ科のキバナオウギまたは *Astragalus mongholicus* Bunge の根	【効能】強壮作用
サンヤク→山薬		【基原】ヤマノイモ科のヤマノイモまたはナガイモの周皮を除いた根茎（担根体）	

たくさんの種類の生薬がありますが、頻出度の高い生薬を優先的に覚えて、過去問が解けるかどうかチャレンジしていきましょう。

ここがポイント！

❷種子・果実系

名称	薬	基原と効能	
ヒマシ油	瀉下薬	【基原】ヒマシ（トウダイグサ科のトウゴマの種子）を圧搾_{あっさく}して得られた脂肪油 【効能】小腸でリパーゼの働きにより生じる分解物が小腸を刺激することで瀉下作用をもたらす	
ゴミシ→五味子	鎮咳去痰薬、滋養強壮保健薬	【基原】マツブサ科のチョウセンゴミシの果実 【効能】鎮咳作用、強壮作用	
キョウニン →杏仁	鎮咳去痰薬	【基原】バラ科のホンアンズ、アンズ等の種子 【効能】体内で分解されて生じた代謝物の一部が延髄の呼吸中枢、咳嗽中枢を鎮静させる（鎮咳作用）	
サンザシ→山査子	その他	【基原】バラ科のサンザシまたはオオミサンザシの偽果をそのまま、または縦切_{じゅうせつ}もしくは横切したもの 【効能】健胃作用、消化促進作用、同属植物であるセイヨウサンザシの葉は血行促進作用、強心作用を示す	
ナンテンジツ →南天実	鎮咳去痰薬、かぜ薬	【基原】メギ科のシロミナンテン（シロナンテン）またはナンテンの果実 【効能】知覚神経・末梢運動神経に作用して咳を止める（鎮咳作用）	
セイヨウトチノミ →西洋栃の実	痔疾用薬（内用・外用）、皮膚の薬	【基原】トチノキ科のセイヨウトチノキ（マロニエ）の種子	【効能】血行促進作用、抗炎症作用
サンシシ →山梔子	皮膚の薬、歯痛薬	【基原】アカネ科のクチナシの果実で、ときには湯通しまたは蒸したもの	
サンソウニン →酸棗仁	眠気を促す薬	【基原】クロウメモドキ科のサネブトナツメの種子 【効能】神経の興奮・緊張緩和作用	
ホップ	眠気を促す薬	【基原】ヨーロッパ南部から西アジアを原産とするアサ科のホップ *Humulus lupulus* L. の成熟した球果状の果穂 【効能】神経の興奮・緊張緩和作用	
シャゼンシ →車前子	鎮咳去痰薬	【基原】オオバコ科のオオバコの花期の種子 【効能】去痰作用	

ウイキョウ→茴香	口腔咽喉薬、含嗽薬、健胃薬	【基原】セリ科のウイキョウの果実 【効能】香りによる清涼感、香りによる健胃作用
チンピ→陳皮	健胃薬	【基原】ミカン科のウンシュウミカンの成熟した果皮 【効能】香りによる健胃作用
ケツメイシ→決明子	整腸薬	【基原】マメ科のエビスグサまたは *Cassia tora* Linné の種子 【効能】整腸作用、日本薬局方では整腸・腹部膨満感に用いる
ケンゴシ→牽牛子	瀉下薬	【基原】ヒルガオ科のアサガオの種子 【効能】大腸を刺激して排便を促す
プランタゴ・オバタ		【基原】オオバコ科のプランタゴ・オバタの種子または種皮 【効能】腸管内で水分を吸収して腸内容物に浸透し、糞便のかさを増やすとともに糞便を軟らかくすることによる瀉下作用
オリーブ油	皮膚の薬	【基原】モクセイ科の *Olea eu ropaea* Linné の果実を圧搾して得た脂肪油 【効能】角質層の水分保持量を高めて皮膚の乾燥を改善
トウガラシ→唐辛子		【基原】ナス科のトウガラシの果実 【効能】カプサイシンを含み皮膚に温感刺激を与え、末梢血管の拡張を通じて血行促進作用
カイカク→槐角	痔疾用薬（内用）	【基原】マメ科のエンジュの成熟果実 【効能】止血作用
キササゲ→梓実	泌尿器用薬	【基原】ノウゼンカズラ科のキササゲの果実 【効能】利尿作用、日本薬局方では尿量減少に用いる

サンシュユ→山茱萸	滋養強壮保健薬	【基原】ミズキ科のサンシュユの偽果の果肉	【効能】強壮作用
タイソウ→大棗		【基原】クロウメモドキ科のナツメの果実	

ヨクイニン→薏苡仁		【基原】イネ科のハトムギの種皮を除いた種子 【効能】肌荒れやいぼに用いられる
レンギョウ→連翹	その他	【基原】モクセイ科のレンギョウの果実 【効能】鎮痛作用、抗菌作用

❸葉・樹皮系

名称	薬	基原と効能	
センナ、センノシド→番瀉葉	瀉下薬	【基原】マメ科の *Cassia angustifolia* Vahl または *Cassia acutifolia* Delile の小葉 【効能】大腸を刺激して排便を促す	
リュウノウ→竜脳	強心薬	【基原】フタバガキ科のリュウノウジュの樹幹の精油（ボルネオール） 【効能】強心成分以外の配合成分として中枢神経系の刺激作用による気つけ	
センブリ→千振	健胃薬	【基原】リンドウ科のセンブリの開花期の全草 【効能】苦味による健胃作用、日本薬局方では健胃薬・止瀉薬	
オウバク→黄柏		【基原】ミカン科のキハダまたは *Phellodendron chinense* Schneider の周皮を除いた樹皮 【効能】苦味による健胃作用、抗菌・抗炎症、血行促進作用。日本薬局方では止瀉薬・外用薬	
ウワウルシ	泌尿器用薬	【基原】ツツジ科のクマコケモモの葉 【効能】利尿作用、尿路殺菌消毒作用、日本薬局方では残尿感、排尿時の不快感に用いる	
ヒノキチオール	毛髪用薬	【基原】ヒノキ科のタイワンヒノキ、ヒバ等から得られた精油 【効能】抗菌作用、抗炎症作用	
オウヒ→桜皮	鎮咳去痰薬、かぜ薬	【基原】バラ科のヤマザクラまたはカスミザクラの樹皮 【効能】去痰作用	
シャゼンソウ→車前草		【基原】オオバコ科のオオバコの花期の全草 【効能】去痰作用、日本薬局方では咳に対して用いる	
ハッカ油→薄荷油	外用痔疾用薬、皮膚の薬、歯痛薬	【基原】シソ科のハッカの地上部を水蒸気蒸留して得た油を冷却、固形分を除去した精油 【効能】冷感刺激による鎮痛作用、血行促進作用、鎮痒作用	
ハッカ→薄荷	口腔咽喉薬、含嗽薬	【基原】シソ科のハッカの地上部	【効能】芳香による清涼感
ユーカリ		【基原】フトモモ科のユーカリノキまたはその近縁植物の葉	

ミルラ→没薬	口腔咽喉薬、含嗽薬、歯槽膿漏薬	【基原】カンラン科のミルラノキ等の植物の皮部の傷口から流出して凝固した樹脂 【効能】収斂作用、抗菌作用
アカメガシワ →赤芽柏	胃の薬	【基原】トウダイグサ科のアカメガシワの樹皮 【効能】胃粘膜保護作用
コウボク→厚朴	健胃薬	【基原】モクレン科のホオノキ、*Magnolia officinalis* Rehder et Wilson または *Magnolia officinalis* Rehder et Wilson var. *biloba* Rehder et Wilson の樹皮 【効能】香りによる健胃作用
ケイヒ→桂皮	健胃薬、解熱鎮痛薬	【基原】クスノキ科の *Cinnamomum cassia* J. Presl の樹皮または周皮の一部を除いた樹皮 【効能】香りによる健胃作用、発汗による解熱を助ける作用
アセンヤク →阿仙薬	整腸薬	【基原】アカネ科の *Uncaria gambir* Roxburgh の葉および若枝から得た水製乾燥エキス 【効能】整腸作用
アロエ→蘆薈	瀉下薬	【基原】ユリ科の *Aloe ferox* Miller またはこれと *Aloe africana* Miller または *Aloe spicata* Baker との種間雑種の葉から得た液汁を乾燥させたもの 【効能】大腸を刺激して排便を促す
ゴバイシ→五倍子	止瀉薬	【基原】ウルシ科のヌルデの若芽や葉上にアブラムシ科のヌルデシロアブラムシが寄生し、その刺激により葉上に生成した嚢状虫瘤 【効能】腸粘膜のタンパク質と結合して不溶性の膜を形成し、腸粘膜を引き締める（収斂）ことにより、腸粘膜を保護する
モクキンピ →木槿皮	皮膚の薬	【基原】アオイ科のムクゲの幹皮 【効能】皮膚糸状菌の増殖抑制

❹花・蕾系

身近にある植物が実際の生薬になっているので、道端で探してみながら覚えると理解が深まりやすいです。

ここがポイント!

名称	薬	基原と効能
コウカ→紅花	循環器用薬	【基原】キク科のベニバナの管状花をそのまま、または黄色色素の大部分を除いたもので、時に圧搾して板状としたもの 【効能】末梢の血行を促してうっ血を除く、冷え症および血色不良に用いる
カミツレ	歯槽膿漏薬、かぜ薬	【基原】キク科のカミツレの頭花 【効能】抗炎症作用、抗菌作用、発汗作用
カゴソウ→夏枯草	泌尿器用薬	【基原】シソ科のウツボグサの花穂 【効能】利尿作用。日本薬局方では残尿感、排尿時の不快感に用いる
チョウジ→丁子	口腔咽喉薬、含嗽薬、健胃薬	【基原】フトモモ科のチョウジの蕾 【効能】芳香による清涼感、香りによる健胃作用
チョウジ油→丁子油	歯槽膿漏薬	【基原】フトモモ科のチョウジの蕾または葉を水蒸気蒸留して得た精油 【効能】殺菌消毒作用・抗炎症作用
ゲンノショウコ→現の証拠	整腸薬	【基原】フウロソウ科のゲンノショウコの地上部 【効能】整腸作用。日本薬局方では整腸・腹部膨満感に用いる
ジュウヤク→十薬	瀉下薬	【基原】ドクダミ科のドクダミの花きの地上部 【効能】大腸を刺激して排便を促す
サフラン→番紅花	婦人薬	【基原】アヤメ科のサフランの柱頭 【効能】鎮静作用、鎮痛作用、月経を促す作用

ケイガイ→荊芥	内服アレルギー用薬	【基原】シソ科のケイガイの花穂 【効能】発汗作用、解熱鎮痛作用、鼻閉に用いる
シンイ→辛夷		【基原】モクレン科の *Magnolia biondii* Pampanini、ハクモクレン、*Magnolia sprengeri* Pampanini、タムシバまたはコブシの蕾 【効能】鎮静作用、鎮痛作用
アルニカ	皮膚の薬	【基原】キク科のアルニカ 【効能】抗炎症作用、血行促進作用
カイカ→槐花	痔疾用薬 （内用）	【基原】マメ科のエンジュの蕾 【効能】止血作用
インヨウカク →淫羊藿	滋養強壮保健薬	【基原】メギ科のキバナイカリソウ、イカリソウ、*Epimedium brevicornu* Maximowicz、*Epimedium wushanense* T. S. Ying、ホザキイカリソウまたはトキワイカリソウの地上部 【効能】強壮作用、血行促進作用、強精作用（性機能の亢進）

❺動物系

動物性生薬について、何の動物が由来になっているのかを覚えていきましょう。出題される動物性生薬の基原は、「雌」はなく「雄」しかありません。

ここがポイント！

名称	薬	基原と効能
ゴオウ→牛黄 🐻🐻	小児鎮静薬、かぜ薬、強心薬	【基原】ウシ科のウシの胆嚢中に生じた結石 【効能】緊張・興奮を鎮める、血液の循環を促す。解熱作用。強心作用、鎮静作用（末梢血管の拡張による血圧降下、興奮を鎮める）
ジャコウ→麝香 🐻🐻	小児鎮静薬、強心薬	【基原】シカ科のジャコウジカの雄の麝香腺分泌物 【効能】緊張・興奮を鎮める。血液の循環を促す。強心作用。呼吸中枢を刺激して呼吸機能を高め、意識をはっきりさせる

ユウタン→熊胆 🐻🐻	健胃薬	【基原】クマ科の *Ursus arctos* Linné またはその他近縁動物の胆汁を乾燥させたもの 【効能】苦味による健胃作用、消化補助作用
センソ→蟾酥 🐻🐻	強心薬	【基原】ヒキガエル科のアジアヒキガエルの耳腺の分泌物 【効能】強心作用、局所麻酔作用（口中で噛み砕くと舌等が麻痺） 【注意】1日服用量は5mg以下（5mgを超えると劇薬に指定）
ロクジョウ→鹿茸 🐻🐻		【基原】シカ科の *Cervus nippon* Temminck、*Cervus elaphus* Linné、*Cervus canadensis* Erxleben またはその他同属動物の雄鹿の角化していない幼角 【効能】強心作用、強壮作用、血行促進作用
シンジュ→真珠 🐻		【基原】ウグイスガイ科のアコヤガイ、シンジュガイまたはクロチョウガイ等の外套膜組成中に病的に形成された顆粒状物質 【効能】強心成分以外の配合成分として鎮静作用
レイヨウカク 🐻 →羚羊角	小児鎮静薬	【基原】ウシ科のサイカレイヨウ（高鼻レイヨウ）等の角 【注意】絶滅のおそれがあり、入手困難が予想されるため、スイギュウカクへ代替する医薬品もある 【効能】緊張・興奮を鎮める
ジリュウ→地竜	解熱鎮痛薬	【基原】フトミミズ科の *Pheretima aspergillum* Perrier またはその近縁動物の内部を除いたもの 【効能】感冒時の解熱
ボレイ→牡蛎	制酸薬	【基原】イタボガキ科のカキの貝殻 【効能】中和反応による制酸作用
ハンピ→反鼻	滋養強壮保健薬	【基原】ニホンマムシ等の皮および内臓を取り除いたもの 【効能】強壮作用、血行促進作用、強精作用（性機能の亢進）

❻その他

名称	薬	基原と効能
ブクリョウ→茯苓	泌尿器用薬	【基原】サルノコシカケ科のマツホドの菌核で、通例、外層をほとんど除いたもの 【効能】利尿作用、健胃作用、鎮静作用
ジンコウ→沈香	小児鎮静薬	【基原】ジンチョウゲ科のジンコウ、その他同属植物の材、特にその辺材の材質中に黒色の樹脂が沈着した部分を採取したもの 【効能】鎮静作用、健胃作用、強壮作用
チョウトウコウ →釣藤鈎	眠気を促す薬	【基原】アカネ科のカギカズラ、*Uncaria sinensis* Haviland または *Uncaria macrophylla* Wallich の棘 【効能】神経の興奮・緊張緩和作用
マクリ→海人草	駆虫薬	【基原】フジマツモ科のマクリの全藻 【効能】回虫に痙攣を起こさせて排便とともに排出させる
木クレオソート	止瀉薬 胃腸鎮痛鎮痙薬	【効能】過剰な腸の（蠕動）運動を正常化し、あわせて水分や電解質の分泌も抑える止瀉作用がある。歯に使用する場合は局所麻酔作用 【注意】医薬品として用いるのは木材を原料とする。石炭を原料とする石炭クレオソートは発がん性のおそれがあり、医薬品としては使用されない

キノコに関する生薬は多くありますが、登録販売者試験で学習するキノコ類は「ブクリョウ」のみです。出題頻度も高いため、印象づけて覚えましょう。

ここがポイント！

ココが出る！一問一答

○×で
答えましょう

□ **Q1** 漢方処方製剤を使用しようとする人の証（体質および症状）を理解し、その証に合った漢方処方を選択することが重要である。

□ **Q2** カッコンは、キンポウゲ科のハナトリカブトまたはオクトリカブトの塊根を減毒加工して製したものを基原とする生薬である。

□ **Q3** 麻黄湯（まおうとう）は、かぜのひき始めにおける諸症状、頭痛、肩こり、筋肉痛、手や肩の痛みに適すとされる。

□ **Q4** サイコは、解熱作用を期待して配合されている場合がある。

□ **Q5** 小柴胡湯（しょうさいことう）は、構成生薬としてマオウを含む漢方処方製剤である。

□ **Q6** キョウニンは、バラ科のアンズの種子を用いた生薬である。

□ **Q7** 呉茱萸湯（ごしゅゆとう）は、体力中程度で痛みがあり、ときにしびれがあるものの関節痛、腰痛に適すとされる。

□ **Q8** 神経の興奮・緊張緩和を期待して配合されることのあるチョウトウコウは、クロウメモドキ科のサネブトナツメの種子を基原とする生薬である。

□ **Q9** 抑肝散加陳皮半夏（よくかんさんかちんぴはんげ）は、体力中等度以上で精神不安があり、動悸や不眠などを伴う高血圧の随伴症状（動悸、不安、不眠）、神経症、更年期神経症に適すとされ、構成生薬としてダイオウを含む。

□ **Q10** セネガは、ヒメハギ科のセネガ又はヒロハセネガの根を用いた生薬で、鎮咳作用を期待して用いられる。

▶答えと解説

A1 ○ **A2** ✕ ブシの記述である。**A3** ✕ 葛根湯の記述である。**A4** ○ **A5** ✕ マオウは含まれない。**A6** ○ **A7** ✕ 疎経活血湯（そけいかっけつとう）の記述である。**A8** ✕ サンソウニンの記述である。**A9** ✕ 柴胡加竜骨牡蛎湯（さいこかりゅうこつぼれいとう）の記述である。**A10** ✕ 鎮咳作用ではなく去痰作用である。

☐ **Q11** 半夏厚朴湯は、痰の切れにくい咳（喉の乾燥感）、気管支炎、気管支喘息の症状に適すとされるが、水様痰の多い人には不向きとされている。

☐ **Q12** ケイヒは、苦みによる健胃作用を期待して、胃の薬に用いられる生薬成分である。

☐ **Q13** 安中散は、体力中等度以下で腹部は力がなくて、胃痛又は腹痛があって、時に胸やけや、げっぷ、食欲不振、吐きけなどを伴うものの神経性胃炎、慢性胃炎、胃腸虚弱に適するとされる。

☐ **Q14** オウバクは、収斂作用のほか、抗菌作用、抗炎症作用も期待して用いられる。

☐ **Q15** 桂枝加芍薬湯は、腹部膨満感のある人における、しぶり腹、腹痛に適すとされる。

☐ **Q16** 高血圧、心臓病、腎臓病の診断を受けた人は、苓桂朮甘湯を服用することで、偽アルドステロン症を生じやすくなる。

☐ **Q17** 猪苓湯は、体力に関わらず、排尿異常があり、ときに口が渇くものの排尿困難、排尿痛、残尿感、頻尿、むくみに適すとされる。

☐ **Q18** 当帰芍薬散は、胃腸の弱い人では不向きとされており、構成生薬としてカンゾウを含む。

☐ **Q19** 黄連解毒湯は、体力中等度以下で疲れやすく、汗をかきやすい傾向にある人の肥満に伴う関節の腫れや痛み、むくみ、多汗症、肥満症（筋肉に締まりのない、いわゆる水ぶとり）に適すとされる。

☐ **Q20** チクセツニンジンは、ウコギ科のトチバニンジンの根茎を用いた生薬で、血行促進、抗炎症等の作用を期待して用いられる。

▶答えと解説

A11 ✕ 麦門冬湯の記述である。A12 ✕ 芳香性健胃薬である。A13 ○ A14 ○ A15 ○
A16 ○ A17 ○ A18 ✕ カンゾウは含まない。A19 ✕ 防已黄耆湯の記述である。A20 ○

第4章

薬事関係法規・制度

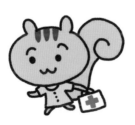

＼ 薬機法を
しっかり押さえる！ ／

すぐにわかる本章のポイント

ここでは医薬品に関する法律を学んでいくのですね！

一般用医薬品の販売に関して最も重要な「医薬品、医療機器等の品質、有効性及び安全性の確保等に関する法律」を中心に押さえます。「薬機法」と呼ばれるものです。

登録販売者となるために必要な販売従事登録、医薬品の定義や分類、第一類・第二類・第三類などのリスク区分、容器や添付文章等への記載事項、医薬部外品・化粧品・食品について学びます。

そして、医薬品販売における許可、リスク区分ごとの情報提供や陳列、インターネット販売等の特定販売を学習していきます。

最後に適切・不適正な販売広告、行政庁による処分を押さえます。医薬部外品・化粧品・食品に関する手引きの別表も確認しておきましょう。

ひとこと

法律の条文や制度の背景を深読みしてしまい、何度勉強しても得点できない人がみられます。一問一答や過去問で間違えたところは、テキストの対応箇所にチェックしておきましょう。苦手なところを集中して学習すると効果的です。

1 医薬品、医療機器等の品質、有効性及び安全性の確保等に関する法律の目的等

一般用医薬品の販売に関して最も重要な法律である薬機法の趣旨を学びます。また、登録販売者の登録方法や登録内容に変更が生じた際の手続きなどを押さえましょう。

1 医薬品医療機器等に関する法律の目的　｜でる度 ★★★

❶法令の目的等

　一般用医薬品の販売に関連する法令のうち、最も重要な法令は「**医薬品、医療機器等の品質、有効性及び安全性の確保等に関する法律**」（以下、薬機法）です。「薬事法」からこの名称へと変わり、「医薬品医療機器等法」や「薬機法」と略して呼ばれるようになりました。

ここがポイント!

本書では、「薬機法」と表記していますが、試験では「医薬品医療機器等法」と記載されます。

同法第1条では、本法の目的について次のように述べています。

> **薬機法第1条（目的）**
>
> 　この法律は、医薬品、医薬部外品、化粧品、医療機器及び再生医療等製品の品質、有効性及び安全性の確保並びにこれらの使用による保健衛生上の危害の発生及び拡大の防止のために必要な規制を行うとともに、指定薬物の規制に関する措置を講ずるほか、医療上特にその必要性が高い医薬品、医療機器及び再生医療等製品の研究開発の促進のために必要な措置を講ずることにより、保健衛生の向上を図ることを目的とする。

　条文が長いので、以下の3つに分けて押さえましょう。
①医薬品、医薬部外品、化粧品、医療機器及び再生医療等製品の品質、有効性

及び安全性の確保並びにこれらの使用による保健衛生上の危害の発生及び拡大の防止のために必要な規制を行う

②指定薬物の規制に関する措置を講ずる

③医療上特にその必要性が高い医薬品、医療機器及び再生医療等製品の研究開発の促進のために必要な措置を講ずる

💊 薬機法の目的

①医薬品等の品質を確保して危害の発生を防ぐ

②指定薬物を規制する

③必要性の高い医薬品等の研究開発を促進する

薬機法は、①〜③をもって保健衛生の向上を図ることを目的としています。

❷医薬関係者等の責務

医薬品等関連事業者・医薬関係者・国民の役割は、次のように法律で定められており、それぞれ「努めなければならない」と努力義務に規定されています。

薬機法第1条の4（医薬品等関連事業者等の責務）

医薬品等の製造販売、製造（小分けを含む。以下同じ。）、販売、貸与若しくは修理を業として行う者、第4条第1項の許可を受けた者（以下「薬局開設者」という。）又は病院、診療所若しくは飼育動物診療施設（略）の開設者は、その相互間の情報交換を行うことその他の必要な措置を講ずることにより、医薬品等の品質、有効性及び安全性の確保並びにこれらの使用による保健衛生上の危害の発生及び拡大の防止に努めなければならない。

薬機法第1条の5第1項（医薬関係者の責務）

医師、歯科医師、薬剤師、獣医師その他の医薬関係者は、医薬品等の有

効性及び安全性その他これらの適正な使用に関する知識と理解を深めるとともに、これらの使用の対象者（動物への使用にあたっては、その所有者又は管理者）及びこれらを購入し、又は譲り受けようとする者に対し、これらの適正な使用に関する事項に関する正確かつ適切な情報の提供に努めなければならない。

薬機法第1条の6（国民の役割）

　国民は、医薬品等を適正に使用するとともに、これらの有効性及び安全性に関する知識と理解を深めるよう努めなければならない。

---

❸登録販売者の研修制度

　登録販売者は、購入者等に対して正確かつ適切な情報提供が行えるよう、日々最新の情報を入手し、自らの研鑽（けんさん）に努める必要があります。このため、薬局開設者・店舗販売業者・配置販売業者は、業務に従事する登録販売者に対し、厚生労働省大臣に届出を行った者（研修実施機関）が行う研修を毎年度受講させなければなりません。

研修は、外部の研修機関が実施するもので、登録販売者の専門性等を高めるために毎年の受講が求められています。

2　登録販売者　｜でる度 ★★★

❶登録販売者とは

　登録販売者とは、次のように都道府県知事の登録（販売従事登録）を受けた者をいいます。

薬機法第36条の8第1・2項

　一般用医薬品の販売又は授与に従事しようとする者がそれに必要な資質を有することを確認するために都道府県知事が行う試験に合格した者であって、医薬品の販売又は授与に従事しようとするものは、都道府県知事の登録を受けなければならない。

過去、都道府県知事が行う登録販売者試験の受験については、受験資格として一定の学歴や実務経験が必要でした。しかし、実務経験の不正証明などの事案を受けて平成27年度以降に受験資格が撤廃されました。ただし、管理者または管理代行者となる登録販売者には、一定の実務・業務経験が必要となっています。

　登録販売者試験に合格した者であっても、登録販売者の欠格事由（申請者が薬事に関する法令等に違反して一定期間を経過していない等）に該当する場合は、販売従事登録を受けることができません。

❷登録販売者の販売従事登録
　販売従事登録を受けようとする者は、申請書に次に掲げる書類を添えて医薬品の販売または授与に従事する薬局または医薬品の販売業の店舗の所在地の都道府県知事に提出しなければなりません（薬機法施行規則第159条の7）。

- ・申請者が登録販売者試験に合格したことを証する書類（合格証）
- ・申請者の戸籍謄本、戸籍抄本、戸籍記載事項証明書又は本籍の記載のある住民票の写し若しくは住民票記載事項証明書
- ・申請者が精神の機能の障害により業務を適正に行うに当たって必要な認知、判断及び意思疎通を適切に行うことができないおそれがある者である場合は、当該申請者に係る精神の機能の障害に関する医師の診断書
- ・申請者が薬局開設者又は医薬品の販売業者でないときは、雇用契約書の写しその他薬局開設者又は医薬品の販売業者の申請者に対する使用関係を証する書類

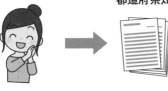

◗ 登録販売者になるには

①登録販売者試験に合格　②申請書に書類を添えて
　　　　　　　　　　　　　都道府県知事に提出

③登録販売者名簿
　への登録

④販売従事登録証の交付

登録販売者に
なるには登録が必要

また、2つ以上の都道府県で販売従事登録を受けようと申請した者は、申請を行った都道府県のうち、いずれか1つの都道府県知事の登録のみを受けることができます。つまり、1つの都道府県でしか登録できません。

❸登録販売者名簿への登録と登録証の交付

販売従事登録を行うため、都道府県に登録販売者名簿を備え、次に掲げる事項を登録します（薬機法施行規則第159条の8第1項）。

- ・登録番号および登録年月日
- ・本籍地都道府県名（日本国籍を有していない者については、その国籍）、氏名、生年月日及び性別
- ・登録販売者試験合格の年月及び試験施行地都道府県名
- ・その他、適正に医薬品を販売するに足るものであることを確認するために都道府県知事が必要と認める事項

また、都道府県知事は、販売従事登録を行ったときは、当該販売従事登録を受けた者に対して、登録証を交付しなければなりません（薬機法施行規則第159条の8第2項）。

❹登録販売者名簿の変更・消除と都道府県知事による消除

次に掲げる一定の場合は、30日以内に届出または申請を行わなければなりません。

🔵 登録販売者名簿に関する届出（申請）事項

理由	期間	内容
登録事項に変更を生じたとき	30日以内	変更届に届出の原因たる事実を証する書類を添え、登録を受けた都道府県知事に提出
一般用医薬品の販売・授与に従事しなくなったとき		登録販売者名簿の登録の消除を申請
死亡・失踪の宣告を受けたとき		戸籍法による死亡又は失踪の届出義務者は、登録販売名簿の登録の消除を申請

また、都道府県知事は、登録販売者が次のいずれかに該当する場合は、その登録を消除しなければなりません（薬機法施行規則第159条の10第4項）。

- ・登録販売者名簿の登録消除の申請を確認したとき
- ・登録販売者の死亡を確認したとき
- ・失踪の宣告を受けたことを確認したとき
- ・登録販売者の欠格事由のいずれかに該当するに至ったとき
- ・偽りその他不正の手段により販売従事登録を受けたことが判明したとき

さらに、登録販売者が精神の機能の障害を有する状態となり、登録販売者の業務の継続が著しく困難になったときは、遅滞なく、登録を受けた都道府県知事にその旨を届け出なければなりません（薬機法規則第159条の10第4項）。

法律の条文は穴埋めなどで問われるため、重要な語句はしっかり覚えましょう。

☐ **Q1** 医薬品医療機器等法は、医薬品、医薬部外品、化粧品、医療機器および再生医療等製品等において必要な規制を行うことにより、保健衛生の向上を図ることを目的の1つとしている。

☐ **Q2** 医薬品医療機器等法は、危険薬物の規制に関する措置を講ずることにより、保健衛生の向上を図ることを目的の1つとしている。

☐ **Q3** 医薬品医療機器等法は、医療上特にその必要性が高い医薬品、医療機器及び再生医療等製品の研究開発の促進のために必要な措置を講ずることにより、保健衛生の向上を図ることを目的の1つとしている。

☐ **Q4** 国民は、医薬品等を適正に使用するとともに、これらの有効性および安全性に関する知識と理解を深めるよう努めなければならない。

☐ **Q5** 販売従事登録を受けようとする者は、販売従事登録申請書を医薬品の販売又は授与に従事する薬局の所在地の都道府県知事に提出しなければならない。

☐ **Q6** 販売従事登録を受けようと申請する者が薬局開設者でないときは、雇用契約書の写しその他薬局開設者の申請者に対する使用関係を証する書類を販売従事登録申請書に添付しなければならない。

☐ **Q7** 登録販売者は住所に変更を生じたときには、30日以内に、その旨を登録を受けた都道府県知事に届け出なければならない。

☐ **Q8** 二以上の都道府県において販売従事登録を受けようと申請した者は、当該申請を行ったそれぞれの都道府県知事の登録を受けることができる。

☐ **Q9** 都道府県知事は、登録販売者が偽りその他不正の手段により販売従事登録を受けたことが判明したときは、登録を消除しなければならない。

▶**答えと解説**

A1 ○ A2 ✕ 危険薬物ではなく指定薬物である。A3 ○ A4 ○ A5 ○ A6 ○ A7 ✕ 住所地ではなく本籍地都道府県名に変更を生じたときである。A8 ✕ どちらか一方でしか登録を受けることができない。A9 ○

2 医薬品の分類・取扱い等

一般用医薬品、要指導医薬品、医療用医薬品といった医薬品の分類や毒薬・劇薬、医薬部外品や化粧品、食品など幅広いテーマについて学びます。それぞれの違いを確認しながら学習していきましょう。

1 医薬品の定義　　　　　　　　　　　でる度 ★★★

ここがポイント!

医薬品の定義は出題頻度が高く、要注意です!

❶医薬品の定義と範囲

　医薬品は、次のように定義されており、赤字部分が穴埋め問題等で出題されやすくなっています。試験には出題されませんが、「再生医療等製品」にはiPS細胞等があげられます。

> **薬機法第2条第1項**
> 　この法律で「医薬品」とは、次に掲げる物をいう。
> 一　日本薬局方に収められている物
> 二　人又は動物の疾病の診断、治療又は予防に使用されることが目的とされている物であって、機械器具等（略）でないもの（医薬部外品及び再生医療等製品を除く。）
> 三　人又は動物の身体の構造又は機能に影響を及ぼすことが目的とされている物であって、機械器具等でないもの（医薬部外品、化粧品及び再生医療等製品を除く。）

◯ 薬機法の対象となる製品

> **医薬品**　診断、治療、予防が目的
>
> **医薬部外品**　不快感・臭い・脱毛等の防止、育毛・除毛、衛生害虫類の防除が目的
>
> **化粧品**　清潔や美化、皮膚・毛髪を健やかに保つのが目的
>
> **医療機器及び再生医療等製品**

◯ 医薬品に関する用語

用語	定義
日本薬局方 （日局、局方）	医薬品の性状および品質の適正を図るため、厚生労働大臣が薬事・食品衛生審議会の意見を聴いて、保健医療上重要な医薬品について、必要な規格・基準および標準的試験法等を定めたもの（一般用医薬品として販売されているものも含む）
疾病の診断、治療又は予防に使用されることを目的とするもの	社会通念上いわゆる医薬品と認識されるものの多くがこれに該当する（検査薬、殺虫剤、器具用消毒薬のように、人の身体に直接使用されない医薬品も含む）
機械器具等	機械器具、歯科材料、医療用品、衛生用品ならびにプログラム（電子計算機に対する指令であって、1つの結果を得ることができるように組み合わされたもの）およびこれを記録した記録媒体

日本薬局方は医薬品の規格基準書として、厚生労働省のウェブサイトに公開されています。日本薬局方に収められている医薬品の中には、一般用医薬品として販売されていたり、配合されているものも少なくありません。

ここがポイント!

❷不良医薬品

　不正表示医薬品、模造に係る医薬品および次に掲げる不良医薬品は、販売し、授与し、または販売もしくは授与の目的で製造し、輸入し、貯蔵し、もしくは陳列してはなりません（薬機法第55条の2、第56条など）。

- 日本薬局方に収められている医薬品であって、その性状・品質が日本薬局方で定める基準に適合しないもの
- 基準が定められた体外診断用医薬品であって、その性状、品質又は性能がその基準に適合しないもの
- 承認を受けた医薬品又は認証を受けた体外診断用医薬品であって、その成分・分量・性状・品質・性能が、その承認又は認証の内容と異なるもの
- 厚生労働大臣が基準を定めて指定した医薬品であって、その成分・分量・性状・品質・性能が、その基準に適合しないもの
- 基準が定められた医薬品であって、その基準に適合しないもの
- 全部又は一部が不潔な物質、変質・変敗した物質からなっている医薬品
- 異物が混入し、又は付着している医薬品
- 病原微生物その他疾病の原因となるものにより汚染され、又は汚染されているおそれがある医薬品
- 着色のみを目的として、厚生労働省令で定めるタール色素以外のタール色素が使用されている医薬品

タール色素とは、合成着色料の一種です。

ここがポイント!

また、次に該当する医薬品も、販売し、授与し、または販売もしくは授与の目的で製造し、輸入し、もしくは陳列してはなりません（薬機法第57条）。これらの規定は、製造販売元の製薬企業、製造業者のみならず、薬局および医薬品の販売業においても適用されます。

- 医薬品は、その全部若しくは一部が有毒・有害な物質からなっているため、その医薬品を保健衛生上危険なものにするおそれがあるものとともに収められている
- 医薬品は、その全部若しくは一部が有毒・有害な物質からなっているため、その医薬品を保健衛生上危険なものにするおそれがある容器・被包に収められている
- 医薬品の容器・被包は、その医薬品の使用方法を誤らせやすい

❸医薬品・医薬部外品・化粧品の許可・承認・届出について

　医薬品・医薬部外品・化粧品に関する許可や承認、届出については、次のように定められています。

> ・医薬品、医薬部外品又は化粧品は、厚生労働大臣により製造業の許可を受けた者でなければ、製造してはならない（薬機法第13条第1項）
> ・医薬品、医薬部外品又は化粧品は、厚生労働大臣により製造販売業の許可を受けた者でなければ、製造販売してはならない（薬機法第12条第1項）
> ・医薬品は、品目ごとに、品質、有効性及び安全性について審査等を受け、その製造販売について厚生労働大臣の承認を受けたものでなければならない（薬機法第14条、第19条の2）
> ・医薬部外品は、厚生労働大臣が基準を定めて指定するものを除き、品目ごとに承認を得る必要がある（薬機法第14条）
> ・化粧品は、あらかじめ品目ごとの届出を行う必要がある（薬機法第12条第1項、第14条の9）。ただし、厚生労働大臣が指定する成分を含有する化粧品である場合は、品目ごとの承認を得る必要がある（薬機法第14条第1項）
> ・医薬品は、都道府県知事により、薬局開設者又は医薬品の販売業の許可を受けた者でなければ、販売をしてはならない（薬機法第24条第1項）
> ・医薬部外品又は化粧品を販売する場合は、医薬品のような販売業の許可は必要なく、一般小売店において販売等することができる

「製造」や「製造販売」を行うためには、厚生労働大臣の許可が必要になります。

ここがポイント！

以上をまとめると、次の表のようになります。

▬ **医薬品等の製造・販売に関する申請制度**

分類	製造業	製造販売業	品目ごと	販売業
医薬品			承認	許可
医薬部外品	許可	許可	承認 （大臣指定を除く）	必要なし
化粧品			あらかじめ届出 （大臣指定：承認）	必要なし

2 医薬品の分類　｜でる度 ★★★

　医薬品には、主に一般用医薬品、要指導医薬品、医療用医薬品があります。
ここでは、一般用医薬品と要指導医薬品の違いを押さえておきましょう。

▬ **医薬品の分類**

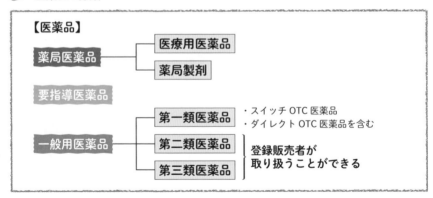

❶一般用医薬品
　一般用医薬品は、次のように定義されています。

> **薬機法第4条第5項第4号**
> 　医薬品のうち、その効能及び効果において人体に対する作用が著しくな
> いものであって、薬剤師その他の医薬関係者から提供された情報に基づく

需要者の選択により使用されることが目的とされているもの（要指導医薬品を除く。）をいう。

需要者とは、需要のある者（消費者、お客さん）を意味しています。

ここがポイント！

❷要指導医薬品

　要指導医薬品は、次のように定義されています。なお、要指導医薬品は一定期間を経過した後、薬事・食品衛生審議会で一般用医薬品として適切であると認められたものについて、一般用医薬品に分類されます。

薬機法第4条第5項第3号

　次のイからニまでに掲げる医薬品（専ら動物のために使用されることが目的とされているものを除く。）のうち、その効能及び効果において人体に対する作用が著しくないものであって、薬剤師その他の医薬関係者から提供された情報に基づく需要者の選択により使用されることが目的とされているものであり、かつ、その適正な使用のために薬剤師の対面による情報の提供及び薬学的知見に基づく指導が行われることが必要なものとして、厚生労働大臣が薬事・食品衛生審議会の意見を聴いて指定するものをいう。

イ　その製造販売の承認の申請に際して第14条第11項に該当するとされた医薬品であって、当該申請に係る承認を受けてから厚生労働省令で定める期間を経過しないもの

ロ　その製造販売の承認の申請に際してイに掲げる医薬品と有効成分、分量、用法、用量、効能、効果等が同一性を有すると認められた医薬品であって、当該申請に係る承認を受けてから厚生労働省令で定める期間を経過しないもの

ハ　第44条第1項に規定する毒薬

ニ　第44条第2項に規定する劇薬

---

❸医療用医薬品

　医療用医薬品は、「医師若しくは歯科医師によって使用され又はこれらの者

の処方箋若しくは指示によって使用されることを目的として供給される医薬品」と定義されています。

❹各種医薬品の特徴

以上みてきた医薬品の特徴は、下記のようにまとめられます。

🔖 **各種医薬品の特徴のまとめ**

	一般用医薬品・要指導医薬品	医療用医薬品
使用目的	医療機関を受診するほどではない体調不良や疾病の初期段階において使用される	医師や歯科医師の診断処方に基づいて使用される
使用方法	注射等の侵襲性の高いものは用いられていない	―
用量	あらかじめ定められた用量に基づき、適正使用する	患者の容態に合わせて処方量を決めて交付する
効能効果の表現	一般の生活者が判断できる症状（胃痛、胸やけ、むかつき、もたれ等）で示されている	診断疾患名（胃炎、胃・十二指腸潰瘍等）で示されている

要指導医薬品は、一般用医薬品と異なり、薬剤師による対面での情報提供・指導が必要となります。

3　毒薬・劇薬、生物由来製品　｜でる度 ★★★

毒薬・劇薬の容器等の記載についての出題が多いので、重点的に学習しましょう。

❶毒薬・劇薬

毒薬および劇薬は、単に毒性、劇性が強いだけでなく、薬用量（薬効が期待される摂取量）と中毒量（中毒のおそれがある摂取量）が接近しており安全域が狭いため、その取扱いに注意を要するもの等が指定されます。販売はもとより、貯蔵や取扱いについても、他の医薬品と区別されています。

現在のところ、毒薬または劇薬は、要指導医薬品に該当することはあっても、一般用医薬品に該当するものはありません。

ここがポイント!

毒薬と劇薬の特徴

	毒薬	劇薬
貯蔵・陳列	・他のものと区別する ・鍵をかける	他のものと区別する
容器・被包の記載	容器等に黒地に白枠、白字をもって、当該医薬品の品名および「毒」の文字を記載	容器等に白地に赤枠、赤字をもって、当該医薬品の品名および「劇」の文字を記載
交付	14歳未満の者その他安全な取扱いに不安のある者に交付することは禁止されている	

❷一般の生活者への販売・譲渡

　毒薬または劇薬を一般の生活者に対して販売または譲渡する際には、当該医薬品を譲り受ける者（購入者）から、下記の内容が記入され、署名または記名押印された文書の交付を受けなければなりません（薬機法第46条第1項および施行規則第205条）。

・品名
・数量
・使用目的
・譲渡年月日
・譲受人の氏名、住所および職業

---

❸ 開封販売

　毒薬または劇薬については、店舗管理者が薬剤師である店舗販売業者および医薬品営業所管理者が薬剤師である卸売販売業者以外の医薬品の販売業者は、開封して販売等してはなりません（薬機法第45条）。

❹ 生物由来製品

　原料や材料が植物を除く人や生物に由来する生物由来製品は、次のように定義されています。現在のところ、生物由来製品として指定された一般用医薬品、要指導医薬品、医薬部外品、化粧品はありません。

> **薬機法第2条第10項**
> 　人その他の生物（植物を除く。）に由来するものを原料又は材料として製造をされる医薬品、医薬部外品、化粧品又は医療機器のうち、保健衛生上特別の注意を要するものとして、厚生労働大臣が薬事・食品衛生審議会の意見を聴いて指定するものをいう。

ここがポイント！

　生物由来製品は感染症の発生リスクに着目して指定されており、生物由来の原材料が用いられていても、感染症の発生リスクの可能性が極めて低いものについては、指定の対象とはなりません。

❶一般用医薬品のリスク区分と第14条第11項に該当するとされた医薬品

　一般用医薬品は、その保健衛生上のリスクに応じて、第一類医薬品、第二類医薬品、第三類医薬品として次のように区分されます。第一類医薬品は、使用に関して特に注意が必要なものとされています。

🔵 **一般用医薬品のリスク区分**

①第一類医薬品	②第二類医薬品	③第三類医薬品
副作用で日常生活に支障を来す程度の健康被害のおそれがある医薬品のうち厚生労働大臣が指定 ・スイッチOTC医薬品 ・ダイレクトOTC医薬品		第一類・第二類以外のもの

| リスク | 特に高い | 比較的高い | 比較的低い |

分類は適宜見直しが図られている

薬機法第36条の7第1項

一　第一類医薬品

　　その副作用等により日常生活に支障を来す程度の健康被害が生ずるおそれがある医薬品のうちその使用に関し特に注意が必要なものとして厚生労働大臣が指定するもの及びその製造販売の承認の申請に際して第14条第11項に該当するとされた医薬品であって当該申請に係る承認を受けてから厚生労働省令で定める期間を経過しないもの

二　第二類医薬品

　　その副作用等により日常生活に支障を来す程度の健康被害が生ずるおそれがある医薬品（第一類医薬品を除く。）であって厚生労働大臣が指定するもの

三　第三類医薬品

　　第一類医薬品及び第二類医薬品以外の一般用医薬品

なお、「第14条第11項に該当するとされた医薬品」とは、既存の要指導医薬品および一般用医薬品と有効成分、分量、用法用量、効能効果等が明らかに異なるもののうち、一般用医薬品とされた医薬品です。例えば、スイッチOTC医薬品やダイレクトOTC医薬品があります。

スイッチOTC医薬品	医療用医薬品において使用されていた有効成分を一般用医薬品において初めて配合したもの
ダイレクトOTC医薬品	既存の医薬品と明らかに異なる有効成分が配合されたもの

医療用の成分が「初めて」配合されたものがスイッチOTC医薬品、既存のものと「明らかに異なる」成分が配合されたものがダイレクトOTC医薬品です。

❷厚生労働省令で定める期間

前項（法第36条の7第1項）の規定にある「厚生労働省令で定める期間」は、以下の通りです。どちらも所定の期間に「1年を加えた」期間となります。

スイッチOTC医薬品	製造販売後の安全性調査期間に1年を加えた期間
ダイレクトOTC医薬品	再審査期間に1年を加えた期間

❸リスク区分の変更

厚生労働大臣は、第一類医薬品または第二類医薬品の指定に資するよう医薬品に関する情報の収集に努めるとともに、必要に応じてこれらの指定を変更しなければならないこととされています（薬機法第36条の7第2項）。

第一類医薬品、第二類医薬品または第三類医薬品への分類については、安全性に関する新たな知見や副作用の発生状況等を踏まえ、適宜見直しが図られています。例えば、第一類医薬品に分類されていた医薬品が第二類医薬品に変更されることもあれば、第三類医薬品に分類されていた医薬品が第一類医薬品に変更されることもあります。

❶容器・外箱等への記載事項

　医薬品は、その直接の容器または被包に必要な事項が記載されていなければなりません（薬機法第50条）。また、医薬品の容器等が小売りのために包装されている場合でも、外部の容器または被包（以下、外箱等）を透かして容易に見ることができないときには、その外箱等にも同様の事項が記載されていなければなりません（薬機法第51条）。

ここがポイント！

　法定表示事項は出題頻度が高いので、赤字を中心に覚えましょう。

🔵 **直接の容器または被包に必要な記載事項**（法定表示事項）

(a) 製造販売業者等の氏名又は名称及び住所
(b) 名称（日局に収載されている医薬品では日局において定められた名称、また、その他の医薬品で一般的名称があるものではその一般的名称）
(c) 製造番号又は製造記号
(d) 重量、容量又は個数等の内容量
(e) 日局に収載されている医薬品については「日本薬局方」の文字等
(f) 「要指導医薬品」の文字
(g) 一般用医薬品のリスク区分を示す字句
(h) 日局に収載されている医薬品以外の医薬品における有効成分の名称及びその分量
(i) 誤って人体に散布、噴霧等された場合に健康被害を生じるおそれがあるものとして厚生労働大臣が指定する医薬品（殺虫剤等）における「注意―人体に使用しないこと」の文字
(j) 適切な保存条件の下で3年を超えて性状及び品質が安定でない医薬品等、厚生労働大臣の指定する医薬品における使用の期限
(k) 配置販売品目以外の一般用医薬品にあっては、「店舗専用」の文字
(l) 指定第二類医薬品にあっては、枠の中に「2」の数字

(a) 製造業者ではなく製造販売業者の記載が必要となるので注意してください。また、氏名と名称はどちらかの記載が必要です。

(e) 日本薬局方は「日局」「局方」と略して呼ばれることが多いですが、法定表示事項において略して記載することはできません。

ここがポイント！

○ 容器・外箱等への記載事項のイメージ

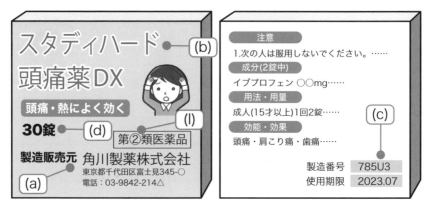

❷添付文書等への記載事項

　要指導医薬品、一般用医薬品は、これに添付する文書または容器等もしくは外箱に、当該医薬品に関する最新の論文その他により得られた知見に基づき、用法用量その他使用および取扱い上必要な注意等が記載されていなければなりません（薬機法第 52 条第 2 項）。

❸記載禁止事項と記載注意事項

　医薬品に添付する文書、その容器等または外箱等に記載されていてはならない事項が、次のように定められています。

> **薬機法第54条**
>
> 　医薬品は、これに添付する文書、その医薬品又はその容器若しくは被包（内袋を含む。）に、次に掲げる事項が記載されていてはならない。
> 一　当該医薬品に関し虚偽又は誤解を招くおそれのある事項
> 二　（略）承認を受けていない効能、効果又は性能（略）（厚生労働大臣がその基準を定めて指定した医薬品にあっては、その基準において定められた効能、効果又は性能を除く。）
> 三　保健衛生上危険がある用法、用量又は使用期間

　また、法定表示事項および添付文書等への記載についての注意事項が、次のように定められています（薬機法第53条、施行規則第217条、第218条）。

- 他の文字、記事、図画、または図案に比較して見やすい場所にされていなければならない
- 購入者等が読みやすく理解しやすい用語による正確なものでなければならない
- 特に明瞭に記載されていなければならない
- 邦文（日本語）で記載されていなければならない

❹不正表示医薬品

　製造販売業、薬局および医薬品の販売業は、その販売する医薬品が不正表示医薬品に該当することのないよう、十分に留意する必要があります。

💊 **不正表示医薬品に該当するもの**

- 法定表示事項が適切に記載されていないもの
- 添付文書等への記載が適切になされていないもの
- 記載禁止事項に該当する内容が記載されているもの

6　医薬部外品　｜でる度 ★★★

❶医薬部外品

　医薬部外品は、次のように定義されています。制汗剤や殺虫剤、育毛剤などが該当します。医薬品の使用目的があるものは、医薬部外品には含まれません。

薬機法第2条第2項

　この法律で「医薬部外品」とは、次に掲げる物であって人体に対する作用が緩和なものをいう。

一　次のイからハまでに掲げる目的のために使用される物（これらの使用目的のほかに、併せて前項第2号又は第3号に規定する目的のために使用される物を除く。）であって機械器具等でないもの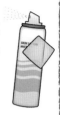

　　イ　吐きけその他の不快感又は口臭若しくは体臭の防止

　　ロ　あせも、ただれ等の防止

　　ハ　脱毛の防止、育毛又は除毛

二　人又は動物の保健のためにするねずみ、はえ、蚊、のみその他これらに類する生物の防除の目的のために使用される物（この使用目的のほかに、併せて前項第2号又は第3号に規定する目的のために使用される物を除く。）であって機械器具等でないもの

三　前項第2号又は第3号に規定する目的のために使用される物（前二号に掲げる物を除く。）のうち、厚生労働大臣が指定するもの

「前項第2号又は第3号」は、医薬品の定義が述べられている箇所です。具体的には、「人の疾病の診断、治療若しくは予防に使用されることを目的とする医薬品」「人の身体の構造若しくは機能に影響を及ぼすことを目的とする医薬品」です。

ここがポイント！

❷医薬部外品の効能効果の範囲

　医薬部外品は効能効果があらかじめ定められた範囲内（本章「6 手引き別表」を参照）であって、成分や用法等に照らして人体に対する作用が緩和であることを要件として、医薬品的な効能効果を表示・標榜することが認められています。

❸医薬部外品の法定表示事項

　医薬部外品の直接の容器または直接の被包には、「医薬部外品」の文字の表示その他定められた事項の表示が義務付けられています（薬機法第59条）。

　また、その他定められた事項の表示については、次のように各製品の容器や

包装等に識別表示がなされています（薬機法施行規則第219条の2）。

その他定められた事項の表示	内容
防除用医薬部外品	衛生害虫類の防除のため使用される製品群
指定医薬部外品	かつては医薬品であったが医薬部外品へ移行された製品群

❹不良医薬部外品・不正表示医薬部外品

　医薬品の場合と同様に、不良医薬部外品および不正表示医薬部外品の販売は禁止されています（薬機法第60条に基づく同法第56条および第57条の準用）。

7　化粧品　でる度 ★★★

　化粧品の許可・承認・届出は、医薬品・医薬部外品と比較しながら理解しておきましょう（270ページ参照）。

ここがポイント!

❶化粧品

　化粧品は、人の身体を清潔にしたり、また美しくしたり、皮膚や髪の毛を健康に維持する目的で、人体への作用が緩やかなものをいいます。薬機法では、次のように定義されています。

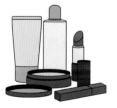

> **薬機法第2条第3項**
> 　この法律で「化粧品」とは、人の身体を清潔にし、美化し、魅力を増し、容貌を変え、又は皮膚若しくは毛髪を健やかに保つために、身体に塗擦、散布その他これらに類似する方法で使用されることが目的とされている物で、人体に対する作用が緩和なものをいう。

❷化粧品の効能効果の範囲

　化粧品は、あくまで化粧品の定義（薬機法第2条第3項）の範囲内においてのみ、効能効果を表示・標榜することが認められています（356ページ参照）。

そのため、以下の場合には注意が必要です。

・人の疾病の診断、治療もしくは予防に使用されること、または人の身体の構造もしくは機能に影響を及ぼすことを目的とするものは化粧品に含まれない
・医薬品的な効能効果を表示・標榜することは一切認められていない
・医薬品について化粧品的な効能効果を表示・標榜することは、過度の消費や乱用等の不適正な使用を助長するおそれがあるため、承認された効能効果に含まれる場合を除き、適当でない
・化粧品としての使用目的（薬機法第2条第3項に規定する使用目的）を有する製品について、医薬品的な効能効果を表示・標榜しようとする場合は、その効能効果があらかじめ定められた範囲内であって、人体に対する作用が緩和であるものに限り、医薬部外品の枠内で、薬用化粧品類、薬用石けん、薬用歯みがき類等として承認されている
・医薬品的な効能効果の表示・標榜がなされた場合は、虚偽又は誇大な広告に該当するため禁止（薬機法第66条第1項）されるほか、その標榜内容等によっては医薬品または医薬部外品とみなされ、無承認無許可医薬品または無承認無許可医薬部外品として取り締まりの対象となる（薬機法第55条第2項）

ここがポイント！

薬用化粧品、薬用石けん、薬用歯みがき類は医薬部外品に含まれます。

❸化粧品の原材料

化粧品の成分本質（原材料）には、原則として医薬品の成分を配合してはなりません。配合が認められる場合であっても、添加物として使用されているなど、薬理作用が期待できない量以下に制限されています。

❹不良化粧品・不正表示化粧品

医薬品と同様に、不良化粧品および不正表示化粧品の販売は禁止されています（薬機法第62条に基づく同法第56条および第57条の準用）。

8　食品

でる度 ★★★

４種類（特別用途食品、特定保健用食品、栄養機能食品、機能性表示食品）の食品について、特徴やマークの有無を覚えることがポイントです。

ここがポイント!

❶食品とは

食品は、次のように定義されています。医薬品については、その品質、有効性および安全性の確保のために必要な規制が行われていますが、食品については、もっぱら安全性の確保のために必要な規制その他の措置が図られています。

> **食品安全基本法第2条、食品衛生法第4条第1項**
> 医薬品、医薬部外品及び再生医療等製品以外のすべての飲食物をいう。

❷無承認無許可医薬品

外形上、食品として販売等されている製品であっても、その成分本質、効能効果の標榜内容等に照らして医薬品とみなされる場合は、承認を受けずに製造販売され、または製造業の許可等を受けずに製造された医薬品（無承認無許可医薬品）として、取り締まりの対象となります（薬機法第55条第2項）。

❸医薬品の範囲に関する基準

経口的に摂取されるものが医薬品に該当するか否かについては、一般の生活者から見て必ずしも明確でない場合があります。そのため、無承認無許可医薬品の指導取り締まりの一環として、次の「医薬品の範囲に関する基準」が示されています。

❹保健機能食品

特定保健用食品、栄養機能食品、機能性表示食品を総称して保健機能食品といいます。これらはあくまで食生活を通した健康の保持増進を目的として摂取されるものです。

なお、食品として販売に供するものについて、健康の保持増進効果等につき虚偽または誇大な表示をすることは禁止されています（健康増進法第65条）。

第4章　薬事関係法規・制度

(1) 成分本質（原材料）が、専ら医薬品として使用される成分本質を含むこと（食品添加物と認められる場合を除く）

　※製品から実際に検出されなくても、含有又は配合されている旨が標榜・表示されている場合は、当該成分本質を含むものとみなして本基準が適用される

(2) 医薬品的な効能効果が標榜又は暗示されていること（製品表示や添付文書によるほか、チラシ、パンフレット、刊行物、インターネット等の広告宣伝物等による場合も含む）

(3) アンプル剤や舌下錠、口腔用スプレー剤等、医薬品的な形状であること

　※錠剤、丸剤、カプセル剤、顆粒剤、散剤等の形状については、食品である旨が明示されている場合に限り、当該形状のみをもって医薬品への該当性の判断がなされることはない

(4) 服用時期、服用間隔、服用量等の医薬品的な用法用量の記載があること（調理のために使用方法、使用量等を定めている場合を除く）

❺特定保健用食品

　特定保健用食品は、健康増進法の規定に基づく許可または承認を受けて、食生活において特定の保健の目的で摂取をする者に対し、その摂取により当該保健の目的が期待できる旨の表示（本章「6 手引き別表」を参照）をする食品です。特定の保健の用途を表示するには、個別に生理的機能や特定の保健機能を示す有効性や安全性等に関する審査を受け、許可または承認を取得することが必要です。消費者庁の許可等のマークが付されています。

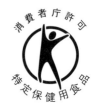

❻条件付き特定保健用食品

　現行の特定保健用食品の許可の際に必要とされる有効性の科学的根拠のレベルに達しないものの、一定の有効性が確認されるものについては、限定的な科学的根拠である旨の表示をすることを条件として許可されます。消費者庁の許可等のマークが付されています。

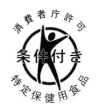

❼栄養機能食品

　１日当たりの摂取目安量に含まれる栄養成分の量が基準に適合しており、栄養表示しようとする場合は、食品表示基準の規定に基づき、その栄養成分の機能の表示を行うことができます（本章「6 手引き別表」を参照）。

　栄養成分の機能表示に関しては、消費者庁長官の許可は要しませんが、その表示と併せて当該栄養成分を摂取する上での注意事項を適正に表示することが求められています。また、消費者庁長官の個別の審査を受けたものではない旨の表示も義務付けられています。

❽機能性表示食品

　機能性表示食品は、食品表示法の規定に基づく食品表示基準に規定されている食品です。事業者の責任において、科学的根拠に基づいた機能性を表示し、販売前に安全性および機能性の根拠に関する情報等を消費者庁長官へ届け出たもので、消費者庁長官の個別の許可を受けたものではありません。

◯▭ **食品の分類**

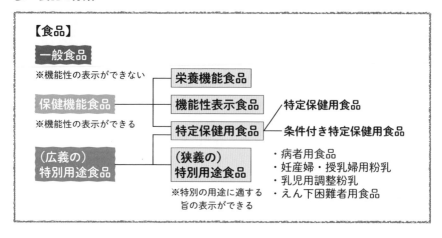

❾特別用途食品（特定保健用食品を除く）

　特別用途食品は、乳児、幼児、妊産婦または病者の発育または健康の保持もしくは回復の用に供することが適当な旨を医学的・栄養学的表現で記載し、かつ、用途を限定したもので、健康増進法の規定に基づく許可または承認を受け、「特別の用途に適する旨の表示」をする食品です。消費者庁の許可等のマークが付されています。

　特別用途食品には、病者用食品、妊産婦・授乳婦用粉乳、乳児用調製粉乳、嚥下（えんげ）困難者用食品があります。なお、特定保健用食品は、特別用途食品制度と保健機能食品制度の両方に位置づけられており、広義の特別用途食品には特定保健用食品が含まれます。

❿その他「いわゆる健康食品」

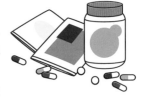

　いわゆる健康食品（栄養補助食品、サプリメント、ダイエット食品等）は、法令で定義された用語ではありませんが、俗に用いられている単語です。

　いわゆる健康食品の中には、特定の保健の用途に適する旨の効果等が表示・標榜されている場合（例：肥満改善効果、老廃物排出効果、二日酔い改善効果）があり、それらについては医薬品の効能効果を暗示するものとみなされます。また、製品中に医薬品成分が検出される場合もあり、いずれも無承認無許可医薬品として法に基づく取締りの対象となります。

⓫健康被害

　これまでに無承認無許可医薬品の摂取により重篤な健康被害が発生した事例も知られており、厚生労働省、消費者庁、都道府県等では、因果関係が完全に解明されていなくとも、広く一般に対して注意喚起して健康被害の拡大防止を図るため、製品名等を公表することがあります。

　薬局、店舗販売業または配置販売業に従事する専門家は、行政庁が公表する無承認無許可医薬品情報、健康被害情報に日ごろから注意しておくことが重要です。

ココが出る！一問一答

〇×で
答えましょう

☐ **Q1** 医薬品には、動物の疾病の診断や、治療または予防に使用されることが目的とされているものもある。

☐ **Q2** 日本薬局方に収載されている医薬品の中で、一般用医薬品として販売されているものはない。

☐ **Q3** 医薬品は、製造業の許可を受けた者でなければ製造販売してはならない。

☐ **Q4** 一般用医薬品は、需要者が選択するのではなく、薬剤師その他の医薬関係者の選択により使用されることが目的とされているものである。

☐ **Q5** 要指導医薬品は、一般用医薬品へ分類が変更されることはない。

☐ **Q6** 毒薬を収める直接の容器または被包には、赤地に白枠、白字をもって、その品名および「毒」の文字が記載されていなければならない。

☐ **Q7** 劇薬については、店舗管理者が薬剤師である店舗販売業者及び営業所管理者が薬剤師である卸売販売業者以外の医薬品販売業者は、開封して販売等してはならない。

☐ **Q8** 生物由来製品の指定は、製品の使用による感染症の発生リスクに着目して行われる。

☐ **Q9** 医薬品の容器・外箱などへの法定表示事項には、製造業者等の氏名又は名称及び住所を表示しなければならない。

☐ **Q10** 医薬品の容器・外箱等への法定表示事項は、邦文で表示しなければならない。

▶答えと解説

A1 〇 A2 ✕ 一般用医薬品として販売されているものもある。**A3 ✕** 製造業ではなく製造販売業である。**A4 ✕** 需要者が選択するものである。**A5 ✕** 一般用医薬品として取り扱うことが適切であると認められると、分類が変更される。**A6 ✕** 赤地ではなく黒地である。**A7 〇 A8 〇 A9 ✕** 製造業者ではなく製造販売業者である。**A10 〇**

- [ ] **Q11** 医薬部外品を業として製造販売する場合には、医薬品医療機器等法に基づき、医薬部外品の製造販売業の許可を受ける必要がある。

- [ ] **Q12** 医薬部外品はねずみ、蚊などの防除の目的のために使用される機械器具も含まれる。

- [ ] **Q13** 化粧品としての使用目的を有する薬用化粧品類は、医薬部外品に分類されている。

- [ ] **Q14** 化粧品を製造販売する場合は、通常、品目ごとに承認が必要である。

- [ ] **Q15** 「香りにより毛髪、頭皮の不快臭を抑える」ことは、化粧品の効能効果の範囲に含まれない。

- [ ] **Q16** 化粧品は、医薬品的な効能効果を表示・標榜することは一切認められていない。

- [ ] **Q17** 食品である旨が明記されている製品であっても、含有する成分によっては、医薬品と判断されることがある。

- [ ] **Q18** （広義の）特別用途食品の中には、栄養機能食品が含まれている。

- [ ] **Q19** 機能性表示食品とは、事業者の責任において、科学的根拠に基づいた機能性を表示し、販売後に安全性及び機能性の根拠に関する情報などが、消費者庁長官へ届け出られたものである。

▶答えと解説

A11 ◯ A12 ✕ 機械器具は含まれない。A13 ◯ A14 ✕ 通常、あらかじめ品目ごとの届出が必要となる。A15 ✕ 化粧品の効能効果の範囲に含まれる。A16 ◯ A17 ◯ A18 ✕ 栄養機能食品ではなく特定保健用食品である。A19 ✕ 販売後ではなく販売前である。

3 医薬品の販売業の許可等

医薬品は勝手に販売することができず、必要な許可を得なければなりません。薬局、店舗販売業、配置販売業といった医薬品販売の各種業態を押さえていきましょう。

1 医薬品の販売業の許可　｜でる度 ★★★

医薬品を販売できる業種を押さえ、医薬品の分割販売と
小分けの違いを理解しましょう。

❶許可の種類と許可行為の範囲
医薬品の販売等は、次のように定義されています。

> **薬機法第24条第1項**
> 　薬局開設者又は医薬品の販売業の許可を受けた者でなければ、業として、医薬品を販売し、授与し、又は販売若しくは授与の目的で貯蔵し、若しくは陳列（配置することを含む。（略））してはならない。

　医薬品を販売するには、「薬局開設の許可」または「医薬品の販売業の許可」を受ける必要があります。

　「医薬品の販売業」には、①店舗販売業（ドラッグストアや薬店）、②配置販売業（置き薬）、③卸売販売業（問屋）の3つがあります。

　なお、製薬企業がその製造等した医薬品を薬局開設者や販売業者または他の製薬企業へ販売等する場合は、あらためて販売業の許可を受ける必要はありません。ただし、製薬企業が一般の生活者（消費者）に販売するためには、販売業の許可を受ける必要があります。

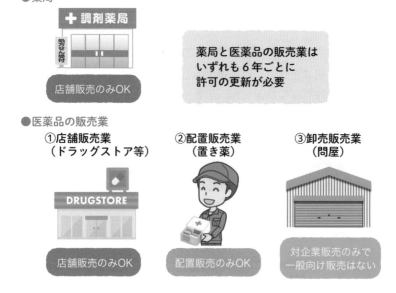

■ 医薬品の販売に必要な許可

●薬局

調剤薬局

店舗販売のみOK

薬局と医薬品の販売業は
いずれも6年ごとに
許可の更新が必要

●医薬品の販売業

①店舗販売業
（ドラッグストア等）

DRUGSTORE

店舗販売のみOK

②配置販売業
（置き薬）

配置販売のみOK

③卸売販売業
（問屋）

対企業販売のみで
一般向け販売はない

❷許可の更新

　薬局開設の許可および医薬品の販売業の許可は、6年ごとに、その更新を受けなければ、その期間の経過によって、その効力を失います（薬機法第24条第2項）。

❸販売方法

　医薬品の販売方法については、次のように定められています。

> **薬機法第37条第1項**
> 　薬局開設者又は店舗販売業者は店舗による販売又は授与以外の方法により、配置販売業者は配置以外の方法により、それぞれ医薬品を販売し、授与し、又はその販売若しくは授与の目的で医薬品を貯蔵し、若しくは陳列してはならない。

　医薬品は、人の生命や健康に直接または間接的に影響を与える生命関連製品です。そのため、安全性の見地から露天販売や現金行商等のような、事後において医薬品購入者の安全性を確保すること、また販売側の責任や所在を追及することが困難となる形態での販売または授与を禁止する趣旨で本条が定められ

ています（いわゆる「売り逃げ」の防止）。

　薬局開設者または店舗販売業者が、配置による販売または授与の方法で医薬品を販売等しようとする場合は、別途、配置販売業の許可を受ける必要があります。逆に、配置販売業者が店舗による販売または授与の方法で医薬品を販売等しようとする場合は、別途、薬局の開設または店舗販売業の許可を受ける必要があります。

❹分割販売

　薬局、店舗販売業および卸売販売業は、特定の購入者の求めに応じて医薬品の包装を開封して分割販売（量り売り、零売^{れいばい}）することができます。

　ただし、分割販売する場合は、分割販売する薬局開設者または医薬品の販売業者の責任において、分割したものそれぞれに必要な表示または記載をしなければなりません。

　配置販売業では、医薬品を開封して分割販売することは禁止されています（薬機法第 37 条第 2 項）。

> 【分割販売される医薬品の記載事項】
> ・分割販売を行う者の氏名または名称
> ・分割販売を行う薬局、店舗または営業所の名称および所在地　等

　ただし、医薬品をあらかじめ小分けし、販売する行為は、無許可製造、無許可製造販売に該当するため、認められません。あくまでも購入者の求めがあった場合にのみ、分割販売を行うことができるのです。

ここがポイント！

でる度 ★★★

ここがポイント!

薬局の開設者、管理者、薬剤師の役割を押さえておきましょう。

❶薬局とは

薬局は、次のように定義されています。薬局では、医薬品の調剤と併せて、店舗により医薬品（医療用医薬品、要指導医薬品、一般用医薬品）の販売を行うことが認められています。薬局における医薬品の販売行為は、薬局の業務に付随して行われる行為なので、医薬品の販売業の許可は必要ありません。

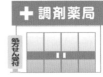

薬機法第2条第12項

　この法律で「薬局」とは、薬剤師が販売又は授与の目的で調剤の業務並びに薬剤及び医薬品の適正な使用に必要な情報の提供及び薬学的知見に基づく指導の業務を行う場所（その開設者が併せ行う医薬品の販売業に必要な場所を含む。）をいう。

医療法第1条の2第2項

　調剤を実施する薬局は、医療提供施設としても位置づけられている。

ここがポイント!

調剤薬局は、病院や診療所と同じように、医療提供施設に分類されています。

❷薬局開設の許可

薬局開設の許可については、次のように定められています。薬剤師でなくとも開設許可を受けることができます。

> **薬機法第4条第1項**
>
> 薬局は、その所在地の**都道府県知事**（その所在地が保健所を設置する市又は特別区の区域にある場合においては、市長又は区長。（略））の許可を受けなければ、開設してはならない。

　都道府県知事等は次のような場合、薬局開設の許可を与えないことができます。

構造設備の基準	調剤や医薬品の販売等を行うために必要な構造設備を備えていないとき
業務体制の基準	医薬品の調剤および販売または授与の業務を行う体制が整っていないとき
申請者の適否基準	申請者が薬事に関する**法令等に違反**し一定期間を経過していないとき

❸薬局の名称

　医薬品を取り扱う場所であって、薬局として開設の許可を受けていないものについては、病院または診療所の**調剤所**を除き、**薬局の名称**を付してはなりません（薬機法第6条、施行規則第10条）。

❹薬局開設者の責務

　薬局の開設の許可を受けた事業者（薬局開設者）には、次のような責務があります。

■ 自ら（薬局開設者）が薬剤師の場合

> **薬機法第7条第1項**
> ・その薬局を実地に管理しなければならない
> ・自ら管理しない場合には、その薬局で薬事に関する実務に従事する他の薬剤師のうちから管理者を指定して、実地に管理させなければならない

■ 自ら（薬局開設者）が薬剤師でない場合の管理者条件

薬機法第7条第2項、3項及び4項

・その薬局で薬事に関する実務に従事する薬剤師のうちから管理者を指定して、実地に管理させなければならない

・管理者は、薬局に関する必要な業務を遂行し、必要な事項を遵守するために必要な能力および経験を有する者でなければならない

・管理者は、その薬局以外の場所で業として薬局の管理その他薬事に関する実務に従事する者であってはならない（別途、都道府県知事の許可を受けた場合を除く）

■ 薬局開設者のその他の責務

薬機法第9条の2及び第2項

・薬局開設者は、管理者の意見を尊重するとともに、法令遵守のために措置を講ずる必要があるときは、当該措置を講じ、かつ、講じた措置の内容（措置を講じない場合にあっては、その旨およびその理由）を記録し、これを適切に保存しなければならない

・薬局開設者は、薬局の管理に関する業務その他の薬局開設者の業務を適正に遂行することにより、薬事に関する法令の規定の遵守を確保するために、必要な措置を講じるとともに、その措置の内容を記録し、適切に保存しなければならない

---

❺薬局の管理者の責務等

薬局の管理者には、次のような責務等があります。

薬機法第8条

・保健衛生上支障を生ずるおそれがないように、その薬局に勤務する薬剤師その他の従業者を監督する等、薬局の業務につき、必要な注意をしなければならない

・薬局開設者に対して必要な意見を書面により述べなければならない

---

❻ 地域にある様々な薬局

薬局には医療機関と連携したり、健康をサポートするなど様々な機能を有しているところがあります。次のような薬局が該当します。

■ 健康サポート薬局

患者が継続して利用するために必要な機能および個人の主体的な健康の保持増進への取組みを積極的に支援する機能を有する薬局です。

薬局開設者は、健康サポート薬局である旨を表示するときは、その薬局を、厚生労働大臣が定める基準に適合するものとしなければなりません。

■ 地域連携薬局

医師・歯科医師・薬剤師が診療または調剤に従事する他の医療提供施設と連携し、地域における薬剤・医薬品の適正な使用の推進・効率的な提供に必要な情報の提供および薬学的知見に基づく指導を実施するために一定の必要な機能を有する薬局です。

また、地域連携薬局と称するためには、その所在地の都道府県知事の認定を受ける必要があります。

■ 専門医療機関連携薬局

医師・歯科医師・薬剤師が診療または調剤に従事する他の医療提供施設と連携し、薬剤の適正な使用の確保のために専門的な薬学的知見に基づく指導を実施するために必要な機能を有する薬局です。

また、専門医療機関連携薬局と称するためには、傷病の区分ごとに、その所在地の都道府県知事の認定を受ける必要があります。

ここがポイント!

健康サポート薬局と地域連携薬局は、かかりつけ薬局としての機能は共通していますが、健康サポート薬局が疾病前から個人の健康相談への支援を行うのに対し、地域連携薬局は病院等の他職種と連携を図りながら疾病患者に対して薬剤に関する支援を行います。また、専門医療機関提携薬局では、がんなど専門的な疾病の薬剤管理が行われます。

❼ 薬剤師不在時間

薬剤師の不在時間については、次のように定められています。

> **薬機法施行規則第 1 条第 2 項第 2 号**
> 開店時間のうち、当該薬局において調剤に従事する薬剤師が当該薬局以外の場所においてその業務を行うため、やむを得ず、かつ、一時的に当該薬局において薬剤師が不在となる時間をいう。

緊急時の在宅対応や急遽日程の決まった退院時カンファレンスへの参加は薬剤師の不在時間として認められますが、学校薬剤師の業務やあらかじめ予定されている定期的な業務は認められません。

　また、薬局開設者には、薬剤師不在時間に関して次の責務があります。

・薬剤師不在時間内は、調剤室を閉鎖する（要指導医薬品陳列区画または第一類医薬品陳列区画も閉鎖しなければならないが、鍵をかけた陳列設備に陳列する場合は除く）
・調剤に従事する薬剤師が不在のため調剤に応じることができない旨等、薬剤師不在時間に係る掲示事項を当該薬局内の見やすい場所および当該薬局の外側の見やすい場所に掲示しなければならない
・薬局の管理を行う薬剤師が、薬剤師不在時間内に当該薬局において勤務している従事者と連絡ができる体制を備えておくこと
・薬剤師不在時間内であっても、登録販売者が販売できる医薬品は、第二類医薬品または第三類医薬品となる

◯ 薬剤師不在時間

薬剤師不在時間　調剤業務を行う薬剤師が一時的に不在となる時間

認められる場合	認められない場合
緊急の在宅対応 急遽決まった退院時カンファレンスへの参加	学校薬剤師の業務 定型的な業務

調剤室の閉鎖、不在時間に係る掲示事項を
見やすい場所へ掲示する、
管理者の薬剤師との連絡体制の整備などが必要

3　店舗販売業　　　　　　　　　　　　　でる度 ★★★

ここがポイント!

店舗販売業者、店舗管理者、薬剤師、登録販売者の役割を押さえましょう。

❶店舗販売業とは

店舗販売業は、次のように定義されています。

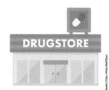

> **薬機法第 25 条第 1 号**
>
> 　店舗販売業は、要指導医薬品又は一般用医薬品を、店舗において販売し、又は授与する業務

店舗販売業は薬局と異なり、薬剤師が従事していても調剤を行うことはできず、要指導医薬品または一般用医薬品以外の医薬品の販売等は認められていません（薬機法第 27 条）。

❷店舗販売業の許可

店舗販売業の許可については、次のように定められています。

> **薬機法第 26 条第 1 項**
>
> 　店舗販売業の許可は、店舗ごとに、その店舗の所在地の**都道府県知事**（その店舗の所在地が保健所を設置する市又は特別区の区域にある場合においては、市長又は区長（略））が与える。

都道府県知事等は、次のような場合、店舗販売業の許可を**与えないことができ**ます。

🔵 店舗販売業の許可を与えない場合

構造設備の基準	許可を受けようとする店舗が必要な構造設備を備えていないとき
業務体制の基準	適切に医薬品を販売し、または授与するために**必要な体制**が整っていないとき
申請者の適否基準	申請者が薬事に関する**法令等**に違反し一定期間を経過していないとき

薬局の許可と同じ内容です。

ここがポイント！

❸店舗販売業者の責務

　店舗販売業の許可を受けた事業者（店舗販売業者）には、次のような責務があります。

> **薬機法第 28 条第 1 項、第 29 条の 2 第 2 項及び第 29 条の 3**
> ・店舗販売業者は、その店舗を、自ら実地に管理し、又はその指定する者に実地に管理させなければならない
> ・店舗販売業者は、店舗管理者の意見を尊重するとともに、法令遵守のために措置を講ずる必要があるときは、当該措置を講じ、かつ、講じた措置の内容（措置を講じない場合にあっては、その旨およびその理由）を記録し、これを適切に保存しなければならない
> ・店舗販売業者は、店舗の管理に関する業務その他の店舗販売業者の業務を適正に遂行することにより、薬事に関する法令の規定の遵守を確保するために、必要な措置を講じるとともに、その措置の内容を記録し、適切に保存しなければならない

❹店舗管理者の条件

　店舗を実地に管理する者（店舗管理者）は、薬剤師または登録販売者でなければならず、次に掲げる区分に応じてその設置が定められています（薬機法第 28 条第 2 項、施行規則第 140 条第 1 項）。

🔖 店舗管理者の設置区分

店舗の種類	店舗管理者
要指導医薬品または第一類医薬品を販売し、授与する店舗	薬剤師
第二類医薬品または第三類医薬品を販売し、授与する店舗	薬剤師または登録販売者

　店舗管理者は、その店舗の所在地の都道府県知事の許可を受けた場合を除き、その店舗以外の場所で業として店舗の管理その他薬事に関する実務に従事する者であってはなりません（薬機法第 28 条第 4 項）。

（1）第一類医薬品を販売する店舗の店舗管理者の条件

　第一類医薬品を販売し、授与する店舗において薬剤師を店舗管理者とすることができない場合は、下記の条件において登録販売者として3年以上（「1か月に80時間以上従事した月が36か月」または「従事期間が過去5年間のうち通算して3年以上でかつ合計2,880時間以上」）業務に従事した者を店舗管理者とすることができます。ただし、この場合には、店舗管理者を補佐する薬剤師を置かなければなりません。

①要指導医薬品若しくは第一類医薬品を販売し、若しくは授与する薬局で従事
②薬剤師が店舗管理者である要指導医薬品若しくは第一類医薬品を販売し、若しくは授与する店舗販売業で従事
③薬剤師が区域管理者である第一類医薬品を配置販売する配置販売業で従事

ここがポイント！

　①〜③の条件を満たす3年以上の実務経験が必要です。

（2）第二類医薬品または第三類医薬品を販売する店舗の店舗管理者の条件

　登録販売者が第二類医薬品または第三類医薬品を販売する店舗の店舗管理者になるためには、薬局、店舗販売業または配置販売業における次の従事期間

①一般従事者として薬剤師又は登録販売者の管理及び指導の下に実務に従事した期間
②登録販売者として業務に従事した期間

について、次のいずれかの要件を満たすことが必要です。
（a）過去5年間のうち通算して2年以上

　なお、2年以上とは「月単位で計算して1か月に80時間以上従事した月が24月以上」または「従事期間が通算して2年以上、かつ過去5年間において合計1,920時間以上」をいいます。
（b）過去5年間のうち通算して1年以上に加え、毎年度受講する必要がある研修（継続的研修）および店舗の管理および法令遵守に関する追加的な

研修を修了している

　なお、1年以上とは「月単位で計算して1か月に160時間以上従事した月が12月以上」または「従事期間が通算して1年以上、かつ過去5年間において合計1,920時間以上」をいいます。

①と②の条件を満たす職場で、過去5年間のうち、通算して2年以上、または1年以上（研修受講が必要）の実務経験が必要です。

ここがポイント！

　🔵 **店舗管理者の条件**

登録販売者を店舗管理者とする場合

要指導医薬品
第一類医薬品　➡　薬剤師

3年以上の実務経験
（第一類医薬品の場合のみ）

第二類医薬品
第三類医薬品　➡　薬剤師または
登録販売者

過去5年のうち2年以上、または1年以上
（研修受講が必要）の実務経験

（3）その他の店舗管理者の条件

その他、店舗管理者には次の条件があります。

> ・店舗管理者は、店舗に関する必要な業務を遂行し、必要な事項を遵守するために必要な能力及び経験を有する者でなければならない（薬機法第28条第3項）
> ・店舗管理者は、その店舗以外の場所で業として店舗の管理その他薬事に関する実務に従事する者であってはならない（別途、都道府県知事の許可を受けた場合を除く）

❺店舗管理者の責務等

また、店舗管理者には、次のような責務等があります。

> ・保健衛生上支障を生ずるおそれがないよう、その店舗に勤務する他の従事者を監督するなど、その店舗の業務につき、必要な注意をする
> ・店舗販売業者に対して必要な意見を書面により述べなければならない（薬機法第29条）

4 配置販売業

配置販売業に関しては重要事項が多いため、配置販売業者、区域管理者、配置員（薬剤師、登録販売者）の役割を中心に覚えておきましょう。

ここがポイント!

❶配置販売業とは

配置販売業は、あらかじめ購入者の居宅等に医薬品を預けておき、購入者がこれを使用した後でなければ代金請求権を生じない（先用後利）といった販売形態であり、いわゆる行商のことです。また、**すべての一般用医薬品を販売できるわけではなく、一般用医薬品のうち経年変化が起こりにく**いこと等の基準に適合するもの以外の医薬品を販売等することはできません（薬機法第 31 条）。

なお、配置販売業では、医薬品を開封して分割販売することは禁止されています（薬機法第 37 条第 2 項）。

配置販売業は、通常、常備薬として用いられる製品をひとそろい収めた「配置箱」を預けます。これは薬機法上、「陳列」に該当します。

ここがポイント!

❷配置販売業の許可

配置販売業の許可については、次のように定められています。

> **薬機法第 30 条第 1 項**
>
> 配置販売業の許可は、配置しようとする区域をその区域に含む都道府県ごとに、その都道府県知事が与える。

都道府県知事は、次のような場合、配置販売業の許可を与えないことができます。

第4章 薬事関係法規・制度

配置販売業の許可を与えない場合

業務体制の基準	許可を受けようとする区域において適切に医薬品の販売をするために必要な基準が整っていないとき
申請者の適否基準	申請者が薬事に関する法令等に違反し一定期間を経過していないとき

❸配置販売業者の責務

　配置販売業の許可を受けた事業者は（配置販売業者）には、次のような責務があります。

> **薬機法第 31 条の 2 第 1 項、31 条の 4 第 2 項及び 31 条の 5**
> ・配置販売業者は、その業務に係る都道府県の区域を、自ら管理し、又は当該都道府県の区域内において配置販売に従事する配置員のうちから指定したものに管理させなければならない
> ・配置販売業者は、区域管理者の意見を尊重するとともに、法令遵守のために措置を講ずる必要があるときは、当該措置を講じ、かつ、講じた措置の内容（措置を講じない場合にあっては、その旨及びその理由）を記録し、これを適切に保存しなければならない
> ・配置販売業者は、区域の管理に関する業務その他の配置販売業者の業務を適正に遂行することにより、薬事に関する法令の規定の遵守を確保するために、必要な措置を講じるとともに、その措置の内容を記録し、適切に保存しなければならない。

❹区域管理者の条件

（1）区域管理者の条件

　区域を管理する者（区域管理者）は、薬剤師または登録販売者でなければならず、次に掲げる区分に応じて定められています。

区域管理者の設置区分

区域の種類	区域管理者
第一類医薬品を販売し、授与する区域	薬剤師
第二類医薬品または第三類医薬品を販売し、授与する区域	薬剤師または登録販売者

(2) 第二類医薬品または第三類医薬品を販売する区域の区域管理者の条件

登録販売者が第二類医薬品または第三類医薬品を販売する区域の区域管理者になるためには、薬局、店舗販売業または配置販売業における次の従事期間

> ① 一般従事者として薬剤師又は登録販売者の管理及び指導の下に実務に従事した期間
> ② 登録販売者として業務に従事した期間

について、次のいずれかの要件を満たすことが必要です。

(a) 過去5年間のうち通算して2年以上

なお、2年以上とは「月単位で計算して1か月に80時間以上従事した月が24月以上」または「従事期間が通算して2年以上、かつ過去5年間において合計1,920時間以上」をいいます。

(b) 過去5年間のうち通算して1年以上に加え、毎年度受講する必要がある研修（継続的研修）および区域の管理および法令遵守に関する追加的な研修を修了している

なお、1年以上とは「月単位で計算して1か月に160時間以上従事した月が12月以上」または「従事期間が通算して1年以上、かつ過去5年間において合計1,920時間以上」をいいます。

店舗販売業と同じように、①、②の条件を満たす職場で、過去5年間のうち、通算して2年以上、または1年以上（研修受講が必要）の実務経験が必要となります。

(3) その他の区域管理者の条件

その他、区域管理者には次の条件があります。

> 区域管理者は、区域に関する必要な業務を遂行し、必要な事項を遵守するために必要な能力及び経験を有する者でなければならない（薬機法第31条の2第3項）

区域管理者の条件

第一類医薬品 ➡ 薬剤師

登録販売者を区域管理者とする場合

第二類医薬品　薬剤師または
第三類医薬品 ➡ 登録販売者

過去５年のうち２年以上、または１年
以上（研修受講が必要）の実務経験

❺区域管理者の責務等

区域管理者には、次のような責務等があります。

・保健衛生上支障を生ずるおそれがないように、その業務に関して配置員
を監督するなど、その区域の業務につき、必要な注意をする
・配置販売業者に対して必要な意見を書面により述べなければならない（薬
機法第31条の３）

❻配置販売の従事に関する届出

配置販売業者またはその配置員は、医薬品の配置販売に従事しようとすると
きは、配置販売業者の氏名および住所、配置販売に従事する者の氏名および住
所並びに区域およびその期間を、あらかじめ、配置販売に従事しようとする区
域の都道府県知事に届け出なければなりません（薬機法第32条、施行規則第
150条）。

❼配置員の身分証明書

配置販売業者またはその配置員は、その住所地の都道府県知事が発行する身
分証明書の交付を受け、かつ、これを携帯しなければ、医薬品の配置販売に従
事してはなりません（薬機法第33条第１項）。

身分証明書を交付するのは、「区域の都道府県知事」では
なく「住所地の都道府県知事」であることに注意しましょ
う。「住所地」とは、身分証明書の交付を受けようとする
者の住所地です。

ここがポイント！

　これまで学んできた薬局開設者と医薬品販売業者の許可について、次の表にまとめています。最後に知識を整理しておきましょう。

薬局開設者と医薬品販売業者の許可

	業種	開設許可	販売できる医薬品			一般人への販売	調剤	販売方法	分割販売
			医療用医薬品	要指導医薬品	一般用医薬品				
薬局開設者	薬局	主に都道府県知事	○	○	○	○	○	店舗販売	○
医薬品販売業者	店舗販売業		×	○	○	○	×	店舗販売	○
	配置販売業		×	×	○(すべてではない)	○	×	配置販売	×
	卸売販売業		○	○	○	×	×	規定なし	○

登録販売者が第二類または第三類医薬品を販売する店舗の「店舗管理者・区域管理者」となるための従事期間要件が、令和5年4月の手引き改訂により変更となりました。以前は「過去5年のうち2年以上」でしたが、新たに「過去5年のうち1年以上＋研修受講」が追加されました。

ここがポイント!

○×で
答えましょう

☐ **Q1** 薬局の許可は厚生労働大臣が、店舗販売業の許可は都道府県知事等が、それぞれ与える。

☐ **Q2** 薬剤師でなければ、薬局の開設許可を受けることができない。

☐ **Q3** 薬剤師不在時間内は、その薬局の管理を行う薬剤師が、薬剤師不在時間内に当該薬局において勤務している従事者と連絡ができる体制を備えなければならない。

☐ **Q4** 店舗販売業者は、店舗による販売または配置による販売を行うことができる。

☐ **Q5** 薬剤師が従事していない店舗販売業においては、第二類医薬品の販売を行うことができない。

☐ **Q6** 薬局および薬剤師が従事している店舗販売業では、医師が発行した処方せんに基づき調剤することができる。

☐ **Q7** 配置販売業者が消費者の居宅に医薬品をあらかじめ預けておく行為は、医薬品の陳列に該当する。

☐ **Q8** 薬剤師は、配置販売業の区域管理者となることができない。

☐ **Q9** 配置販売業の区域管理者は、薬剤師または登録販売者でなければならない。

☐ **Q10** 配置販売業の区域管理者が薬剤師であっても、医薬品を開封して分割販売を行うことはできない。

▶**答えと解説**

A1 ✕ いずれも都道府県知事等が許可を与える。**A2** ✕ 薬剤師でなくても許可を受けることができる。**A3** ○ **A4** ✕ 配置による販売はできない。**A5** ✕ 登録販売者が従事していれば第二類医薬品の販売を行うことができる。**A6** ✕ 店舗販売業は、薬剤師が従事していても調剤を行うことはできない。**A7** ○ **A8** ✕ 薬剤師はなることができる。**A9** ○ **A10** ○

4 リスク区分に応じた販売従事者、情報提供及び陳列等

リスクによっては、登録販売者ではなく薬剤師でなければ販売できないものがあります。消費者にはリスクに応じた説明をしなければなりません。さらに、インターネット販売やカタログ販売等の特定販売、購入時の記録についても学びます。

1 リスク区分に応じた販売従事者　でる度 ★★★

医薬品を販売する際に行う確認事項、伝達事項や販売記録として保存する書面について押さえておきましょう。

❶要指導医薬品の販売従事者

薬局開設者または店舗販売業者は、要指導医薬品を販売し、授与する場合は、薬剤師に販売・授与させなければならないこととされています（薬機法第36条の5）。また、要指導医薬品を使用しようとする者以外の者に対しては、薬剤師等に販売し、または授与する場合を除き、正当な理由なく要指導医薬品を販売し、または授与してはなりません（薬機法第36条の5第2項）。

「薬剤師等」は、薬剤師、薬局開設者、医薬品の製造販売業者、製造業者もしくは販売業者、医師、歯科医師もしくは獣医師または病院、診療所もしくは飼育動物診療施設の開設者を含みます。

❷要指導医薬品の販売方法

薬局開設者または店舗販売業者は、要指導医薬品を販売し、または授与するにあたっては、次に掲げる方法により、薬剤師に販売させ、または授与させなければならないこととされています（薬機法第36条の5第1項、施行規則第158条の11）。

(a) 当該要指導医薬品を購入し、又は譲り受けようとする者が、当該要指導医薬品を使用しようとする者であることを確認させること。当該要指導医薬品を使用しようとする者でない場合には、当該者が薬剤師等である場合を除き、薬機法第36条の5第2項の正当な理由の有無を確認させること

(b) 当該要指導医薬品を購入し、又は譲り受けようとする者及び当該要指導医薬品を使用しようとする者の他の薬局開設者又は店舗販売業者からの当該要指導医薬品の購入又は譲受けの状況を確認させること

(c) (b) の規定により確認した事項を勘案し、適正な使用のために必要と認められる数量に限り、販売し、又は授与させること

(d) 情報の提供及び指導を受けた者が当該情報の提供及び指導の内容を理解したこと並びに質問がないことを確認した後に、販売し、又は授与させること

(e) 当該要指導医薬品を購入し、又は譲り受けようとする者から相談があった場合には、情報の提供又は指導を行った後に、当該要指導医薬品を販売し、又は授与させること

(f) 次の内容を、当該要指導医薬品を購入し、又は譲り受けようとする者に伝えさせること
　・当該要指導医薬品を販売し、又は授与した薬剤師の氏名
　・当該薬局又は店舗の名称
　・当該薬局又は店舗の電話番号その他連絡先

❸ 一般用医薬品の販売従事者

　薬局開設者、店舗販売業者または配置販売業者は、一般用医薬品を販売し、授与する場合は、次に掲げるリスク区分に応じて、以下の者に販売させ、授与させなければなりません（薬機法第36条の9）。

🗨 一般用医薬品のリスク区分

リスク区分	販売または授与する者
第一類医薬品	薬剤師
第二類医薬品および第三類医薬品	薬剤師または登録販売者

❹第一類医薬品の販売方法

薬局開設者、店舗販売業者または配置販売業者は、第一類医薬品を販売し、授与し、または配置するにあたっては、次に掲げる方法により、薬剤師に販売させ、または授与させなければなりません（薬機法第 36 条の 9、施行規則第 159 条の 14 第 1 項）。

> (a) 情報の提供を受けた者が当該情報の提供の内容を理解したこと及び質問がないことを確認した後に、販売し、又は授与させること
>
> (b) 当該第一類医薬品を購入し、又は譲り受けようとする者から相談があった場合は、情報の提供を行った後に、当該第一類医薬品を販売し、又は授与させること
>
> (c) 次の内容を、当該第一類医薬品を購入し、又は譲り受けようとする者に伝えさせること
> ・当該第一類医薬品を販売し、又は授与した薬剤師の氏名
> ・当該薬局又は店舗の名称
> ・当該薬局、店舗又は配置販売業者の電話番号その他連絡先

❺第二類医薬品・第三類医薬品の販売方法

薬局開設者、店舗販売業者または配置販売業者は、第二類医薬品または第三類医薬品を販売し、または授与するにあたっては、次に掲げる方法により、薬剤師または登録販売者に販売させ、または授与させなければなりません（薬機法第 36 条の 9、施行規則第 159 条の 14 第 2 項）。

> (a) 当該第二類医薬品又は第三類医薬品を購入し、又は譲り受けようとする者から相談があった場合は、情報の提供を行った後に、当該第二類医薬品又は第三類医薬品を販売し、又は授与させること
>
> (b) 次の内容を、当該第二類医薬品又は第三類医薬品を購入し、又は譲り受けようとする者に伝えさせること
> ・当該第二類医薬品又は第三類医薬品を販売し、又は授与した薬剤師又は登録販売者の氏名
> ・当該薬局又は店舗の名称
> ・当該薬局、店舗又は配置販売業者の電話番号その他連絡先

第一類医薬品の販売方法は、要指導医薬品の販売方法 (d) 〜 (f) と、第二類医薬品・第三類医薬品の販売方法は、要指導医薬品の販売方法 (e) 〜 (f) とよく似ています。

ここがポイント!

💊 **リスク区分に応じた販売方法のまとめ**

【要指導医薬品】

購入者＝使用者かどうかを確認

＋

他店舗での購入状況を確認して必要な数を販売

【第一類医薬品】

＋

情報提供等の内容を理解して質問がないことを確認した後に販売

【第二類・第三類医薬品】

＋

購入者から相談があれば、情報提供を行った後で販売

＋

販売者の氏名、薬局・店舗の名称、電話番号を伝える

❻医薬品の販売記録の保存

　薬局開設者、店舗販売業者または配置販売業者は、薬局医薬品（医療用医薬品、薬局製造販売医薬品）、要指導医薬品または一般用医薬品を販売等したときは、次の事項を販売記録として書面に記載します（薬機法第9条第1項等）。

業種	医薬品の種類	書面の保存 （2年間）	方法	記載内容
薬局 開設者	薬局医薬品	義務	販売・ 授与	(a)品名 (b)数量 (c)販売、授与、配置した日時 (d)販売、授与、配置した薬剤師等の氏名、情報提供を行った薬剤師等の氏名 (e)医薬品の購入者等が情報提供の内容を理解したことの確認の結果（第三類医薬品は記載不要） (f)購入者等の連絡先
薬局 開設者	要指導医薬品	義務	販売・ 授与	
薬局 開設者	第一類医薬品	義務	販売・ 授与	
薬局 開設者	第二類医薬品	努力義務	販売・ 授与	
薬局 開設者	第三類医薬品	努力義務	販売・ 授与	
店舗販売 業者	要指導医薬品	義務	販売・ 授与	
店舗販売 業者	第一類医薬品	義務	販売・ 授与	
店舗販売 業者	第二類医薬品	努力義務	販売・ 授与	
店舗販売 業者	第三類医薬品	努力義務	販売・ 授与	
配置販売 業者	第一類医薬品	義務	配置	
配置販売 業者	第二類医薬品	努力義務	配置	
配置販売 業者	第三類医薬品	努力義務	配置	

薬局医薬品、要指導医薬品、第一類医薬品では書面の保存（2年間）は義務となり、第二類医薬品、第三類医薬品では努力義務となります。また、(a)〜(e)は書面への記載は義務となり、(f)は努力義務となります。やや複雑ですが、しっかりと押さえましょう。

2 リスク区分に応じた情報提供（要指導医薬品）

でる度 ★★★

要指導医薬品の情報提供等について、使用する書面、指導方法、事前に確認する事項を押さえましょう。

❶要指導医薬品の情報提供および指導

要指導医薬品の情報提供および指導については、次のように定められています。

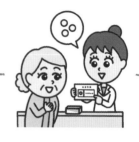

> **薬機法第 36 条の 6 第 1 項**
> 　薬局開設者又は店舗販売業者は、要指導医薬品の適正な使用のため、要指導医薬品を販売し、又は授与する場合には、厚生労働省令で定めるところにより、その薬局又は店舗において医薬品の販売又は授与に従事する薬剤師に、対面により、厚生労働省令で定める事項を記載した書面を用いて必要な情報を提供させ、及び必要な薬学的知見に基づく指導を行わせなければならない。

特に、要指導医薬品を使用しようとする者が薬剤服用歴その他の情報を一元的かつ経時的に管理できる手帳（お薬手帳）を所持しない場合は、その所持を勧奨する必要があります。また、お薬手帳を所持する場合は、必要に応じてお薬手帳を活用した情報の提供および指導を行わせる必要があります。お薬手帳には、要指導医薬品についても記録することが重要です。

対面で使用する書面には、当該事項が電磁的記録に記録されているときは、当該電磁的記録に記載された事項を紙面または出力装置の映像面に表示する方法により表示したものを含みます。

❷要指導医薬品の書面の記載事項

要指導医薬品の情報提供に用いる書面の記載事項は、次のように定められています（薬機法施行規則第 158 条の 12 第 2 項）。

①当該要指導医薬品の名称
②当該要指導医薬品の有効成分の名称及びその分量
③当該要指導医薬品の用法及び用量
④当該要指導医薬品の効能又は効果
⑤当該要指導医薬品に係る使用上の注意のうち、保健衛生上の危害の発生を防止するために必要な事項

⑥その他当該要指導医薬品を販売し、又は授与する薬剤師がその適正な使用のために必要と判断する事項

❸要指導医薬品の情報提供および指導の前に行う確認事項

　薬局開設者または店舗販売業者は、情報の提供および指導を行わせるにあたっては、当該薬剤師に、あらかじめ、次に掲げる事項を確認させなければなりません（薬機法第36条の6第2項、施行規則第158条の12第4項）。

　ⅰ）年齢

　ⅱ）他の薬剤または医薬品の使用の状況

　ⅲ）性別

　ⅳ）症状

　ⅴ）ⅳ）の症状に関して医師または歯科医師の診断を受けたか否かの別及び診断を受けたことがある場合にはその診断の内容

　ⅵ）現にかかっている他の疾病がある場合は、その病名

　ⅶ）妊娠しているか否か及び妊娠中である場合は妊娠週数

　ⅷ）授乳しているか否か

　ⅸ）当該要指導医薬品に係る購入、譲り受け又は使用の経験の有無

　ⅹ）調剤された薬剤又は医薬品の副作用その他の事由によると疑われる疾病にかかったことがあるか否か、かかったことがある場合はその症状、その時期、当該薬剤または医薬品の名称、有効成分、服用した量及び服用の状況

　ⅹⅰ）その他情報の提供を行うために確認することが必要な事項

特に「年齢」には注意が必要です！

ここがポイント！

❹要指導医薬品の情報提供および指導の方法

　要指導医薬品の情報提供および指導の方法については、次のように定められており、薬剤師に行わせなければなりません（薬機法施行規則第158条の12第1項）。

①当該薬局又は店舗内の情報提供及び指導を行う場所で行わせること

②当該要指導医薬品の特性、用法、用量、使用上の注意、当該要指導医薬品との併用を避けるべき医薬品その他の当該要指導医薬品の適正な使用のため必要な情報を、当該要指導医薬品を購入し、又は譲り受けようとする者又は当該要指導医薬品を使用しようとする者の状況に応じて個別に提供させ、必要な指導を行わせること

③当該要指導医薬品を使用しようとする者がお薬手帳を所持しない場合はその所持を勧奨し、お薬手帳を所持する場合は、必要に応じ、お薬手帳を活用した情報の提供及び指導を行わせること

④当該要指導医薬品の副作用その他の事由によるものと疑われる症状が発生した場合の対応について説明させること

⑤情報の提供及び指導を受けた者が当該情報の提供及び指導の内容を理解したこと及び更なる質問の有無について確認させること

⑥必要に応じて、当該要指導医薬品に代えて他の医薬品の使用を勧めさせること

⑦必要に応じて、医師又は歯科医師の診断を受けることを勧めさせること

⑧情報の提供及び指導を行った薬剤師の氏名を伝えさせること

薬局開設者または店舗販売業者は、これらの情報提供または指導ができないとき、その他要指導医薬品の適正な使用を確保することができないと認められるときは、要指導医薬品を販売または授与できません（薬機法第36条の6第3項）。

❺販売時に購入者側、その医薬品の使用者等から相談があった場合の対応

薬局開設者または店舗販売業者は、要指導医薬品の適正な使用のため、その薬局もしくは店舗において要指導医薬品を購入等しようとする者、またはその薬局もしくは店舗において要指導医薬品を購入等した者から相談があった場合は、当該薬剤師に必要な情報を提供させ、または必要な薬学的知見に基づく指導を行わせなければなりません（薬機法第36条の6第4項、施行規則第159条）。

3 リスク区分に応じた情報提供
（第一類医薬品）

でる度 ★★★

第一類医薬品の情報提供等について、使用する書面、指導方法、事前に確認する事項を押さえましょう。

ここがポイント！

❶第一類医薬品の情報提供

第一類医薬品の情報提供については、次のように定められています。

薬機法第 36 条の 10 第 1 項
　薬局開設者又は店舗販売業者は、第一類医薬品の適正な使用のため、第一類医薬品を販売し、又は授与する場合には、厚生労働省令で定めるところにより、その薬局又は店舗において医薬品の販売又は授与に従事する薬剤師に、厚生労働省令で定める事項を記載した書面を用いて必要な情報を提供させなければならない。

　特に、第一類医薬品を使用しようとする者がお薬手帳を所持する場合は、必要に応じてお薬手帳を活用した情報の提供を行わせる必要があります。また、要指導医薬品と同様に、お薬手帳には一般用医薬品についても記録することが重要です。

ここがポイント！

　第一類医薬品の情報提供では、要指導医薬品の場合と比べて、「対面」と「薬学的知見に基づく指導」がないことに注意しましょう。

❷第一類医薬品の書面の記載事項

　第一類医薬品の情報提供に用いる書面の記載事項は、次のように定められています（薬機法施行規則第 159 条の 15 第 2 項）。

---

①当該第一類医薬品の名称
②当該第一類医薬品の有効成分の名称及びその分量
③当該第一類医薬品の用法及び用量

---

④当該第一類医薬品の効能又は効果

⑤当該第一類医薬品に係る使用上の注意のうち、保健衛生上の危害の発生を防止するために必要な事項

⑥その他当該第一類医薬品を販売し、又は授与する薬剤師がその適正な使用のために必要と判断する事項

第一類医薬品の書面の記載事項は、要指導医薬品の場合と同じです。

❸第一類医薬品の情報提供の方法

第一類医薬品の情報提供の方法は次のように定められており、薬剤師に行わせなければなりません（薬機法施行規則第159条の15第1項）。

①当該薬局又は店舗内の情報提供を行う場所で行わせること

②当該第一類医薬品の用法、用量、使用上の注意、当該第一類医薬品との併用を避けるべき医薬品その他の当該第一類医薬品の適正な使用のため必要な情報を、当該第一類医薬品を購入し、又は譲り受けようとする者又は当該第一類医薬品を使用しようとする者の状況に応じて個別に提供させること

③当該第一類医薬品を使用しようとする者がお薬手帳を所持する場合は、必要に応じ、お薬手帳を活用した情報の提供及び指導を行わせること

④当該第一類医薬品の副作用その他の事由によるものと疑われる症状が発生した場合の対応について説明させること

⑤情報の提供を受けた者が当該情報の提供の内容を理解したこと及び更なる質問の有無について確認させること

　※ただし、いずれの場合にも、第一類医薬品を購入し、又は譲り受ける者から説明を要しない旨の意思の表明があり、薬剤師が、当該第一類医薬品が適正に使用されると認められると判断した場合は、適用されない（薬機法第36条の10第6項）

⑥必要に応じて、医師又は歯科医師の診断を受けることを勧めさせること

⑦情報の提供を行った薬剤師の氏名を伝えさせること

第一類医薬品の情報提供の方法で押さえるべきキーワードは、「説明を要しない旨の意思の表明」です。

❹第一類医薬品の情報提供の前に行う確認事項

薬局開設者または店舗販売業者は、情報の提供を行わせるにあたっては、薬剤師に、あらかじめ、次に掲げる事項を確認させなければならないと規定されています（薬機法第36条の10第2項、施行規則第159条の15第4項）。

ⅰ）年齢

ⅱ）他の薬剤又は医薬品の使用の状況

ⅲ）性別

ⅳ）症状

ⅴ）ⅳ）の症状に関して医師又は歯科医師の診断を受けたか否かの別及び診断を受けたことがある場合にはその診断の内容

ⅵ）現にかかっている他の疾病がある場合は、その病名

ⅶ）妊娠しているか否か及び妊娠中である場合は妊娠週数

ⅷ）授乳しているか否か

ⅸ）当該第一類医薬品に係る購入、譲り受け又は使用の経験の有無

ⅹ）調剤された薬剤又は医薬品の副作用その他の事由によると疑われる疾病にかかったことがあるか否か、かかったことがある場合はその症状、その時期、当該薬剤又は医薬品の名称、有効成分、服用した量及び服用の状況

ⅺ）その他情報の提供を行うために確認することが必要な事項

第一類医薬品の確認事項は、要指導医薬品の場合と同じです。

❺配置販売業者の第一類医薬品の情報提供等

第一類医薬品の情報提供の規定、書面の記載事項、情報提供方法と提供前の確認事項は、配置販売業者にも適用されます（薬機法第36条の10第7項）。

第二類医薬品、第三類医薬品の情報提供等について、使用する書面、指導方法、事前に確認する事項を押さえましょう。

ここがポイント!

❶第二類医薬品の情報提供

第二類医薬品の情報提供については、次のように定められています。

> **薬機法第 36 条の 10 第 3 項**
> 　薬局開設者又は店舗販売業者は、第二類医薬品の適正な使用のため、第二類医薬品を販売し、又は授与する場合には、厚生労働省令で定めるところにより、その薬局又は店舗において医薬品の販売又は授与に従事する薬剤師又は登録販売者に、必要な情報を提供させるよう努めなければならない。

ここがポイント!

「努めなければならない」ということは、義務ではなく、努力義務になります。

❷第二類医薬品の情報提供の前に行う確認事項

　薬局開設者または店舗販売業者は、情報の提供を行わせるにあたっては、薬剤師または登録販売者に、あらかじめ、次に掲げる事項を確認させるよう努めなければなりません（薬機法第 36 条の 10 第 4 項）。

> ⅰ）年齢
> ⅱ）他の薬剤又は医薬品の使用の状況
> ⅲ）性別
> ⅳ）症状
> ⅴ）ⅳ）の症状に関して医師又は歯科医師の診断を受けたか否かの別及び

診断を受けたことがある場合にはその診断の内容

vi）現にかかっている他の疾病がある場合は、その病名

vii）妊娠しているか否か及び妊娠中である場合は妊娠週数

viii）授乳しているか否か

ix）当該第二類医薬品に係る購入、譲り受け又は使用の経験の有無

ｘ）調剤された薬剤又は医薬品の副作用その他の事由によると疑われる疾病にかかったことがあるか否か、かかったことがある場合はその症状、その時期、当該薬剤又は医薬品の名称、有効成分、服用した量及び服用の状況

xi）その他情報の提供を行うために確認することが必要な事項

❸配置販売業者の第二類医薬品の情報提供等

第二類医薬品の情報提供の規定、情報提供前に行う確認事項は、配置販売業者にも適用されます。

❹指定第二類医薬品

指定第二類医薬品は、第二類医薬品のうち、特定の使用者（小児、妊婦等）や相互作用に関して使用を避けるべき注意事項があり、それに該当する使用がなされた場合に重大な副作用を生じる危険性が高まる成分、または依存性・習慣性がある成分が配合されたものです。

❺指定第二類医薬品の情報提供

指定第二類医薬品については、薬剤師または登録販売者による積極的な情報提供の機会がより確保されるよう、陳列方法を工夫する等の対応が求められています。

❻指定第二類医薬品の販売または授与

当該指定第二類医薬品を購入しようとする者等が、禁忌事項を確認することおよび当該医薬品の使用について薬剤師または登録販売者に相談することを勧める旨を確実に認識できるようにするために必要な措置を講じなければならないとされています（薬機法第9条第1項等）。

❼第三類医薬品の情報提供

　薬局開設者、店舗販売業者または配置販売業者が、第三類医薬品に区分された医薬品を販売または授与する場合は、薬剤師または登録販売者に、必要な情報提供をさせることが望ましいとされています。

❽一般用医薬品の販売時に購入者側、その医薬品の使用者等から相談があった場合の対応

　薬局開設者または店舗販売業者は、一般用医薬品の適正な使用のため、その薬局もしくは店舗において一般用医薬品の購入者等から相談があった場合は、医薬品の販売または授与に従事する薬剤師または登録販売者に、必要な情報を提供させなければなりません（薬機法第 36 条の 10 第 5 項）。

　また、この規定は配置販売業者にも読み替えて適用されます（薬機法第 36 条の 10 第 7 項）。さらに、薬局開設者、店舗販売業者または配置販売業者は、一般用医薬品を購入し、または譲り受けようとする者から相談があった場合は、情報の提供を行った後に、販売しまたは授与しなければなりません。

　　🔵 リスク区分に応じた販売従事者、情報提供、相談応需のまとめ

リスク区分	対応する専門家	購入者側から質問等がなくても行う積極的な情報提供	情報提供を行う場所	購入者側から相談があった場合の応答
要指導医薬品	薬剤師	対面により、書面を用いた情報提供および薬学的知見に基づく指導を義務付け	当該薬局または店舗内の情報提供・指導を行う場所（配置販売の場合は医薬品を配置する場所）	義務
第一類医薬品		書面を用いた情報提供を義務付け		
第二類医薬品	薬剤師または登録販売者	努力義務		
第三類医薬品		（法律上の規定は特になし）		

5 リスク区分に応じた陳列

でる度 ★★★

医薬品の陳列方法を押さえましょう。特に指定第二類医薬品の陳列範囲は重要です。

ここがポイント！

❶薬局開設者または店舗販売業者の医薬品の陳列

薬局開設者または店舗販売業者は、医薬品を他の物と区別して貯蔵し、または陳列しなければなりません（薬機法第57条の2第1項）。

❷要指導医薬品および一般用医薬品の陳列

薬局開設者または店舗販売業者は、要指導医薬品および一般用医薬品を陳列する場合は、次の方法により区別して陳列等しなければなりません（薬機法第57条の2第2項等）。また、食品、医薬部外品および化粧品等も同様に、混在しないように陳列することが求められます（薬機法第57条の2第1項）。

---

① 要指導医薬品は要指導医薬品陳列区画、第一類医薬品は第一類医薬品陳列区画の内部の陳列設備に陳列しなければならない。ただし、次の場合を除く

　ⅰ）鍵をかけた陳列設備に陳列する場合

　ⅱ）要指導医薬品又は第一類医薬品を購入しようとする者等が直接手の触れられない陳列設備に陳列する場合

② 要指導医薬品及び一般用医薬品を混在しないように陳列しなければならない

③ 第一類医薬品、第二類医薬品及び第三類医薬品の区分ごとに混在しないように陳列しなければならない

④ 指定第二類医薬品は、構造設備規則に規定する「情報提供を行うための設備」から7メートル以内の範囲に陳列しなければならない。ただし、次の場合を除く

　ⅰ）鍵をかけた陳列設備に陳列する場合

　ⅱ）指定第二類医薬品を陳列する陳列設備から1.2メートルの範囲に、医薬品を購入しようとする者等が進入することができないよう必要な措置が取られている場合

第**4**章

薬事関係法規・制度

⑤ 要指導医薬品又は一般用医薬品を販売し、又は授与しない時間は、要指導医薬品又は一般用医薬品を通常陳列し、又は交付する場所を閉鎖しなければならない

⑥ 要指導医薬品又は第一類医薬品を販売し、又は授与しない営業時間は、要指導医薬品陳列区画又は第一類医薬品陳列区画を閉鎖しなければならない

　※鍵をかけた陳列設備に要指導医薬品又は第一類医薬品を陳列している場合を除く

医薬品の陳列

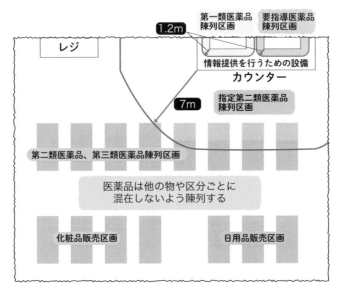

要指導医薬品陳列区画とは、要指導医薬品を陳列する設備から 1.2 m以内の範囲を指しますが、その範囲に購入者等が進入できないようにしなければなりません。

また、第一類医薬品陳列区画とは、第一類医薬品を陳列する設備から 1.2 m以内の範囲を指し、その範囲に購入者等が進入できないようにしなければなりません。

ここがポイント！

❸配置販売業者の医薬品の陳列

　配置販売業者は、医薬品を他のものと区別して貯蔵し、または陳列しなければなりません（薬機法第 57 条の 2 第 1 項）。

　また、配置販売業者は、一般用医薬品を陳列する場合は、第一類医薬品、第二類医薬品、第三類医薬品の区分ごとに混在しないように配置しなければなりません（薬機法施行規則第 218 条の 4 第 2 項）。

ここがポイント!

　配置箱の中も区分ごとに陳列しなければなりません。

6　薬局または店舗等における掲示　｜でる度 ★★★

❶薬局または店舗における掲示

　薬局開設者または店舗販売業者は、当該薬局または店舗を利用するために必要な次の情報を、当該薬局または店舗の見やすい位置に掲示板で掲示しなければなりません（薬機法第 9 条の 5、第 29 条の 4 等）。

🔖　薬局または店舗の掲示事項 1

薬局または店舗の管理および運営に関する事項
①許可の区分の別
②開設者等の氏名又は名称、許可証の記載事項
③管理者の氏名
④勤務する薬剤師又は第 15 条第 2 項本文に規定する登録販売者以外の登録販売者若しくは同項本文に規定する登録販売者の別、その氏名及び担当業務
⑤取り扱う要指導医薬品及び一般用医薬品の区分
⑥薬局、店舗に勤務する者の名札等による区別に関する説明
⑦営業時間、営業時間外で相談できる時間及び営業時間外で医薬品の購入、譲り受けの申し込みを受理する時間
⑧相談時及び緊急時の電話番号その他連絡先

①の「許可の区分の別」では、「薬局」または「店舗販売業」を記載します。④の「第15条第2項本文に規定する登録販売者以外の登録販売者」とは、実務経験が2年以上の登録販売者を指します。また、「同項本文に規定する登録販売者」とは、実務経験が2年未満の登録販売者を指します。

ここがポイント！

● 薬局または店舗の掲示事項2

薬局製造販売医薬品、要指導医薬品および一般用医薬品の販売制度に関する事項
①要指導医薬品、第一類医薬品、第二類医薬品及び第三類医薬品の定義並びにこれらに関する解説
②要指導医薬品、第一類医薬品、第二類医薬品及び第三類医薬品の表示に関する解説
③要指導医薬品、第一類医薬品、第二類医薬品及び第三類医薬品の情報の提供に関する解説
④薬局製造販売医薬品を調剤室以外の場所に陳列する場合にあっては、薬局製造販売医薬品の定義及びこれに関する解説並びに表示、情報の提供及び陳列に関する解説
⑤要指導医薬品の陳列等に関する解説
⑥指定第二類医薬品の陳列に関する解説
⑦指定第二類医薬品を購入し、又は譲り受けようとする場合は、当該指定第二類医薬品の禁忌を確認すること及び当該指定第二類医薬品の使用について薬剤師又は登録販売者に相談することを勧める旨
⑧一般用医薬品の陳列に関する解説
⑨医薬品による健康被害の救済制度に関する解説
⑩個人情報の適正な取扱いを確保するための措置
⑪その他必要な事項

❷配置販売業者の添える書面

配置販売業者は、次の情報を記載した書面を添えて配置しなければなりません（薬機法第31条の4第1項等）。

● 配置箱に添える書面1

区域の管理および運営に関する事項

①許可の区分の別

②配置販売業者の氏名又は名称、営業の区域その他の許可証の記載事項

③区域管理者の氏名

④当該区域に勤務する薬剤師又は第15条第2項本文に規定する登録販売者以外の登録販売者若しくは同項本文に規定する登録販売者の別、その氏名及び担当業務

⑤取り扱う一般用医薬品の区分

⑥当該区域に勤務する者の名札等による区別に関する説明

⑦営業時間、営業時間外で相談できる時間及び営業時間外で医薬品の購入、譲り受けの申し込みを受理する時間

⑧相談時および緊急時の電話番号その他連絡先

● 配置箱に添える書面2

一般用医薬品の販売制度に関する事項

①第一類医薬品、第二類医薬品及び第三類医薬品の定義並びにこれらに関する解説

②第一類医薬品、第二類医薬品及び第三類医薬品の表示に関する解説

③第一類医薬品、第二類医薬品及び第三類医薬品の情報の提供に関する解説

④指定第二類医薬品の定義等に関する解説

⑤指定第二類医薬品を購入し、又は譲り受けようとする場合は、当該指定第二類医薬品の禁忌を確認すること及び当該指定第二類医薬品の使用について薬剤師又は登録販売者に相談することを勧める旨

⑥一般用医薬品の陳列に関する解説

⑦医薬品による健康被害の救済制度に関する解説

⑧個人情報の適正な取扱いを確保するための措置

⑨その他必要な事項

配置箱に添える書面の記載事項は、薬局または店舗の掲
示事項とほとんど同じです。

対面販売と比較しながら、特定販売に必要な条件を押さ
えていきましょう。

❶特定販売とは

特定販売は、法律上次のように定義されています。

> **薬機法施行規則第1条第2項第3号**
> その薬局又は店舗におけるその薬局又は店舗以外の場所にいる者に対す
> る一般用医薬品又は薬局製造販売医薬品（毒薬及び劇薬であるものを除く）
> の販売又は授与のこと

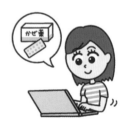

つまり、特定販売とは、いわゆるインターネット販
売やカタログ販売等を指します。特定販売では、要指
導医薬品を販売できず、配置販売業者は販売または授
与を行うことができません。

❷特定販売の運営や制度

薬局開設者または店舗販売業者は、特定販売を行う場合には、次に掲げると
ころにより行わなければなりません（薬機法第9条第1項等）。

特定販売は、実際に薬局または店舗で販売している医薬
品に限られます。

①当該薬局又は店舗に貯蔵し、又は陳列している一般用医薬品又は薬局製造販売医薬品を販売し、又は授与すること

②特定販売を行うことについて広告をするときは、第一類医薬品、指定第二類医薬品、第二類医薬品、第三類医薬品及び薬局製造販売医薬品の区分ごとに表示すること

※インターネットを利用する場合は、そのホームページで区分ごとに表示する措置を確保した上であれば、検索結果等においてまで区分ごとに表示する必要はないが、検索結果等として表示された医薬品の区分が明確にわかるよう表示させる必要がある

③特定販売を行うことについてインターネットを利用して広告をするときは、都道府県知事等及び厚生労働大臣が容易に閲覧することができるホームページで行うこと

④特定販売を行うことについて広告をするときは、インターネットを利用する場合はホームページに、その他の広告方法を用いる場合は当該広告に、次に掲げる情報を、見やすく表示すること

【薬局又は店舗の管理及び運営に関する事項】

①許可の区分の別

②開設者等の氏名又は名称、許可証の記載事項

③管理者の氏名

④勤務する薬剤師又は第15条第2項本文に規定する登録販売者以外の登録販売者若しくは同項本文に規定する登録販売者の別、その氏名及び担当業務

⑤取り扱う要指導医薬品及び一般用医薬品の区分

⑥薬局、店舗に勤務する者の名札等による区別に関する説明

⑦営業時間、営業時間外で相談できる時間及び営業時間外で医薬品の購入、譲り受けの申し込みを受理する時間

⑧相談時及び緊急時の電話番号その他連絡先

【薬局製造販売医薬品、要指導医薬品及び一般用医薬品の販売制度に関する事項】

①要指導医薬品、第一類医薬品、第二類医薬品及び第三類医薬品の定義並びにこれらに関する解説

②要指導医薬品、第一類医薬品、第二類医薬品及び第三類医薬品の表示に

関する解説

③要指導医薬品、第一類医薬品、第二類医薬品及び第三類医薬品の情報の提供に関する解説

④薬局製造販売医薬品を調剤室以外の場所に陳列する場合にあっては、薬局製造販売医薬品の定義及びこれに関する解説並びに表示、情報の提供及び陳列に関する解説

⑤要指導医薬品の陳列に関する解説

⑥指定第二類医薬品の表示等に関する解説

⑦指定第二類医薬品を購入し、又は譲り受けようとする場合は、当該指定第二類医薬品の禁忌を確認すること及び当該指定第二類医薬品の使用について薬剤師又は登録販売者に相談することを勧める旨

⑧一般用医薬品の表示に関する解説

⑨医薬品による健康被害の救済制度に関する解説

⑩個人情報の適正な取扱いを確保するための措置

⑪その他必要な事項

【特定販売に伴う事項】

①薬局又は店舗の主要な外観の写真

②薬局製造販売医薬品又は一般用医薬品の陳列の状況を示す写真

③現在勤務している薬剤師又は第15条第2項本文に規定する登録販売者以外の登録販売者若しくは同項本文に規定する登録販売者の別及びその氏名

④開店時間と特定販売を行う時間が異なる場合にあっては、その開店時間及び特定販売を行う時間

⑤特定販売を行う薬局製造販売医薬品又は一般用医薬品の使用期限

❸特定販売での販売時に購入者側、その医薬品の使用者等から相談があった場合の対応

特定販売を行う場合でも、一般用医薬品を購入しようとする者等から対面または電話により相談応需の希望があった場合は、薬局開設者または店舗販売業者は、薬剤師または登録販売者に、対面または電話により情報提供を行わせなければなりません（薬機法施行規則第159条の17第2項）。

医薬品を扱う業者に医薬品を販売する際に必要な書面の記載内容を押さえましょう。一般消費者への販売に必要な書面ではないことに注意してください。

ここがポイント!

❶医薬品の購入等に関する記録等

薬局開設者、店舗販売業者または配置販売業者（以下、薬局開設者等）は、医薬品を購入し、または譲り受けたときおよび薬局開設者、医薬品の製造販売業者、製造業者もしくは販売業者または病院、診療所もしくは飼育動物診療施設の開設者に販売し、または授与したときは、次に掲げる事項を書面に記載しなければなりません。

①品名
②数量
③購入若しくは譲り受け又は販売若しくは授与の年月日
④購入若しくは譲り受けた者又は販売若しくは授与した者（以下、購入者等）の氏名又は名称、住所又は所在地、及び電話番号その他の連絡先
　※配置販売業者は、「購入者等」が「配置販売業者と当該配置販売業者に対して医薬品を販売又は授与した者（以下、販売者等)」となる
⑤　④の事項を確認するために提示を受けた資料
⑥医薬品の取引の任に当たる自然人が、購入者等（販売者等）と雇用関係にあること又は購入者等（販売者等）から取引の指示を受けたことを示す資料
⑦医療用医薬品（体外診断用医薬品を除く）については、ロット番号及び使用の期限

④の「住所又は所在地」「電話番号その他の連絡先」および⑤は、薬局開設者等と購入者等（販売者等）が常時取引関係にある場合は記載を省くことができます。

⑥は、購入者等（販売者等）が自然人であり、かつ自ら医薬品の取引の任に当たる場合は記載を省くことができます。また、「自然人」とは、法人以外の

329

人（従業員等の個人）を指します。

⑦について、ロットを構成しない医薬品については、製造番号または製造記号を記載します。なお、ロット番号および使用の期限については、偽造医薬品の流通防止に向けた対策の観点から、一般用医薬品等（医療用医薬品以外）にも記載することが望ましいです。

また、薬局開設者等は、購入者等（販売者等）が常時取引関係にある場合を除き、①〜⑥の事項を書面に記載する際に、購入者等（販売者等）から、開設の許可に係る許可証の写しその他の資料の提示を受けることで購入者等（販売者等）の住所または所在地、電話番号その他の連絡先を確認しなければなりません。この確認ができない場合は、医薬品の譲り受けおよび譲渡を行うことができません。

薬局開設者等が、医薬品を扱う業者（取引先等）に医薬品を販売するには、書面に必要事項を記載する必要があります。

❷複数の事業所について許可を受けている場合

許可事業者（法に基づく許可を受けて医薬品を業として販売または授与する者）が、複数の事業所について許可を受けている場合、事業所間で医薬品の移転があったときは、移転先および移転元のそれぞれの事業所ごとに、次の①から⑤までの事項を記録し、記録した書面を記載の日から3年間保存しなければなりません。

①品名	④数量
②ロット番号	⑤移転先及び移転元の場所並びに移転の年月日
③使用の期限	

②、③については、医療用医薬品では記載の義務があり、一般用医薬品等では記載することが望ましいとされています。

❸ 貯蔵設備を設ける区域

薬局および店舗販売業の店舗の構造設備に係る基準として、次のように規定されています。

> **薬局等構造設備規則第1条第1項第9号、第2条第9号**
> 医薬品の貯蔵設備を設ける区域が、他の区域から**明確に区別されている**こと

また、薬局開設者および店舗販売業者が講じなければならない措置として、次のように規定されています。

> **体制省令**※**第1条第2項第3号、第2条第2項第2号**
> 医薬品の貯蔵設備を設ける区域に立ち入ることができる者の特定

※薬局並びに店舗販売業及び配置販売業の業務を行う体制を定める省令

9 その他の遵守事項　｜でる度 ★★★

❶ 従事者の名札

薬局開設者、店舗販売業者または配置販売業者は、その薬局、店舗または区域において医薬品の販売等に従事する薬剤師、登録販売者または一般従事者であることが容易に判別できるよう、その薬局、店舗または区域に勤務する者に名札を付けさせることその他必要な措置を講じなければなりません。

また、実務に従事した期間が下記要件を満たす者**以外**の登録販売者は、**研修中の登録販売者**とされます。

（a）過去5年間のうち通算して2年以上

なお、2年以上とは「月単位で計算して1か月に80時間以上従事した月が24月以上」または「従事期間が通算して2年以上、かつ過去5年間において合計1,920時間以上」をいいます。

（b）過去5年間のうち通算して1年以上に加え、毎年度受講する必要がある研修（継続的研修）および店舗又は区域の管理及び法令遵守に関する追加的な研修を修了している

なお、1年以上とは「月単位で計算して1か月に160時間以上従事した

月が12月以上」または「従事期間が通算して1年以上、かつ過去5年間において合計1,920時間以上」をいいます。

研修中の登録販売者は、次の対応を取らなければなりません。

名札	「登録販売者（研修中）」などの容易に判別できるような表記をする
実務従事	薬剤師または登録販売者の管理及び指導の下に実務に従事させる

🔵 **登録販売者の名札**

【登録販売者の名札】

御薬　効子
登録販売者

【研修中の登録販売者の名札】

御薬　効子
登録販売者（研修中）

過去5年のうち従事期間が2年以上、または1年以上（研修受講が必要）以外の登録販売者

令和5年4月の手引き改訂により、「研修中の登録販売者」となる要件が変更されました。従事期間が『「過去5年のうち2年以上」もしくは「過去5年のうち1年以上＋研修受講」』以外の登録販売者が研修中の登録販売者となります。

ここがポイント！

❷濫用のおそれがある医薬品

薬局開設者、店舗販売業者または配置販売業者は、一般用医薬品のうち、濫用等のおそれのあるものとして厚生労働大臣が指定するものを販売し、または授与するときは、次の方法により行わなければなりません（薬機法施行規則第15条の2等）。

①当該薬局、店舗又は区域において医薬品の販売又は授与に従事する薬剤師又は登録販売者に、次に掲げる事項を確認させること
　ⅰ）当該医薬品を購入し、又は譲り受けようとする者が若年者である場合は、当該者の氏名及び年齢
　ⅱ）当該医薬品を購入し、又は譲り受けようとする者及び当該医薬品を

使用しようとする者の他の薬局開設者、店舗販売業者又は配置販売業者からの当該医薬品及び当該医薬品以外の濫用等のおそれのある医薬品の購入又は譲り受けの状況

iii）当該医薬品を購入し、又は譲り受けようとする者が、適正な使用のために必要と認められる数量を超えて当該医薬品を購入し、又は譲り受けようとする場合は、その理由

iv）その他当該医薬品の適正な使用を目的とする購入又は譲り受けであることを確認するために必要な事項

②当該薬局、店舗又は区域において医薬品の販売又は授与に従事する薬剤師又は登録販売者に、①の規定により確認した事項を勘案し、適正な使用のため必要と認められる数量に限り、販売し、又は授与させること

❸厚生労働大臣が指定する医薬品

　濫用等のおそれのあるものとして厚生労働大臣が指定する医薬品は、次に掲げるもの、その水和物およびそれらの塩類を有効成分として含有する製剤とされています。対象の医薬品を販売する際には、確認を行った上で適正に使用されるよう販売する必要があります。

①エフェドリン
②コデイン
③ジヒドロコデイン
④ブロモバレリル尿素
⑤プソイドエフェドリン
⑥メチルエフェドリン

令和5年4月の手引き改訂による変更箇所です。「濫用等のおそれのある医薬品」について、以前は「（鎮咳去痰薬に限る）」など薬効群等が限定されている有効成分がありましたが、限定の記述が全て削除され、より条件が厳しくなりました。

ここがポイント！

❹使用期限切れ医薬品

　薬局開設者、店舗販売業者または配置販売業者は、医薬品の直接の容器または直接の被包に表示された使用の期限を超過した医薬品を、正当な理由なく、販売し、授与し、販売もしくは授与の目的で貯蔵し、もしくは陳列し、または広告してはなりません（薬機法施行規則第15条の3等）。

❺医薬品の競売

　薬局開設者または店舗販売業者は、医薬品を競売に付してはなりません（薬機法施行規則第15条の4、第147条の5）。

❻医薬品の使用に関する意見の広告

　薬局開設者、店舗販売業者または配置販売業者は、販売し、または授与しようとする医薬品について広告するときは、当該医薬品を購入し、もしくは譲り受けた者またはこれらの者によって購入され、もしくは譲り受けられた医薬品を使用した者による当該医薬品に関する意見その他医薬品の使用が不適正なものとなるおそれのある事項を表示してはなりません。

❼ホームページの利用の履歴等

　薬局開設者、店舗販売業者または配置販売業者は、医薬品の購入、譲り受けの履歴、ホームページの利用の履歴等の情報に基づき、自動的に特定の医薬品の購入、譲り受けを勧誘する方法等の医薬品の使用が不適正なものとなるおそれのある方法により医薬品を広告してはなりません（薬機法施行規則第15条の5等）。

☐ **Q1** 店舗販売業者は、一般用医薬品を第一類医薬品、第二類医薬品または第三類医薬品の区分ごとに陳列しなければならない。

☐ **Q2** 薬局開設者が要指導医薬品を販売又は授与する場合、その薬局において医薬品の販売又は授与に従事する薬剤師又は登録販売者に、対面により、書面を用いて、必要な情報を提供させ、必要な薬学的知見に基づく指導を行わせなければならない。

☐ **Q3** 店舗販売業者が第二類医薬品を登録販売者に販売させる際の情報提供として、購入者の年齢を確認させるよう努めなければならない。

☐ **Q4** 店舗販売業者が指定第二類医薬品を販売又は授与する場合には、当該指定第二類医薬品を購入しようとする者等が、禁忌事項を確認すること及び当該医薬品の使用について薬剤師又は登録販売者に相談することを勧める旨を確実に認識できるようにするために必要な措置を講じなければならない。

☐ **Q5** 配置販売業者は、第一類医薬品を販売した場合、医薬品の購入者が情報提供の内容を理解したことの確認の結果等を書面等に記載し、2年間保存しなければならない。

☐ **Q6** 指定第二類医薬品は、鍵をかけて陳列する場合等を除き「情報提供を行うための設備」から10m以内の範囲に陳列しなければならない。

☐ **Q7** 店舗販売業者は、その店舗において医薬品を購入しようとする者から相談があった場合、第三類医薬品については、医薬品の販売に従事する薬剤師又は登録販売者に、必要な情報を提供させなくてもよい。

☐ **Q8** 医薬品と化粧品は区別して陳列しなければならないが、医薬品と医薬部外品は区別しないで陳列することが認められている。

▶答えと解説

A1 ○ **A2** ✕ 登録販売者は要指導医薬品の情報提供や指導ができない。**A3** ○ **A4** ○ **A5** ○ **A6** ✕ 10mではなく7mである。**A7** ✕ 必要な情報を提供させる必要がある。**A8** ✕ 医薬品と他の物品を区別して貯蔵又は陳列する必要がある。

□ **Q9** 店舗販売業者は、店舗の見やすい位置に掲示板で必ず、要指導医薬品の陳列に関する解説等を掲示しなければならない。

□ **Q10** 薬局開設者又は店舗販売業者は、要指導医薬品又は一般用医薬品を販売し、又は授与しない時間は、要指導医薬品又は一般用医薬品を通常陳列し、又は交付する場所を閉鎖しなければならない。

□ **Q11** 店舗販売業者が特定販売を行うことについてインターネットを利用して広告をする場合には、現在勤務している薬剤師又は登録販売者の氏名及び写真を表示しなければならない。

□ **Q12** 特定販売を行うことについてインターネットを利用して広告をするとき、ホームページの利用の履歴等の情報に基づき、自動的に特定の医薬品の購入を勧誘する方法による医薬品の広告が認められている。

□ **Q13** 特定販売では、購入者から対面または電話により相談応需の希望があった場合には、その店舗で医薬品の販売または授与に従事する薬剤師または登録販売者に、対面または電話により情報提供を行わせなければならない。

□ **Q14** 店舗販売業者が飼育動物診療施設の開設者に医薬品を販売したときに、書面に記載しなければならない事項として、医薬品の購入者の氏名または名称が必要となる。

□ **Q15** 一般用医薬品のうち、濫用等のおそれのあるものとして厚生労働大臣が指定するものを販売または授与する場合で、購入しようとする者が若年者の場合は、薬剤師または登録販売者に、当該者の氏名および年齢を確認させなければならない。

□ **Q16** 一般用医薬品のうち、濫用等のおそれのあるものとして厚生労働大臣が指定する医薬品に、プソイドエフェドリン塩酸塩を有効成分として含有する製剤は指定されていない。

▶ **答えと解説**

A9 ○ **A10** ○ **A11** ✕ 薬剤師又は登録販売者の別及び氏名を表示しなければならないが、写真は必要ない。**A12** ✕ 自動的に特定の医薬品の購入を勧誘する方法は認められていない。**A13** ○ **A14** ○ **A15** ○ **A16** ✕ プソイドエフェドリン塩酸塩は指定されている。

5 医薬品販売に関する法令遵守

医薬品販売では、誇大広告や承認前の医薬品に関する広告が禁止されています。また、都道府県知事等は薬局開設者や販売業者に対して、薬事監視員による立入検査をさせることができます。法律や命令に違反した場合、行政処分の対象となります。

1 適正な販売広告と販売方法 | でる度 ★★★

ここがポイント!

適正な広告や販売方法、逆に不適正な広告や販売方法を押さえておきましょう。

❶適正な販売広告

医薬品については、**誇大広告等**や**承認前の医薬品等の広告**が禁止されています（薬機法、不当景品類及び不当表示防止法、特定商取引に関する法律）。

❷誇大広告

誇大広告等については、次のように定められています。

> **薬機法第66条第1項**
> 何人も、医薬品、医薬部外品、化粧品、医療機器又は再生医療等製品の名称、製造方法、効能、効果又は性能に関して、**明示的であると暗示的であるとを問わず、虚偽又は誇大な記事**を広告し、記述し、又は流布してはならない。

> **薬機法第66条第2項**
> 医師その他の者が**これを保証したものと誤解されるおそれがある記事**を広告し、記述し、又は流布してはならない。

薬機法第 66 条第 3 項

　何人も、医薬品、医薬部外品、化粧品、医療機器又は再生医療等製品に関して堕胎を暗示し、又はわいせつにわたる文書又は図画を用いてはならない。

ここがポイント!

　堕胎とは、非合法的に行われる人工妊娠中絶のことです。

❸承認前の医薬品等の広告

　承認前の医薬品等については、何人も広告をしてはいけません。「何人」とは、広告等の依頼主だけでなく、その広告等に関与するすべての人が対象となります。そのため、製薬企業等の依頼によりマスメディアを通じて行われる宣伝広告に関して、業界団体の自主基準のほか、広告媒体となるテレビ、ラジオ、新聞、雑誌の関係団体においても、それぞれ自主的な広告審査等が行われています。

薬機法第 68 条

　何人も、医薬品若しくは医療機器又は再生医療等製品であって、まだ（中略）承認又は認証を受けていないものについて、その名称、製造方法、効能、効果又は性能に関する広告をしてはならない。

❹一般用医薬品の販売広告

　一般用医薬品の販売広告として、次のようなものがあります。

・製薬企業等の依頼によりマスメディアを通じて行われるもの
・薬局、店舗販売業または配置販売業において販売促進のため用いられるもの
（例）チラシ、ダイレクトメール（電子メールなど）、POP（ポスター、ステッカー、ディスプレー等による店頭・店内広告）

一般用医薬品の販売広告も、内容や表現等が適切でなければなりません。医薬品の販売等に従事する専門家にあっては、その広告活動に関して、法令遵守はもとより医薬品の販売広告に係るルールを十分に理解して適正化を図る必要があります。

ここがポイント!

❺医薬品の広告の該当性

次のいずれ（すべて）の要件を満たすものが、医薬品の広告に該当するものと判断されます。

> ・顧客を誘引する（顧客の購入意欲を昂進させる）意図が明確であること
> ・特定の医薬品の商品名（販売名）が明らかにされていること
> ・一般人が認知できる状態であること

❻違反広告に係る措置命令等

厚生労働大臣または都道府県知事等が薬機法の規定に違反して広告等を行った者に対してその行為の中止、再発防止等の措置命令を行うことができます。

❼課徴金制度

厚生労働大臣が医薬品、医療機器等の名称、製造方法、効能、効果または性能に関する虚偽・誇大な広告を行った者に対して、違反を行っていた期間中における対象商品の売上額 × 4.5%の課徴金を納付させる命令を行う課徴金制度があります。

❽医薬品等適正広告基準

医薬品等適正広告基準では、次のものを購入者等に対する不適切な広告としています。

🔵 事実に反する認識を得させるおそれがある広告

> ①承認の範囲を超える内容が表現されている場合
> ②しばり表現を省いて漢方処方製剤等を広告する場合
> ③構成生薬の作用を個別に挙げて説明した漢方処方製剤等を広告する場合
> ④一般用医薬品と同じ有効成分を含有する医療用医薬品の効能効果をその

まま標榜する場合

⑤医師による診断・治療によらなければ一般に治癒が期待できない疾患（例えば、がん、糖尿病、心臓病等）について自己治療が可能であるかの広告表現の場合

⑥医薬品の有効性または安全性について、それが確実であることを保証するような表現がなされた広告の場合

⑦使用前、使用後にかかわらず図画・写真等を掲げる際には、こうした効能効果等の保証表現となる場合

⑧医薬品の効能効果または安全性について、最大級の表現またはこれに類する表現等を行う場合

⑨チラシやパンフレット等の同一紙面に、医薬品と、食品、化粧品、雑貨類等の医薬品ではない製品を併せて掲載すること自体は問題ないが、医薬品でない製品について医薬品的な効能効果があるように見せかけ、一般の生活者に誤認を与えるおそれがある場合

①効能効果について、承認された内容に合致しない表現がなされている場合が多くみられます。

②漢方処方製剤等では、使用する人の体質等を限定した上で特定の症状等に対する改善を目的として、効能効果に一定の前提条件（しばり表現）が付されています。

③漢方処方製剤の効能効果は、配合されている個々の生薬成分が相互に作用しているためです。

④承認されている内容を正確に反映した広告といえません。

⑤一般用医薬品は、医療機関を受診するほどではない体調の不調や疾病の初期段階において使用されるものが多いためです。

⑥明示的・暗示的を問わず、虚偽または誇大な広告とみなされます。

ここがポイント！

● 過度の消費や乱用を助長するおそれのある広告

①医薬品が**不必要な人**にまで使用を促したり、安易な使用を促したりするおそれがある広告（商品名を**連呼**する音声広告、生活者の**不安**を煽って購入を促す広告）の場合

②「天然成分を使用しているので副作用がない」「いくら飲んでも副作用がない」といった**事実に反する**広告の場合

③医薬関係者、医療機関、公的機関、団体等が、公認、推薦、選用等している旨の広告の場合

④チラシやパンフレット等において、医薬品について食品的または化粧品的な用法が強調されているような広告の場合

①ただし、販売広告に価格の表示や特定商品の名称と価格が特記表示されていることをもって、直ちに不適当とみなされることはありません。

②過度の消費や乱用を助長するおそれがあるだけでなく、虚偽または誇大な広告にも該当します。

③一般の生活者の当該医薬品に対する認識に与える影響が大きく、仮に事実であったとしても、原則として（市町村が行う衛生害虫類駆除事業に際して特定の殺虫剤・殺鼠剤の使用を住民に推薦するときのような、特別な場合を除く）不適当とされています。

④生活者に安易または過度な医薬品の使用を促すおそれがある不適正な広告とみなされることがあるため注意が必要です。

ここがポイント！

❾不適正な販売方法

　生活者に医薬品の過度の消費や乱用を助長するおそれがある販売方法については、販売広告と同様に、保健衛生上の観点から必要な監視指導が行われています。**不適正な販売方法**には、次のものがあります。

- 医薬品を懸賞や景品として授与する
- 許可を受けた薬局または店舗以外の場所に医薬品を貯蔵または陳列し、そこを拠点として販売等をする
- 配置販売業において、医薬品を先用後利によらず現金売りを行う

ここがポイント!

キャラクターグッズ等の景品類を提供して販売することは、不当景品類及び不当表示防止法の限度内であれば認められています。

⑩ 組み合わせ販売

　医薬品の組み合わせ販売は、購入者の利便性のため異なる複数の医薬品または医薬品と他の物品を組み合わせて販売または授与する方法です。「他の物品」は、体温計、救急絆創膏、ガーゼ、包帯、脱脂綿等、組み合わせる医薬品の用途に対して補助的な目的を果たす範囲においてのみ認められます。

　次のすべての要件を満たすと、組み合わせ販売が認められます。

- 購入者等に対して情報提供を十分に行える程度の範囲内
- 組み合わせることに合理性が認められるもの
- 組み合わせた個々の医薬品等の外箱等に記載された法に基づく記載事項が、組み合わせ販売のため使用される容器の外から明瞭に見えるようになっている

　一方、次の場合は、組み合わせ販売が認められません。

- 医薬品の効能効果が重複する
- 相互作用等により保健衛生上の危害を生じるおそれがある
- 販売側の都合による抱き合わせ
- 在庫処分等の目的

行政庁の監視指導について、「誰が」「誰に」「どのような
処分」をするのか意識しながら学習しましょう。

ここがポイント！

❶薬事監視員

　厚生労働大臣、都道府県知事、保健所を設置する市（保健所設置市）の市長
および特別区の区長は、**その職員のうちから薬事監視員を命じ**、薬局および医
薬品の販売業に関する監視指導を行わせています（薬機法第76条の3第1項）。

❷立入検査等と罰則

　薬事監視員の業務内容については、次のように定められています。

> **薬機法第69条第2項**
>
> 　都道府県知事等は、薬局開設者又は医薬品の販売業者が、関係する法の
> 規定又はそれに基づく命令を遵守しているかどうかを確かめるために必要
> があると認めるときは、その薬局開設者又は医薬品の販売業者に対して必
> 要な報告をさせ、薬事監視員に、その薬局開設者又は医薬品の販売業者が
> 医薬品を業務上取り扱う場所に立ち入らせ、その構造設備若しくは帳簿書
> 類等を検査させ、従業員その他の関係者に質問させることができる。

> **薬機法第69条第6項**
>
> 　都道府県知事等は、薬局開設者又は医薬品の販売業者に対して、必要な
> 報告をさせ、又は薬事監視員に、その薬局開設者又は医薬品の販売業者が
> 医薬品を業務上取り扱う場所に立ち入り、その構造設備若しくは帳簿書類
> 等を検査させ、従業員その他の関係者に質問させ、無承認無許可医薬品、
> 不良医薬品又は不正表示医薬品等の疑いのある物を、試験のため必要な最
> 少分量に限り、収去させることができる。

薬事監視員は、疑いのある物を試験のため最少分量に限り収去します。収去するのは帳簿書類等ではないので注意しましょう。

ここがポイント!

また、次の場合には、罰則が設けられています。

・行政庁の監視指導に対して、薬局開設者や医薬品の販売業者が、命ぜられた報告を怠ったり、虚偽の報告をした場合
・薬事監視員による立入検査や収去を拒んだり、妨げたり、忌避した場合
・薬剤師や登録販売者を含む従業員が、薬事監視員の質問に対して正当な理由なく答弁しなかったり、虚偽の答弁を行った場合

❸行政庁による処分

行政庁の処分には、改善命令、業務停止命令、廃棄・回収命令等があります。

💊 **行政庁による処分**

命令	指示	処分対象者	処分内容
改善命令等	都道府県知事等	薬局開設者、医薬品の販売業者	・構造設備が基準に適合せず、またはその構造設備によって不良医薬品を生じるおそれがある場合、その構造設備の改善を命じ、またはその改善がなされるまでの間当該施設の全部・一部の使用を禁止する（配置販売業者を除く） ・一般用医薬品の販売等を行うための業務体制が基準に適合しなくなった場合、その業務体制の整備を命ずる ・法令の遵守を確保するため措置が不十分である場合、改善に必要な措置を命ずる ・薬事に関する法令に違反する行為があった場合、保健衛生上の危害の発生または拡大を防止するため必要があると認めるときは、その業務の運営の改善に必要な措置を採るべきことを命ずる ・許可の際に付された条件に違反する行為があったときは、その条件に対する違反を是正するために必要な措置を採るべきことを命ずる

			・各管理者が薬事に関する法令またはこれに基づく処分に違反する行為があったとき、またはその者が管理者として不適当であると認めるときは、その変更を命ずる
業務停止命令等	都道府県知事等	配置販売業者、配置員	配置員が、その業務に関し、法もしくはこれに基づく命令またはこれらに基づく処分に違反する行為があったときは、期間を定めてその配置員による配置販売の業務の停止を命ずる
		薬局開設者、医薬品の販売業者	薬事に関する法令またはこれに基づく処分に違反する行為があったとき、禁錮以上の刑に処せられる等、その許可の基準として求めている事項に反する状態に該当するに至ったときは、その許可を取り消し、または期間を定めてその業務の全部もしくは一部の停止を命ずる
	厚生労働大臣	薬局開設者、医薬品の販売業者	医薬品による保健衛生上の危害の発生または拡大を防止するため必要があると認めるときは、医薬品の販売または授与を一時停止することその他保健衛生上の危害の発生または拡大を防止するための応急措置を採るべきことを命ずることができる
廃棄・回収命令等	厚生労働大臣または都道府県知事等	医薬品を業務上取り扱う者（薬局開設者、医薬品の販売業者を含む）	不正表示医薬品、不良医薬品、無承認無許可医薬品等について、廃棄、回収その他公衆衛生上の危険の発生を防止するに足りる措置を採るべきことを命ずる ※本命令を受けた者がその命令に従わないとき、または緊急の必要があるときは、薬事監視員に、その不正表示医薬品等を廃棄、回収またはその他の必要な処分をさせることができる ※本命令に違反し、またはその廃棄その他の処分を拒み、妨げ、もしくは忌避した者については、懲役、罰則に処される

❹ 自主規制

　行政庁による命令がなくても、医薬品等の製造販売業者等が、その医薬品等の使用により保健衛生上の危害が発生し、または拡大するおそれがあることを知ったときは、これを防止するために廃棄、回収、販売の停止、情報の提供その他必要な措置を講じなければなりません（薬機法第 68 条の 9 第 1 項）。

　薬局開設者または医薬品の販売業者、薬剤師その他の医薬関係者は、医薬品等の製造販売業者等が行う必要な措置の実施に協力するよう努めなければなりません（薬機法第 68 条の 9 第 2 項）。

❺ 苦情相談窓口

　薬事監視員を任命している行政庁の薬務主管課、保健所、薬事監視事務所等には、一般用医薬品の販売等に関して、生活者からの苦情や相談が寄せられています。その苦情等の内容から、薬事に関する法令への違反、不遵守につながる情報が見出された場合は、立入検査等によって事実関係を確認の上、必要な指導・処分等を行っています。

　また、生活者からの苦情等は、独立行政法人国民生活センター、各地区の消費生活センターまたは消費者団体等の民間団体にも寄せられています。それらの機関等では、生活者へのアドバイスのほか、必要に応じて行政庁への通報や問題提起を行っています。

　さらに、医薬品の販売関係の業界団体・職能団体においては、一般用医薬品の販売等に関する苦情を含めた様々な相談を購入者等から受け付ける窓口を設置し、業界内における自主的なチェックと自浄的是正を図る取組みもなされています。

ここがポイント！

　苦情相談窓口は、行政だけではなく、民間団体も開設していることを確認しておきましょう。

□ **Q1** 医薬品を組み合わせて販売する場合であれば、医薬品医療機器等法に基づく表示が、組み合わせ販売のために使用される容器の外から明瞭に見えなくてもよい。

□ **Q2** キャラクターグッズ等の景品類を提供して販売することは、不当景品類及び不当表示防止法の限度内であれば認められる。

□ **Q3** 一般の生活者に医薬品の有効性を広告するときは、使用前・使用後を示した図面・写真等を使用して、正確な効能のある情報を伝える必要がある。

□ **Q4** 医薬品と健康食品を同一紙面に掲載することは問題ないが、掲載した健康食品が医薬品と同様の効能効果があるような記載をしてはならない。

□ **Q5** 暗示的であれば、虚偽または誇大な記事を広告してもよい。

□ **Q6** 都道府県知事等は、薬局開設者に対して、その構造設備が基準に適合しない場合、その構造設備の改善を命ずることができる。

□ **Q7** 厚生労働大臣は、薬局または医薬品を販売する者に対し、一般用医薬品の販売等を行うための業務体制が基準に適合しなくなった場合において、その業務体制の整備を命ずることができる。

□ **Q8** 医薬品の製造販売業者は、その医薬品の使用によって保健衛生上の危害が発生し、または拡大するおそれがあることを知ったときは、これを防止するために必要な措置を講じなければならない。

□ **Q9** 薬局開設者または医薬品の販売業者、薬剤師その他医薬関係者は、医薬品等の製造販売業者等が行う必要な措置の実施に協力するよう努めなければならない。

▶答えと解説

A1 ✕ 明瞭に見えなければならない。**A2 ○ A3 ✕** 設問の方法では適切な広告と認められない。**A4 ○ A5 ✕** 暗示的であっても、虚偽または誇大な記事を広告してはならない。**A6 ○ A7 ✕** 厚生労働大臣ではなく都道府県知事等である。**A8 ○ A9 ○**

6 手引き別表

「試験問題の作成に関する手引き」の「第4章 別表」について掲載しています。医薬部外品と化粧品の効能効果がまとめられており、特定保健用食品と栄養機能食品の表示について記載されています。

1 医薬部外品の効能効果の範囲 | でる度 ★★★

ここがポイント!

医薬品と比べて、医薬部外品の効能効果の範囲がどう違うか意識しながら学習しましょう。赤字の分類を中心に押さえましょう。

❶衛生害虫類の防除のため使用される医薬部外品

分類	用途	効能効果の範囲
殺鼠剤	保健のためにするねずみの防除を目的とする製剤	殺鼠、ねずみの駆除、殺滅または防止
殺虫剤	衛生のためにするはえ、蚊、のみ等の衛生害虫の防除を目的とする製剤	殺虫、はえ、蚊、のみ等の駆除または防止
忌避剤（虫除け薬）	はえ、蚊、のみ等の衛生害虫の忌避を目的とする外用剤	蚊成虫、ブユ（ブヨ）、サシバエ、ノミ、イエダニ、トコジラミ（ナンキンムシ）等の忌避

❷医薬品から医薬部外品へ移行した製品群

🔵 平成16年に医薬品から移行した新範囲医薬部外品

分類	用途	効能効果の範囲
健胃薬	胃のもたれ、食欲不振、食べ過ぎ、飲み過ぎ等の諸症状を改善することを目的とする内用剤（煎じて使用するものを除く）	食欲不振（食欲減退）、胃弱、胃部膨満感・腹部膨満感、消化不良、食べ過ぎ、飲み過ぎ、胸やけ、胃もたれ、胸つかえ、吐きけ、胃のむかつき、むかつき（二日酔い、悪酔い時を含む）、嘔気、悪心、嘔吐、栄養補給（妊産婦、授乳婦、虚弱体質者を含む）、栄養障害、健胃
整腸剤	腸内の細菌叢を整え、腸運動を調節することを目的とする内用剤（煎じて使用するものを除く）	整腸、便通を整える、腹部膨満感、便秘、軟便（腸内細菌叢の異常による症状を含む）
消化薬	消化管内の食物等の消化を促進することを目的とする内用剤	消化促進、消化不良、食欲不振（食欲減退）、食べ過ぎ（過食）、もたれ（胃もたれ）、胸つかえ、消化不良による胃部膨満感・腹部膨満感
健胃消化薬	食欲不振、消化促進、整腸等の複数の胃腸症状を改善することを目的とする内用剤	食欲不振（食欲減退）、胃弱、胃部膨満感・腹部膨満感、消化不良、消化促進、食べ過ぎ（過食）、飲み過ぎ、胸やけ、もたれ（胃もたれ）、胸つかえ、健胃、むかつき（二日酔い、悪酔い時を含む）、嘔気、悪心、嘔吐、吐きけ、栄養補給（妊産婦、授乳婦、虚弱体質者を含む）、栄養障害、整腸、便通を整える、便秘、軟便（腸内細菌叢の異常による症状を含む）
瀉下薬	腸内に滞留・膨潤することにより、便秘等を改善することを目的とする内用剤	便通を整える（整腸）、軟便、腹部膨満感、便秘、痔、下痢軟便の繰り返し、便秘に伴う頭重・のぼせ・肌あれ・吹き出物・食欲不振（食欲減退）・腹部膨満感、腸内異常発酵

ビタミン含有保健薬	ビタミン、アミノ酸その他身体の保持等に必要な栄養素の補給等を目的とする内用剤	滋養強壮、虚弱体質、次の場合の栄養補給：胃腸障害、栄養障害、産前産後、小児・幼児の発育期、偏食児、食欲不振、肉体疲労、妊娠授乳期、発熱性消耗性疾患、病後の体力低下、病中病後
カルシウム含有保健薬	カルシウムの補給等を目的とする内用剤（用時調整して使用するものを除く）	妊娠授乳期・老年期・発育期のカルシウム補給、虚弱体質の場合の骨歯の発育促進、骨歯の脆弱防止（妊娠授乳期）、カルシウム不足、カルシウム補給（栄養補給、妊娠授乳期）、腺病質、授乳期および小児発育期のカルシウム補給源
生薬主剤保健薬	虚弱体質、肉体疲労、食欲不振、発育期の滋養強壮等を目的とする生薬配合内用剤（煎じて使用するものを除く）	虚弱体質、肉体疲労、病中病後・病後の体力低下、胃腸虚弱、食欲不振、血色不良、冷え症、発育期の滋養強壮
鼻づまり改善薬	胸または喉（のど）等に適用することにより、鼻づまりやくしゃみ等のかぜに伴う諸症状の緩和を目的とする外用剤（蒸気を吸入して使用するものを含む）	鼻づまり、くしゃみ等のかぜに伴う諸症状の緩和
殺菌消毒薬	手指および皮膚の表面または創傷部に適用することにより、殺菌すること等を目的とする外用剤（絆創膏（ばんこう）を含む）	手指・皮膚の殺菌・消毒、外傷の消毒・治療・殺菌作用による傷の化膿（のう）の防止、一般外傷・擦傷・切傷の殺菌・消毒、傷面の殺菌・消毒、きり傷・擦り傷・刺し傷・掻き傷・靴ずれ・創傷面の殺菌・消毒・被覆
しもやけ・あかぎれ用薬	手指、皮膚または口唇に適用することにより、しもやけや唇のひびわれ・ただれ等を改善することを目的とする外用剤	ひび、あかぎれ、手指のひび、皮膚の荒れ、皮膚の保護、手指のひらの荒れ、ひじ・膝・かかとの荒れ、かゆみ、かゆみどめ、しもやけ、口唇のひびわれ・ただれ、口唇炎、口角炎

含嗽薬	口腔内または喉の殺菌、消毒、洗浄等を目的とするうがい用薬（適量を水で薄めて用いるものに限る）	口腔内・のど（咽頭）の殺菌・消毒・洗浄、口臭の除去
コンタクトレンズ装着薬	ソフトコンタクトレンズまたはハードコンタクトレンズの装着を容易にすることを目的とするもの	ソフトコンタクトレンズまたはハードコンタクトレンズの装着を容易にする
いびき防止薬	いびきの一時的な抑制・軽減を目的とする点鼻剤	いびきの一時的な抑制・軽減
口腔咽喉薬	のどの炎症による痛み・腫れの緩和等を目的とするトローチ剤、口腔用スプレー剤・塗布剤	のどの炎症による喉の痛み・のどの腫れ・のどの不快感・のどの荒れ・声がれ、口腔内の殺菌・消毒・清浄、口臭の除去

🔵 **平成11年に医薬品から移行した新指定医薬部外品**

分類	用途	効能効果の範囲
のど清涼剤	のどの不快感を改善することも目的とする内用剤（トローチ剤およびドロップ剤）	たん、のどの炎症による声がれ、のどの荒れ、のどの不快感、のどの痛み、のどの腫れ
健胃清涼剤	胃の不快感の改善を目的とする内用剤（カプセル剤、顆粒剤、丸剤、散剤、舐剤、錠剤、内用液剤）	食べ過ぎまたは飲み過ぎによる胃部不快感および吐きけ（むかつき、胃のむかつき、二日酔い・悪酔いのむかつき、嘔気、悪心）
きず消毒保護剤	擦り傷、きり傷、刺し傷、掻き傷、靴ずれまたは創傷面の消毒および保護を目的とする外用剤（外用液剤、絆創膏類）	擦り傷、きり傷、刺し傷、掻き傷、靴ずれ、創傷面の消毒・保護（被覆）
外皮消毒剤	擦り傷、きり傷、刺し傷、掻き傷、靴ずれ、創傷面等の洗浄または消毒を目的とする外用剤（外用液剤、軟膏剤）	・擦り傷、きり傷、刺し傷、掻き傷、靴ずれ、創傷面の洗浄・消毒 ・手指・皮膚の洗浄・消毒

ひび・あかぎれ用剤	ひび、あかぎれ等の改善を目的とする外用剤（軟膏剤に限る）	・クロルヘキシジン主剤製剤：ひび、あかぎれ、擦り傷、靴ずれ ・メントール・カンフル主剤製剤：ひび、しもやけ、あかぎれ ・ビタミンA・E主剤製剤：ひび、しもやけ、あかぎれ、手足の荒れの緩和
あせも・ただれ用剤	あせも、ただれの改善を目的とする外用剤（外用液剤、軟膏剤）	あせも、ただれの緩和・防止
うおのめ・たこ用剤	うおのめ、たこの改善を目的とする絆創膏	うおのめ、たこ
かさつき・あれ用剤	手足のかさつきまたはあれの改善を目的とする外用剤（軟膏剤に限る）	手足のかさつき・あれの緩和
ビタミン剤	1種類以上のビタミンを主体とした製剤であって、肉体疲労時、中高年期等における当該ビタミンの補給に用いることを目的とする内用剤（カプセル剤、顆粒剤、丸剤、散剤、舐剤、錠剤、ゼリー状ドロップ剤、内用液剤）	・ビタミンE剤：中高年期のビタミンEの補給 ・ビタミンC剤：肉体疲労時、妊娠・授乳期、病中病後の体力低下時または中高年期のビタミンCの補給 ・肉体疲労時、病中病後の体力低下時または中高年期のビタミンE・Cの補給
カルシウム補給剤	1種類以上のカルシウムを主体とした製剤であって、妊娠授乳期、発育期等におけるカルシウムの補給に用いることを目的とする内用剤（カプセル剤、顆粒剤、散剤、錠剤、内用液剤）	妊娠授乳期・発育期・中高年期のカルシウムの補給

ビタミン含有保健剤	1種類以上のビタミンを配合した製剤であって、滋養強壮、虚弱体質等の改善および肉体疲労等の場合における栄養補給に用いることを目的とする内用剤（カプセル剤、顆粒剤、丸剤、散剤、錠剤、内用液剤）	滋養強壮、虚弱体質、肉体疲労・病中病後（または病後の体力低下）・食欲不振（または胃腸障害）・栄養障害・発熱性消耗性疾患、妊娠授乳期（または産前産後）等の場合の栄養補給

● 平成8年に医薬品から移行した医薬部外品

分類	用途	効能効果の範囲
ソフトコンタクトレンズ用消毒剤	ソフトコンタクトレンズの消毒に用いられる化学消毒剤	ソフトコンタクトレンズの消毒

❸その他の医薬部外品

分類	用途	効能効果の範囲
口中清涼剤	吐きけその他の不快感の防止を目的とする内用剤	溜飲、悪心・嘔吐、乗物酔い、二日酔い、宿酔、口臭、胸つかえ、気分不快、暑気あたり
腋臭防止剤	体臭の防止を目的とする外用剤	わきが（腋臭）、皮膚汗臭、制汗
てんか粉類	あせも、ただれ等の防止を目的とする外用剤	あせも、おしめ（おむつ）かぶれ、ただれ、股ずれ、カミソリ負け
育毛剤（養毛剤）	脱毛の防止および育毛を目的とする外用剤	育毛、薄毛、かゆみ、脱毛の予防、毛生促進、発毛促進、ふけ、病後・産後の脱毛、養毛
除毛剤	除毛を目的とする外用剤	除毛
生理処理用ナプキン	経血を吸収処理することを目的とする綿類（紙綿類を含む）	生理処理用

清浄用綿類	塩化ベンザルコニウム水溶液またはクロルヘキシジングルコン酸塩水溶液を有効成分とする、衛生上の用に供されることを目的とする綿類（紙綿類を含む）	・乳児の皮膚または口腔（くう）の清浄または清拭 ・授乳時の乳首または乳房の清浄または清拭 ・目、性器または肛門（こう）の清浄または清拭
染毛剤（脱色剤、脱染剤を含む）	毛髪の染色（毛髪を単に物理的に染色するものは含まない）、脱色または脱染を目的とする外用剤	染毛、脱色、脱染
パーマネント・ウェーブ用剤	毛髪のウェーブ等を目的とする外用剤	・毛髪にウェーブをもたせ、保つ ・くせ毛、ちぢれ毛またはウェーブ毛髪を伸ばし、保つ
薬用化粧品類	化粧品としての使用目的〔人の身体を清潔にし、美化し、魅力を増し、容貌を変え、または皮膚もしくは毛髪を健やかに保つために使用される目的（薬機法第2条第3項）〕を併せて有する化粧品類似の剤型の外用剤	・シャンプー・リンス：ふけ・かゆみを防ぐ、毛髪・頭皮の汗臭を防ぐ、毛髪・頭皮を清浄にする、毛髪の水分・脂肪を補い保つ、裂毛・切毛・枝毛を防ぐ、毛髪・頭皮を健やかに保つまたは毛髪をしなやかにする ・化粧水・クリーム・乳液・化粧用油、パック：肌荒れ、荒れ性、あせも・しもやけ・ひび・あかぎれ・にきびを防ぐ、油性肌、カミソリ負けを防ぐ、日やけによるシミ・そばかすを防ぐ、日やけ・雪やけ後のほてり、肌を引き締める、肌を清浄にする、肌を整える、皮膚を健やかに保つ、皮膚にうるおいを与える、皮膚を保護する、皮膚の乾燥を防ぐ ・ひげそり用剤：カミソリ負けを防ぐ、皮膚を保護し、ひげを剃（そ）りやすくする ・日やけ止め剤：日やけ・雪やけによる肌荒れを防ぐ、日やけ・雪やけを防ぐ、日やけによるシミ・そばかすを防ぐ、皮膚を保護する

薬用石けん （洗顔料を 含む）	化粧品としての使用目的を併せて有する石けん類似の剤型の外用剤	・殺菌剤主剤製剤：皮膚の清浄・殺菌・消毒、体臭・汗臭およびにきびを防ぐ ・消炎剤主剤製剤：皮膚の清浄、にきび・カミソリ負けおよび肌あれを防ぐ
薬用 歯みがき類	化粧品としての使用目的を併せて有する歯みがきと類似の剤型の外用剤、洗口することを目的とするもの（洗口液）	①ブラッシングにより歯を磨くことを目的とするもの：歯周炎（歯槽膿漏）の予防、歯肉（齦）炎の予防、歯石の形成および沈着を防ぐ、むし歯の発生および進行の予防、口臭またはその発生の防止、タバコのやに除去、歯がしみるのを防ぐ、歯を白くする、口中を浄化する、口中を爽快にする、むし歯を防ぐ ②口に含みすすいで、吐き出した後ブラッシングにより歯を磨くことを目的とするもの：歯周炎（歯槽膿漏）の予防、歯肉（齦）炎の予防、むし歯の発生および進行の予防、口臭またはその発生の防止、歯を白くする、口中を浄化する、口中を爽快にする、むし歯を防ぐ ③洗口することを目的とするもの：口臭またはその発生の防止、口中を浄化する、口中を爽快にする
浴用剤	原則としてその使用法が浴槽中に投入して用いられる外用剤（浴用石けんを除く）	あせも、荒れ性、打ち身、肩の凝り、くじき、神経痛、湿疹、しもやけ、痔、冷え症、腰痛、リウマチ、疲労回復、ひび、あかぎれ、産前産後の冷え症、にきび

2 化粧品の効能効果の範囲と 食品の主な保健の用途

でる度 ★★★

医薬品と比べて、化粧品の効能効果の範囲がどのように
異なるのか意識しながら学習しましょう。

ここがポイント!

❶化粧品の効能効果の範囲

以下のほかに、「化粧くずれを防ぐ」「小じわを目立たなくみせる」「みずみ
ずしい肌に見せる」等のメーキャップ効果や「清涼感を与える」「爽快にする」
等の使用感等を表示して広告することは、事実に反しない限り認められてい
ます。

💊 **化粧品の効能効果の範囲**

(1) 頭皮、毛髪を清浄にする
(2) 香りにより毛髪、頭皮の不快臭を抑える
(3) 頭皮、毛髪をすこやかに保つ
(4) 毛髪にはり、こしを与える
(5) 頭皮、頭髪にうるおいを与える
(6) 頭皮、毛髪のうるおいを保つ
(7) 毛髪をしなやかにする
(8) クシどおりをよくする
(9) 毛髪のつやを保つ
(10) 毛髪につやを与える
(11) フケ、カユミがとれる
(12) フケ、カユミを抑える
(13) 毛髪の水分、油分を補い保つ
(14) 裂毛、切毛、枝毛を防ぐ
(15) 髪型を整え、保持する
(16) 毛髪の帯電を防止する
(17) (汚れをおとすことにより) 皮膚を清浄にする
(18) (洗浄により)ニキビ、あせもを防ぐ(洗顔料)
(19) 肌を整える
(20) 肌のキメを整える
(21) 皮膚をすこやかに保つ
(22) 肌荒れを防ぐ
(23) 肌をひきしめる
(24) 皮膚にうるおいを与える
(25) 皮膚の水分、油分を補い保つ
(26) 皮膚の柔軟性を保つ
(27) 皮膚を保護する
(28) 皮膚の乾燥を防ぐ
(29) 肌を柔らげる
(30) 肌にはりを与える
(31) 肌にツヤを与える
(32) 肌を滑らかにする
(33) ひげを剃りやすくする
(34) ひげそり後の肌を整える
(35) あせもを防ぐ (打粉)
(36) 日やけを防ぐ
(37) 日やけによるシミ、ソバカスを防ぐ
(38) 芳香を与える
(39) 爪を保護する

(40) 爪をすこやかに保つ

(41) 爪にうるおいを与える

(42) 口唇の荒れを防ぐ

(43) 口唇のキメを整える

(44) 口唇にうるおいを与える

(45) 口唇をすこやかにする

(46) 口唇を保護する。口唇の乾燥を防ぐ

(47) 口唇の乾燥によるカサツキを防ぐ

(48) 口唇を滑らかにする

(49) ムシ歯を防ぐ（使用時にブラッシングを行う歯みがき類）

(50) 歯を白くする（使用時にブラッシングを行う歯みがき類）

(51) 歯垢を除去する（使用時にブラッシングを行う歯みがき類）

(52) 口中を浄化する（歯みがき類）

(53) 口臭を防ぐ（歯みがき類）

(54) 歯のやにを取る（使用時にブラッシングを行う歯みがき類）

(55) 歯石の沈着を防ぐ（使用時にブラッシングを行う歯みがき類）

(56) 乾燥による小ジワを目立たなくする

（注1）例えば、「補い保つ」は「補う」または「保つ」との効能でも可とする。

（注2）「皮膚」と「肌」の使い分けは可とする。

（注3）（ ）内は、効能には含めないが、使用形態から考慮して、限定するものである。

❷特定保健用食品：これまでに認められている主な特定の保健の用途

分類	効能効果の範囲
お腹の調子を整える等	各種オリゴ糖、ラクチュロース、ビフィズス菌、各種乳酸菌、食物繊維（難消化性デキストリン、ポリデキストロース、グアーガム分解物、サイリウム種皮等）
血糖値が気になる方に適する、食後の血糖値の上昇を緩やかにする等の血糖値関係	難消化性デキストリン、小麦アルブミン、グアバ葉ポリフェノール、L-アラビノース等
血圧が高めの方に適する等の血圧関係	ラクトトリペプチド、カゼインデカペプチド、杜仲葉配糖体（ベニポシド酸）、サーデンペプチド等
コレステロールが高めの方に適する等のコレステロール関係	キトサン、大豆タンパク質、低分子化アルギン酸ナトリウム
歯の健康維持に役立つ等の歯関係	パラチノース、マルチトール、エリスリトール等

コレステロール＋おなかの調子、中性脂肪＋コレステロール 等	低分子化アルギン酸ナトリウム、サイリウム種皮等
骨の健康維持に役立つ等の骨関係	大豆イソフラボン、MBP（乳塩基性タンパク質）等
カルシウム等の吸収を高める等のミネラルの吸収関係	クエン酸リンゴ酸カルシウム、カゼインホスホペプチド、ヘム鉄、フラクトオリゴ糖等
食後の血中中性脂肪が上昇しにくい又は身体に脂肪がつきにくい等の中性脂肪関係	中鎖脂肪酸等

❸ 栄養機能食品の栄養機能表示と注意喚起表示

分類	用途	効能効果の範囲
亜鉛	亜鉛は、味覚を正常に保つのに必要な栄養素です。亜鉛は、皮膚や粘膜の健康維持を助ける栄養素です。亜鉛は、たんぱく質・核酸の代謝に関与して、健康の維持に役立つ栄養素です。	本品は、多量摂取により疾病が治癒したり、より健康が増進するものではありません。亜鉛の摂りすぎは、銅の吸収を阻害するおそれがありますので、過剰摂取にならないよう注意してください。1日の摂取の目安を守ってください。乳幼児・小児は本品の摂取を避けてください。
カルシウム	カルシウムは、骨や歯の形成に必要な栄養素です。	本品は、多量摂取により疾病が治癒したり、より健康が増進するものではありません。1日の摂取目安量を守ってください。
鉄	鉄は、赤血球を作るのに必要な栄養素です。	
銅	銅は、赤血球の形成を助ける栄養素です。銅は、多くの体内酵素の正常な働きと骨の形成を助ける栄養素です。	本品は、多量摂取により疾病が治癒したり、より健康が増進するものではありません。1日の摂取目安量を守ってください。乳幼児・小児は本品の摂取を避けてください。

マグネシウム	マグネシウムは、骨の形成や歯の形成に必要な栄養素です。マグネシウムは、多くの体内酵素の正常な働きとエネルギー産生を助けるとともに、血液循環を正常に保つのに必要な栄養素です。	本品は、多量摂取により疾病が治癒したり、より健康が増進するものではありません。多量に摂取すると軟便（下痢）になることがあります。1日の摂取目安量を守ってください。乳幼児・小児は本品の摂取を避けてください。
ナイアシン	ナイアシンは、皮膚や粘膜の健康維持を助ける栄養素です。	本品は、多量摂取により疾病が治癒したり、より健康が増進するものではありません。1日の摂取目安量を守ってください。
パントテン酸	パントテン酸は、皮膚や粘膜の健康維持を助ける栄養素です。	
ビオチン	ビオチンは、皮膚や粘膜の健康維持を助ける栄養素です。	
ビタミンA	ビタミンAは、夜間の視力の維持を助ける栄養素です。ビタミンAは、皮膚や粘膜の健康維持を助ける栄養素です。	本品は、多量摂取により疾病が治癒したり、より健康が増進するものではありません。1日の摂取目安量を守ってください。妊娠3ヶ月以内又は妊娠を希望する女性は過剰摂取にならないよう注意してください。
β-カロテン※ビタミンAの前駆体	β-カロテンは、夜間の視力の維持を助ける栄養素です。β-カロテンは、皮膚や粘膜の健康維持を助ける栄養素です。	本品は、多量摂取により疾病が治癒したり、より健康が増進するものではありません。1日の摂取目安量を守ってください。
ビタミンB1	ビタミンB1は、炭水化物からのエネルギー産生と皮膚と粘膜の健康維持を助ける栄養素です。	

ビタミンB2	ビタミンB2は、皮膚や粘膜の健康維持を助ける栄養素です。	本品は、多量摂取により疾病が治癒したり、より健康が増進するものではありません。1日の摂取目安量を守ってください。
ビタミンB6	ビタミンB6は、たんぱく質からのエネルギーの産生と皮膚や粘膜の健康維持を助ける栄養素です。	
ビタミンB12	ビタミンB12は、赤血球の形成を助ける栄養素です。	
ビタミンC	ビタミンCは、皮膚や粘膜の健康維持を助けるとともに、抗酸化作用を持つ栄養素です。	
ビタミンD	ビタミンDは、腸管のカルシウムの吸収を促進し、骨の形成を助ける栄養素です。	
ビタミンE	ビタミンEは、抗酸化作用により、体内の脂質を酸化から守り、細胞の健康維持を助ける栄養素です。	
葉酸	葉酸は、赤血球の形成を助ける栄養素です。葉酸は、胎児の正常な発育に寄与する栄養素です。	本品は、多量摂取により疾病が治癒したり、より健康が増進するものではありません。1日の摂取目安量を守ってください。本品は、胎児の正常な発育に寄与する栄養素ですが、多量摂取により胎児の発育が良くなるものではありません。

※ビタミンAの前駆体であるβ-カロテンは、ビタミンA源の栄養機能食品として、ビタミンAと同様に栄養機能表示が認められている。β-カロテンはビタミンAに換算して1/12であるため、「妊娠3ヶ月以内又は妊娠を希望する女性は過剰摂取にならないように注意してください。」旨の注意喚起表示は不要とされている。

第 **5** 章

医薬品の適正使用・安全対策

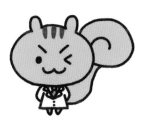

薬の安全性確保の
仕組みを学ぼう！

すぐにわかる本章のポイント

ついに最後の分野ですね。ここでは何を学びますか？

医薬品を正しく使うために、外箱や添付文書への記載事項の読み方を学びます。
製造販売業者、厚生労働省、医薬品医療機器総合機構が提供する安全性情報についても確認します。

また、副作用による健康被害を防ぐための仕組みや被害者の救済制度、一般用医薬品についての安全対策や啓発活動を押さえましょう。

最後に医薬品の主な使用上の注意に関する手引きの別表を学べばインプットは完成です！

ひとこと

前章と同じく苦手な受験者が多い分野です。ここでもよく間違える苦手なテーマを復習することが有効です。ただし、第3章と比べると得点しやすく、高得点を狙いたい分野です。

医薬品の適正使用情報

医薬品の添付文書や容器・包装紙等には、使用上の注意や成分・分量など所定の情報を記載する必要があります。添付文書の記載項目はしっかり押さえましょう。また、製造販売業者や厚生労働省によって安全性情報等が提供されています。

1 添付文書の読み方 | でる度 ★★★

医薬品においては、それに添付する文書（添付文書）またはその容器もしくは被包（包装材料のこと）に、下記の記載をすることが義務付けられています。

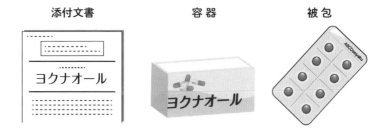

添付文書　　　容器　　　被包

🔖 **添付文書の記載事項**

①改訂年月	⑦用法及び用量
②添付文書の必読及び保管に関する事項	⑧成分及び分量
③販売名、薬効名及びリスク区分	⑨病気の予防・症状の改善につながる事項
④製品の特徴	⑩保管及び取扱い上の注意
⑤使用上の注意	⑪消費者相談窓口
⑥効能又は効果	⑫製造販売業者の名称及び所在地

添付文書は①～⑫の順に記載されています。以下、1つずつ確認していきましょう。また、次ページの図はあくまでイメージです。

ここがポイント！

2024年5月（記載要領変更に伴う改訂）

ご使用に際し、この説明文書を必ずお読みください。
また、必要なときに読めるよう大切に保管してください。

販売名	**スタディハード**
リスク区分	**頭痛薬DX** 第②類医薬品
製品の特徴	薬効名

⚠ 使用上の注意

してはいけないこと

（守らないと現在の症状が悪化したり、副作用が起こりやすくなります）
1. 次の人は使用しないでください
2. 次の部位には使用しないでください

相談すること

1. 次の人は使用前に医師、薬剤師または登録販売者に相談してください
2. 使用後、次の症状があらわれた場合は副作用の可能性があるので、直ちに使用を中止し、この説明文書を持って医師、薬剤師または登録販売者に相談してください
3. 使用しても症状がよくならない場合や、本剤の使用により悪化した場合は使用を中止し、この説明文書を持って医師、薬剤師または登録販売者に相談してください

| 効能又は効果 | 成分及び分量 |
| 用法及び用量 | 保管及び取扱い上の注意 |

お問い合せ先

お気付きの点がございましたら、お買い求めのお店または
下記までご連絡いただきますようお願い申し上げます。

販売元　角川薬品販売　　製造販売元　角川工業

❶改訂年月

　医薬品の添付文書の内容は、有効性・安全性等に係る新たな知見、使用に係る情報に基づき、必要に応じて随時改訂されています。重要な内容が変更された場合は、改訂年月とともに改訂された箇所が明示されます。

❷添付文書の必読及び保管に関する事項

　添付文書には、「使用にあたって、この説明文書を必ず読むこと。また、必要なときに読めるよう大切に保存すること」等の文言が記載されています。添付文書は開封時に一度目を通せば十分というものでなく、必要なときにいつでも取り出して読むことができるように保管しておく必要があります。

　また、一般用医薬品を使用した人が医療機関を受診する際に、その添付文書を持参し、医師や薬剤師に見せて相談することが望まれます。

❸販売名、薬効名及びリスク区分（検査薬では「販売名及び使用目的」）

　販売や薬効の名称、リスク区分を記載する必要があります。

販売名	通常の医薬品では、承認を受けた販売名を記載
薬効名	・その医薬品の薬効または性質を簡潔なわかりやすい表現で記載 　（例）解熱鎮痛薬、鎮咳去痰薬 ・販売名に薬効名が含まれているような場合は、薬効名の記載は省略されることがある 　（例）○○胃腸薬
リスク区分	各製品のリスク区分が記載される （例）第一類医薬品、第二類医薬品、第三類医薬品

❹製品の特徴

　添付文書には、製品の概要をわかりやすく説明することを目的として、製品の特徴が記載されています（概要を知るために必要な内容を簡潔に記載します）。

❺使用上の注意

医薬品を使用する際の注意事項が記載されています。

🔲 「使用上の注意」記載のポイント

> ・「使用上の注意」は、「してはいけないこと」「相談すること」「その他の注意」から構成されている。「その他の注意」以外の各項目の見出しには、それぞれ例示された次の標識的マークが付されていることが多い
>
> 【標識的マーク】
>
> 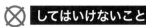⚠ 使用上の注意　⊗ してはいけないこと　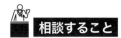相談すること
>
> ・適正使用のために重要と考えられる項目が前段に記載されている
> ・枠囲い、文字の色やポイントを変える等、他の記載事項と比べて目立つように記載されている

（1）してはいけないこと

守らないと症状が悪化する事項、副作用または事故等が起こりやすくなる事項について記載されています。一般用検査薬では、検査結果のみで確定診断はできないため、判定が陽性であれば速やかに医師の診断を受けるべき旨が記載されています。

また、一般用黄体形成ホルモンキット（排卵日予測検査薬）では、検査結果が陰性であっても確実に避妊できるものではないので、避妊目的で使用できないことを周知徹底するよう求められています。

「標識的マーク」は、各名称とそのマークの記載事項が試験で問われます。特徴をイメージして覚えましょう。

「してはいけないこと」の記載事項

「次の人は使用しないこと」	・重篤な副作用を生じる危険性が特に高いため、使用を避けるべき人 （例）アレルギーの既往歴、症状や状態、基礎疾患、年齢、妊娠の可能性の有無、授乳の有無 ・一般の生活者において誤って使用されやすい要素がある場合 ・アレルギーの既往歴がある人 （例）重篤な副作用として、ショック（アナフィラキシー）、皮膚粘膜眼症候群、中毒性表皮壊死融解症、喘息等 ・小児が使用した場合に特異的な有害作用のおそれがある成分を含有する医薬品 （例）15歳未満の小児、6歳未満の小児
「次の部位には使用しないこと」	局所に適用する医薬品で記載されている ・使用を避けるべき患部の状態（症状を悪化させるため） ・適用部位（誤った部位に使用すると副作用を生じるため）
「本剤を使用している間は、次の医薬品を使用しないこと」	・併用すると作用の増強、副作用等のリスクの増大が予測されるものについて注意喚起し、使用を避ける等の適切な対応が図られるように記載されている ・医療用との併用については、自己判断で控えることは適当でないため、「相談すること」の項において、「医師（又は歯科医師）の治療を受けている人」等として記載されている
その他「してはいけないこと」	小児では通常当てはまらない内容もあるが、小児に使用される医薬品においても、その医薬品の配合成分に基づく一般的な注意事項として記載されている （例）「服用後、乗物又は機械類の運転操作をしないこと」 　　　→眠気や異常なまぶしさ等が引き起こされる （例）「授乳中の人は本剤を服用しないか、本剤を服用する場合は授乳を避けること」 　　　→一部が乳汁中に移行して、乳児に悪影響を及ぼすおそれがある （例）「服用前後は飲酒しないこと」→アルコールにより、医薬品の作用の増強、副作用を生じる危険性が増す （例）「長期連用しないこと」「○日以上（継続して）使用（服用）しないこと」「症状があるときのみの使用にとどめ、連用しないこと」 　　　→連用すると副作用等が現れやすくなる成分、効果が減弱して医薬品に頼りがちになりやすい成分、比較的作用の強い成分が配合されている場合

第5章 医薬品の適正使用・安全対策

(2) 相談すること（医薬品の使用前）

　医薬品使用の適否について、専門家に相談した上で適切な判断がなされるべき場合に記載されています。

💊「医薬品を使用する前に相談すること」の記載事項

「医師（又は歯科医師）の治療を受けている人」	・自己判断で要指導医薬品または一般用医薬品が使用されると、治療の妨げとなる ・医療用医薬品と同種の有効成分の重複や相互作用等を生じることがある
「妊婦又は妊娠していると思われる人」	必ずしもヒトにおける具体的な悪影響が判明しているものでないが、妊婦における使用経験に関する科学的データが限られているため、安全性の評価が困難とされている場合も多い
「授乳中の人」	一部が乳汁中に移行することが知られているが、「してはいけないこと」として記載するほどではない場合に記載されている
「高齢者」	高齢者（65歳以上）であっても、どの程度リスクが増大しているかを年齢のみから一概に判断することは難しく、専門家に相談して副作用等に留意しながら使用される必要がある
「薬などによりアレルギー症状を起こしたことがある人」	その医薬品を使用してアレルギー症状を起こしたことはなくても、使用の適否について慎重な判断がなされるべきであり、やむを得ず使用する場合は、アレルギー性の副作用の初期症状等に留意する必要がある
「次の症状がある人」	軽率な使用がなされると状態の悪化や副作用等を招きやすい症状や、その状態等によっては医療機関を受診することが適当と考えられる場合に記載されている
「次の診断を受けた人」	現に医師の治療を受けているか否かによらず、その医薬品が使用されると状態の悪化や副作用等を招きやすい基礎疾患等が示されている

(3) 相談すること（医薬品の使用後）

　副作用と考えられる症状等が生じたとき、薬理作用から発現が予測される軽微な症状がみられたとき、症状の改善がみられないときに、いったん使用を中止した上で適切な対応が円滑に図られるべき場合に記載されています。

💊 「医薬品を使用した後に相談すること」の記載事項

副作用と考えられる症状を生じた場合	・「使用（服用）後、次の症状が現れた場合」 → 一般的な副作用について関係部位別に症状が記載されている（重篤ではないものの、そのまま使用を継続すると状態の悪化を招いたり、回復が遅れたりするおそれがあるため、軽んじることのないよう説明されている） ・「まれに下記の重篤な症状が現れることがあります。その場合は直ちに医師の診療を受けること」 → まれに発生する重篤な副作用について副作用名ごとに症状が記載されている（重大な結果につながることを回避するため、その初期段階において速やかに医師の診療を受ける必要がある）
薬理作用等から発現が予測される軽微な症状がみられた場合	軽微な症状であるものの、症状の持続または増強がみられた場合は、いったん使用を中止した上で専門家に相談する旨が記載されている
一定期間又は一定回数使用したあとに症状の改善が見られない場合	・その医薬品の適用範囲でない疾患による症状や、合併症が生じている可能性等が考えられ、医師の診療を受けることが必要な場合もある ・漢方処方製剤では、ある程度の期間継続して使用されることにより効果が得られるとされているものが多いが、長期連用する場合は、専門家に相談する旨が記載されている ・一般用検査薬では、検査結果が陰性であっても何らかの症状がある場合は、再検査するか、医師に相談する旨等が記載されている

添付文書では、「一般的な副作用」の次に「まれに発生する重篤な副作用」の記載がされています。この順番も重要です。

ここがポイント！

(4) その他の注意

　容認される軽微な症状については、「次の症状が現れることがある」として記載されています。

❻効能又は効果（一般用検査薬では「使用目的」）

　一般の生活者が自ら判断できる症状、用途等が示されています。「適応症」として記載されている場合もあります。

❼用法及び用量（一般用検査薬では「使用方法」）

　用法や用量を守って使用するための記載事項です。

- ・年齢区分、１回用量、１日の使用回数等について、一般の生活者にわかりやすいよう工夫して記載されている（表形式等）
- ・使用年齢の制限がある場合は、当該年齢区分に当たる小児に使用させてはならない旨が記載されている
- ・定められた用法・用量を厳守する旨や、剤形・形状に由来する必要な注意が記載されている
  - →点眼剤に類似した容器に収められた外用液剤では、事故防止のため、その容器本体に赤枠・赤字で「目に入れない」「水虫薬」等の文字が目立つように記載されている

❽成分及び分量
　（一般用検査薬では「キットの内容及び成分・分量」）

　医薬品の成分やその分量について記載が必要です。

- ・有効成分の名称および分量が記載されている
- ・添加物として配合されている成分も記載されている
- ・添加物は製薬企業界の自主申し合わせに基づいて、添付文書および外箱への記載がなされている
- ・添加物は「香料」「pH調整剤」「等張化剤」のように用途名で記載されているものもある
- ・商取引上の機密に当たる添加物については、「その他n成分」（nは記載から除いた添加物の成分数）として記載されている場合もある

❾病気の予防・症状の改善につながる事項（いわゆる「養生訓^{ようじょうくん}」）

　その医薬品の適応となる症状等に関連して、医薬品の使用のみに頼ることなく症状の予防・改善につながる事項について、一般の生活者にわかりやすく記載されたものです。**必須記載項目ではありません。**

❿医薬品の保管及び取扱い上の注意

医薬品の保管や取扱い上の注意事項について記載されています。

「直射日光の当たらない涼しい場所に保管すること」等の保管条件

・特にシロップ剤等は変質しやすいため、開封後は冷蔵庫内に保管されるのが望ましい

・錠剤、カプセル剤、散剤等は、冷蔵庫内での保管は不適当（取り出したときに室温との急激な温度差で湿気を帯びるおそれがあるため）

「小児の手の届かないところに保管すること」

・小児が容易に手に取れる場所、小児の目につくところに医薬品が置かれていた場合に、誤飲事故が多く報告されている

「他の容器に入れ替えないこと」

・別の容器へ移し替えると、誤用の原因になったり、品質が保持できなくなったりするおそれがある

その他「他の人と共用しないこと」等

・点眼薬は、複数の使用者間で使い回すと、別の使用者に感染させるおそれがある

・エアゾール製品（可燃性ガスを噴射）、消毒用アルコールは、消防法に基づく注意事項

・エアゾール製品は、高圧ガス保安法に基づく注意事項

⓫消費者相談窓口

製造販売業者において購入者等からの相談に応じるための窓口担当部門の名称、電話番号、受付時間等が記載されています。

⓬製造販売業者の名称及び所在地

製造販売業の許可を受け、その医薬品について製造責任を有する製薬企業の名称および所在地が記載されています。販売を他社に委託している場合は、販売を請け負っている販社等の名称および所在地も併せて記載されることがあります。

2 製品表示の読み方

でる度 ★★★

　医薬品の外箱等への製品表示として、法定表示事項（毒薬・劇薬の表示、要指導医薬品の表示、一般用医薬品のリスク区分の表示等）のほかにも、購入者等における適切な医薬品選択や使用に資する様々な情報が記載されています。

❶外箱への添付文書内容の記載

　次の内容の情報が外箱に記載されています。添付文書のある・なしで記載事項が分かれます。

■ 添付文書がない医薬品

「用法、用量その他使用及び取扱い上必要な注意」等が添付文書の代わりに外箱に記載されている場合もある

■ 添付文書がある医薬品

　購入者等が購入後に製品を開封して添付文書を見て初めて、自分や家族にとって適当な製品でなかったことがわかるといった事態等を防ぐため、添付文書の内容のうち以下の事項については外箱等にも記載されている
・効能・効果
・用法・用量
・添加物として配合されている成分
・使用上の注意

副作用や事故等が起きる危険性を回避するための事項

・使用上の注意「してはいけないこと」の項
　「次の人は使用（服用）しないこと」
　「次の部位には使用しないこと」
　「授乳中は本剤を服用しないか本剤を服用する場合は授乳を避けること」
　「服用後、乗物又は機械類の運転操作をしないこと」
・1回服用量中 0.1mL を超えるアルコールを含有する内服液剤に記載
　→「アルコール含有○○ mL 以下」

添付文書の必読に関する事項

・添付文書が読まれないといったことのないように記載

　　→「使用にあたって添付文書をよく読むこと」

専門家への相談勧奨に関する事項

・一般使用者の判断のみで使用することが不適当な場合について記載

・記載スペースが狭小な場合の記載

　　→「使用が適さない場合があるので、使用前には必ず医師、歯科医師、
　　　薬剤師又は登録販売者に相談してください」

医薬品の保管に関する事項

・添付文書を見なくても適切な保管がなされるように記載

　　→「保管及び取扱い上の注意」

一般用医薬品の外箱のイメージ

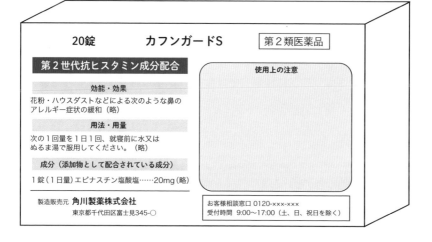

添付文書や外箱等への製品表示は、実際の商品を手に取ってみると、イメージできて覚えやすくなります。

❷使用期限（配置販売される医薬品では、「配置期限」として記載）

適切な保存条件の下で製造後3年を超えて性状および品質が安定であることが確認されている医薬品においては、法的な表示義務はないものの、流通管理等の便宜上、外箱等に記載されることが通例となっています（未開封状態の期限表示）。

❸薬機法以外の法令に基づく事項

法律名	対象製品	記載事項
消防法	可燃性ガスを噴射剤としているエアゾール製品、消毒用アルコール	「火気厳禁」等
高圧ガス保安法	エアゾール製品	「高温に注意」、使用ガスの名称等
資源の有効な利用の促進に関する法律	分別回収促進のための表示が求められる製品	容器包装の識別表示（識別マーク）

高圧ガス保安法は「高圧に注意」ではなく、「高温に注意」です。

ここがポイント!

3　安全性情報等

でる度 ★★★

医薬品の製造販売業者等は、医薬品の有効性および安全性に関する事項その他医薬品の適正な使用のために必要な情報を収集し、検討するとともに、薬局開設者、店舗販売業者、配置販売業者およびそこに従事する薬剤師や登録販売者に対して提供するよう努めなければならないこととされています。

安全性情報の種類と特徴を押さえましょう。緊急安全性情報や安全性速報は、製造販売業者が作成して医薬関係者に配布するものです。

ここがポイント!

❶緊急安全性情報

　医薬品、医療機器または再生医療等製品について、緊急かつ重大な注意喚起や使用制限に係る対策が必要な状況にある場合に、厚生労働省からの命令・指示、製造販売業者の自主決定等に基づいて作成されます。

情報伝達の方法	1か月以内に下記の方法により情報提供を行う ・製造販売業者および行政当局による報道発表 ・医薬品医療機器総合機構（略称「総合機構」、「PMDA」）による医薬品医療機器情報配信サービス（PMDA メディナビ） ・製造販売業者から医療機関や薬局等への直接配布、ダイレクトメール、FAX、電子メール等
特徴	・A4 サイズの黄色地の印刷物で、イエローレターとも呼ばれる ・一般用医薬品にも関係する緊急安全性情報（小柴胡湯による間質性肺炎）が発出されたこともある

❷安全性速報

　医薬品、医療機器または再生医療等製品について一般的な使用上の注意の改訂情報よりも迅速な注意喚起や適正使用のための対応の注意喚起が必要な状況にある場合に、厚生労働省からの命令・指示、製造販売業者の自主決定等に基づいて作成されます。

情報伝達の方法	1か月以内に下記の方法により情報提供を行う ・医薬品医療機器総合機構による医薬品医療機器情報配信サービス（PMDA メディナビ） ・製造販売業者から医療機関や薬局等への直接配布、ダイレクトメール、FAX、電子メール等
特徴	・A4 サイズの青色地の印刷物で、ブルーレターとも呼ばれる

🔵 緊急安全性情報と安全性速報の見本

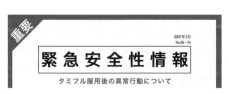

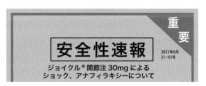

❸医薬品・医療機器等安全性情報

厚生労働省において情報を取りまとめ、広く医薬関係者向けに情報提供を行っています。

掲載内容	・医薬品(一般用医薬品を含む)、医療機器等による重要な副作用、不具合等に関する情報 ・医薬品の安全性に関する解説記事 ・使用上の注意の改訂内容 ・主な対象品目 ・参考文献
配布・掲載	・各都道府県、保健所設置市および特別区、関係学会等への冊子の送付 ・厚生労働省ホームページおよび医薬品医療機器総合機構ホームページへ掲載 ・医学・薬学関係の専門誌等にも転載

❹医薬品医療機器総合機構ホームページ

独立行政法人医薬品医療機器総合機構が運営するホームページにも各種情報の記載があり、医薬関係者だけではなく一般の人でも利用することが可能です。

掲載内容	・添付文書情報 ・医薬品・医療機器等安全性情報 ・厚生労働省が製造販売業者等に指示した緊急安全性情報、「使用上の注意」の改訂情報 ・製造販売業者等や医療機関等から報告された、医薬品による副作用が疑われる症例情報 ・医薬品の承認情報 ・医薬品等の製品回収に関する情報 ・要指導医薬品・一般用医薬品の添付文書情報 ・患者向医薬品ガイド ・その他、厚生労働省が医薬品等の安全性について発表した資料
サービス	・医薬品、医療機器の安全性に関する特に重要な情報が発出されたときに、ホームページに掲載する ・情報を電子メールによりタイムリーに配信する医薬品医療機器情報配信サービス(PMDA メディナビ)を提供している ・配信サービスは誰でも利用可能(最新の情報を入手可能)

❺購入者等に対する情報提供への活用

　薬局開設者、店舗販売業者、配置販売業者および医薬品の販売に従事する薬剤師や登録販売者は、医薬品の適正な使用を確保するため、相互の密接な連携の下に、**製造販売業者等から提供される情報の活用**その他必要な情報の収集、検討および利用を行うことに**努めなければならない**とされています。

　なお、令和3年8月1日から医療用医薬品への紙の添付文書の同梱が廃止され、注意事項等情報は電子的な方法により提供されています。

🔵 添付文書情報の活用

医療用医薬品の添付文書	・医療用医薬品への紙の添付文書の同梱が廃止され、注意事項等情報は電子的な方法により提供されることになった ・具体的には医薬品の容器・被包に当該情報を入手するために必要な符号（バーコード・二次元コード）を記載することが求められている ・符号をスマートフォン等のアプリケーションで読み取ることで、総合機構のホームページで公表されている最新の添付文書等の情報にアクセスすることが可能となる
一般用医薬品の添付文書	・一般用医薬品等の消費者が直接購入する製品は、使用時に添付文書情報の内容を直ちに確認できる状態を確保する必要があるため、引き続き紙の添付文書が同梱される

医療用医薬品と一般用医薬品について、紙の添付文書が同梱されるかされないかは、令和4年手引き改訂により記載されました。試験でも問われる内容のため、確実に押さえておきましょう。

ここがポイント！

☐ **Q1** 医薬品の適正な使用のために必要な情報の記載は、一般の生活者に理解しやすい平易な表現でなされている。

☐ **Q2** 添付文書の記載内容は、医薬品の有効性・安全性等に係る新たな知見、使用に係る情報に基づき、年1回定期的に改訂される。

☐ **Q3** 添付文書において、「使用上の注意」は、「してはいけないこと」「相談すること」「その他の注意」から構成されている。

☐ **Q4** 添付文書において、副作用については、まず、まれに発生する重篤な副作用について関係部位別に症状が記載され、それに続けて、一般的な副作用について副作用名ごとに症状が記載されている。

☐ **Q5** 副作用や事故等が起きる危険性を回避するため、1回服用量中0.1mLを超えるアルコールを含有する内服液剤（滋養強壮を目的とするもの）については、外箱等にアルコールを含有する旨およびその分量が記載されている。

☐ **Q6** エアゾール製品は、医薬品医療機器等法の規定により「高圧に注意」の表示が義務付けられている。

☐ **Q7** 緊急安全性情報は、厚生労働省が作成し、医薬関係者に対して直接配布する。

☐ **Q8** 安全性速報は、B4サイズの黄色地の印刷物である。

☐ **Q9** 独立行政法人医薬品医療機器総合機構では、医薬品・医療機器の安全性に関する情報が発出されたとき、ホームページへの掲載と同時に、その情報の電子メールによる配信サービスも行っている。

▶答えと解説

A1 ○ A2 ✕ 必要に応じて随時改訂が行われている。**A3 ○ A4 ✕** まず、一般的な副作用について関係部位別に症状が記載されている。それに続けて、まれに発生する重篤な副作用について副作用名ごとに症状が記載されている。**A5 ○ A6 ✕** 高圧ガス保安法により「高温に注意」の表示が義務付けられている。**A7 ✕** 製造販売業者が作成している。**A8 ✕** A4サイズの青色地の印刷物である。**A9 ○**

2 医薬品の安全対策、医薬品の副作用等による健康被害の救済

サリドマイド薬害事件等を契機に副作用による被害拡大を防ぐため、医薬品・医療機器等安全性情報報告制度が設けられました。また、医療費等を給付して被害者の迅速な救済を図るため、医薬品副作用被害救済制度が存在しています。

1 医薬品の安全対策　　　　　　でる度 ★★★

ここがポイント！

医薬関係者と製薬企業からの副作用の報告制度について、
違いを把握しながら学習しましょう。

❶副作用情報等の収集

　1961 年に起こったサリドマイド薬害事件を契機として、医薬品の安全性に関する問題を世界共通のものとして取り上げる気運が高まり、1968 年、世界保健機関（WHO）加盟各国を中心に、各国自らが医薬品の副作用情報を収集・評価する体制（WHO 国際医薬品モニタリング制度）を確立することにつながりました。

❷医薬品・医療機器等安全性情報報告制度

　薬局開設者、医師、薬剤師、登録販売者等の医薬関係者は、医薬品の副作用等によるものと疑われる健康被害の発生を知った場合において、保健衛生上の危害の発生または拡大を防止するため必要があると認めるときは、その旨を厚生労働大臣に報告しなければならないとされています（実務上は、報告書を総合機構に提出します）。

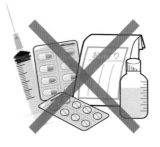

目的	医薬関係者からの情報を収集し、医薬品の安全対策のより着実な実施を図ること。WHO加盟国の一員として日本が対応した安全対策に係る制度の一つである
報告対象	・医薬品等によるものと疑われる、身体の変調・不調、日常生活に支障をきたす程度の健康被害（死亡を含む） ・医薬品との因果関係が必ずしも明確でない場合 ・安全対策上必要があるときは、医薬品の過量使用や誤用等による健康被害 ・医薬部外品または化粧品による健康被害は、自発的な情報協力が要請されている
報告様式	・医薬品安全性情報報告書（次ページ参照）を、医薬品医療機器総合機構ホームページ、医学・薬学関係の専門誌から入手 ・購入者等（健康被害を生じた本人に限らない）から把握可能な範囲で記入 ・複数の専門家が携わっている場合は、健康被害の情報に直接接した専門家１名から報告書が提出されれば十分 ・報告期限は特に定められていないが、適宜速やかに、郵送、FAX、電子メールまたはウェブサイトに直接入力する方法により、医薬品医療機器総合機構へ送付する ・報告者に対しては、安全性情報受領確認書が交付される

❸制度導入の歴史

　医薬品・医療機器等安全性情報報告制度ができるまでには、次のような制度や取組みが展開されてきました。

年月	内容
1967年３月	約3,000の医療機関をモニター施設に指定して、厚生省（当時）が直接副作用報告を受ける「医薬品副作用モニター制度」がスタート
1978年８月	約3,000の薬局をモニター薬局に指定して、副作用事例等について定期的な報告を求めた
1997年７月	「医薬品等安全性情報報告制度」として拡充 ※現在の医薬品・医療機器等安全性情報報告制度
2002年７月	薬事法が改正され、医薬関係者による副作用等の報告を義務化し、情報の収集体制を強化
2006年６月	薬事法改正による登録販売者制度の導入

医薬品安全性情報報告書

<thead>
<tr><th colspan="2"></th><th>医薬品安全性情報報告書</th><th colspan="3"></th><th colspan="2">別紙1 様式①</th></tr>
</thead>
<tbody>
<tr>
<td>□</td><td>医療用医薬品</td>
<td colspan="2" rowspan="3">☆ 医薬品医療機器法に基づいた報告制度です。
記入前に裏面の「報告に際してのご注意」をお読みください。</td>
<td colspan="4">化粧品等の副作用等は、様式2をご使用ください。
健康食品等の使用による健康被害については、最寄りの保健所へご連絡ください。</td>
</tr>
<tr><td>□</td><td>要指導医薬品</td></tr>
<tr><td>□</td><td>一般用医薬品</td></tr>
</tbody>

患者情報

患者イニシャル	性別	副作用等発現年齢	身長	体重	妊娠
	□男 □女	歳（乳児: ヶ月 週）	cm	kg	□無 □有（妊娠 週）□不明

原疾患・合併症	既往歴	過去の副作用歴	特記事項
1. 2.	1. 2.	□無・□有 医薬品名： 副作用名： □不明	飲酒 □有（ ）□無 □不明 喫煙 □有（ ）□無 □不明 アレルギー □有（ ）□無 □不明 その他（ ）

副作用等に関する情報

副作用等の名称又は症状、異常所見	副作用等の重篤性 「重篤」の場合、＜重篤の判定基準＞の該当する番号を（ ）に記入	発現期間 （発現日 ～ 転帰日）	副作用等の転帰 後遺症ありの場合、（ ）に症状を記入
1.	□重篤 → （ ） □非重篤	年 月 日 ～ 年 月 日	□回復 □軽快 □未回復 □死亡 □不明 □後遺症あり（ ）
2.	□重篤 → （ ） □非重篤	年 月 日 ～ 年 月 日	□回復 □軽快 □未回復 □死亡 □不明 □後遺症あり（ ）

＜重篤の判定基準＞ ①：死亡 ②：障害 ③：死亡につながるおそれ ④：障害につながるおそれ ⑤：治療のために入院又は入院期間の延長 ⑥：①～⑤に準じて重篤である ⑦：後世代における先天性の疾病又は異常

＜死亡の場合＞被疑薬と死亡の因果関係： □有 □無 □不明　＜胎児への影響＞ □影響あり □影響なし □不明

被疑薬及び使用状況に関する情報

被疑薬（副作用との関連が疑われる医薬品の**販売名**）	製造販売業者の名称 （業者への情報提供の有無）	投与経路	1日投与量 （1回量×回数）	投与期間 （開始日～終了日）	使用理由 （疾患名、症状名）
	（□有□無）			～	
	（□有□無）			～	
	（□有□無）			～	

↑ 最も関係が疑われる被疑薬に○をつけてください。

併用薬（副作用発現時に使用していたその他の医薬品の販売名 可能な限り投与期間もご記載ください。）

副作用等の発現及び処置等の経過（記入欄が不足する場合は裏面の報告者意見の欄等もご利用ください。）

年 月 日

※被疑薬投与前から副作用等の発現後の全経過において、関連する状態・症状、検査値等の推移、診断根拠、副作用に対する治療・処置、被疑薬の投与状況等を経時的にご記載してください。検査値は下表もご利用ください。

副作用等の発現に影響を及ぼすと考えられる上記以外の処置・診断 ：□有 □無
有りの場合 → （□放射線療法 □輸血 □手術 □麻酔 □その他（ ））

再投与：□有 □無 有りの場合→ 再発：□有 □無 ワクチンの場合、ロット番号（ ）

一般用医薬品の場合、 □薬局等の店頭での対面販売 □インターネットによる通信販売
購入経路→ □その他（電話等）の通信販売 □配置薬 □不明 □その他（ ）

報告日： 年 月 日（既に医薬品医療機器総合機構へ報告した症例の続報の場合はチェックしてください。→□）
報告者 氏名： 施設名（所属部署まで）：
（職種：□医師、□歯科医師、□薬剤師、□看護師、□その他（ ））
住所：〒

電話： FAX：

医薬品等副作用被害救済制度及び ：□患者が請求予定 □患者に紹介済み □患者の請求予定はない
生物由来製品等感染等被害救済制度について □制度対象外（抗がん剤等、非入院相当ほか） □不明、その他
※一般用医薬品を含めた医薬品（抗がん剤等の一部の除外医薬品を除く。）の副作用等による重篤な健康被害については、医薬品副作用被害救済制度又は生物由来製品等感染等被害救済制度があります（詳細は裏面）。

➤ FAX又は電子メールでのご報告は、下記までお願いします。両面ともお送りください。
（FAX：0120-395-390 電子メール：anzensei-hokoku@pmda.go.jp 医薬品医療機器総合機構安全情報・企画管理部情報管理課宛）

患者情報については「患者のフルネーム」ではなく、「患者イニシャル」が必要となります。

ここがポイント！

❹製薬企業等による副作用等の報告制度

　製薬企業は、医薬品の市販後においても、常にその品質、有効性および安全性に関する情報を収集し、また医薬関係者に必要な情報を提供することが求められます。医薬品の適切な使用を確保する観点からも、企業責任として重要なことです。

🔵 副作用等の報告制度

副作用・感染症報告制度	製造販売業者等には、法の規定に基づき、その製造販売をし、または承認を受けた医薬品について、その副作用等によるものと疑われる健康被害の発生、その使用によるものと疑われる感染症の発生等を知ったときは、その旨を定められた期限までに厚生労働大臣に報告することが義務付けられている(実務上は、報告書を総合機構に提出する)
情報協力	医薬関係者は、法の規定により、製造販売業者等が行う情報収集に協力するよう努めなければならない
感染症定期報告制度	生物由来製品を製造販売する企業は、当該製品または当該製品の原料または材料による感染症に関する最新の論文や知見に基づき、当該企業が製造販売する生物由来製品の安全性について評価し、その成果を定期的に国へ報告する

　製造販売業者による報告には期限が定められています。次の表の副作用症例報告とその定められた報告期限をしっかりと覚えておきましょう。

ここがポイント!

製薬企業等からの副作用等の報告

副作用症例報告				報告期限	
		重篤性		国内事例	外国事例
医薬品による ものと疑われ る副作用症例 の発生	使用上の注意から予測で きないもの	死亡		15日以内	
		重篤（死亡を除く）		15日以内	
		非重篤		定期報告	－
	使用上の注意から予測で きるもの	死亡		15日以内	－
		重篤（死亡を除く）：新有効成分含 有医薬品として承認後2年以内		15日以内	－
		市販直後調査等によって得られた もの		15日以内	－
		重篤（死亡を除く）：上記以外		30日以内	－
		非重篤			
	発生傾向が使用上の注意 等から予測できないもの	重篤（死亡を含む）		15日以内	
	発生傾向の変化が保健衛 生上の危害の発生または 拡大のおそれを示すもの	重篤（死亡を含む）		15日以内	

感染症症例報告				報告期限	
		重篤性		国内事例	外国事例
医薬品による ものと疑われ る感染症症例 の発生	使用上の注意から予測で きないもの	重篤（死亡を含む）		15日以内	
		非重篤		15日以内	
	使用上の注意から予測で きるもの	重篤（死亡を含む）		15日以内	
		非重篤		－	－

外国での措置報告	報告期限	
外国における製造、輸入または販売の中止、回収、廃棄その他の保健衛生上の危 害の発生または拡大を防止するための措置の実施	－	15日以内

研究報告	報告期限
副作用・感染症により、がんその他の重大な疾病、障害もしくは死亡が発生する おそれがあることを示す研究報告	30日以内
副作用症例・感染症の発生傾向が著しく変化したことを示す研究報告	30日以内
承認を受けた効能もしくは効果を有しないことを示す研究報告	30日以内

第5章 医薬品の適正使用・安全対策

❺承認後の調査

　要指導医薬品や一般用医薬品に関しても、承認後の調査が製造販売業者等に求められており、副作用等の発現状況等の収集・評価を通して承認後の安全対策につなげています。

　また、スイッチOTC医薬品とダイレクトOTC医薬品に関しては、以下の調査制度が定められています。

スイッチ OTC 医薬品	・医療用医薬品で使用されていた有効成分を一般用医薬品で初めて配合したもの ・承認条件として承認後の一定期間（おおむね 3 年）、安全性に関する調査および調査結果の報告が求められている
ダイレクト OTC 医薬品	・既存の医薬品と明らかに異なる有効成分が配合されたもの ・10 年を超えない範囲で厚生労働大臣が承認時に定める一定期間（おおむね 8 年）、承認後の使用成績等を製造販売業者等が集積し、厚生労働省へ提出する制度（再審査制度）が適用される

スイッチ OTC 医薬品とダイレクト OTC 医薬品における
「一定期間」は異なります。

2 医薬品の副作用等による 健康被害の救済 | でる度 ★★★

　サリドマイド事件、スモン事件等を踏まえ、1979 年に薬事法が改正され、医薬品の市販後の安全対策の強化を図るため、再審査・再評価制度の創設、副作用等報告制度の整備、保健衛生上の危害の発生または拡大を防止するための緊急命令、廃棄・回収命令に関する法整備等がなされました。
　また、これらに併せて、独立行政法人医薬品医療機器総合機構法による医薬品副作用被害救済制度が創設されました。

❶医薬品副作用被害救済制度
　医薬品を適正に使用したにもかかわらず発生した副作用による被害者の迅速な救済を図るため、製薬企業の社会的責任に基づく公的制度として 1980 年 5 月より運営が開始されました。

医薬品副作用被害救済制度の概要

給付請求を行う人	健康被害を受けた本人（または家族）
給付請求先・給付	医薬品医療機器総合機構（PMDA）
判定	厚生労働大臣　※薬事・食品衛生審議会が諮問・答申
給付費	製造販売業者から年度ごとに納付される拠出金
事務費	2分の1相当額が国庫補助

医薬品副作用被害救済制度の給付の流れを次の図で押さえておきましょう。給付請求先や給付先は医薬品医療機器総合機構（PMDA）です。

ここがポイント！

医薬品副作用被害救済制度の給付までの流れ

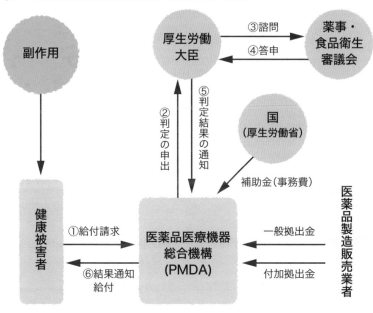

❷給付の種類と支給対象範囲

医薬品副作用被害救済制度の給付には、医療費をはじめとして次の種類があります。請求の期限についても押さえておきましょう。

医薬品副作用被害救済制度の給付

給付の種類		請求の期限
医療費	医薬品の副作用による疾病の治療※1に要した費用を実費補償するもの（ただし、健康保険等による給付の額を差し引いた自己負担分）	医療費の支給の対象となる費用の支払いが行われたときから5年以内
医療手当	医薬品の副作用による疾病の治療※1に伴う医療費以外の費用の負担に着目して給付されるもの（定額）	請求に係る医療が行われた日の属する月の翌月の初日から5年以内
障害年金	医薬品の副作用により一定程度の障害の状態にある18歳以上の人の生活補償等を目的として給付されるもの（定額）	請求期限なし
障害児養育年金	医薬品の副作用により一定程度の障害の状態にある18歳未満の人を養育する人に対して給付されるもの（定額）	
遺族年金	生計維持者が医薬品の副作用により死亡した場合に、その遺族の生活の立て直し等を目的として給付されるもの（定額）。ただし、最高10年間を限度とする	・死亡のときから5年以内※2 ・遺族年金を受けることができる先順位者が死亡した場合は、その死亡のときから2年以内
遺族一時金	生計維持者以外の人が医薬品の副作用により死亡した場合に、その遺族に対する見舞い等を目的として給付されるもの（定額）	
葬祭料	医薬品の副作用により死亡した人の葬祭を行うことに伴う出費に着目して給付されるもの（定額）	

※1 医療費、医療手当の給付の対象となるのは、副作用による疾病が「入院治療を必要とする程度」の場合
※2 ただし、死亡前に医療費、医療手当、障害年金又は障害児養育年金の支給決定があった場合には、死亡のときから2年以内

　救済給付の対象となるのは、以下の医薬品を適正に使用された場合等となります。

・医薬品を適正に使用した場合
・一定程度（入院を必要とする程度）以上の健康被害が生じた場合（入院治療が必要と認められる場合であって、やむを得ず自宅療養を行った場合を含む）
・副作用による重い後遺障害

一方、不適正な使用など次の場合は救済給付の対象となりません。

> ・医薬品の不適正な使用による健康被害
> ・医療機関での治療を要さずに寛解した軽度のもの
> ・救済制度の対象とならない医薬品：殺虫剤・殺鼠剤、殺菌消毒剤（人体に直接使用するものを除く）、一般用検査薬、一部の日本薬局方収載医薬品（精製水、ワセリン等）
> ・製品不良等、製薬企業に損害賠償責任がある場合
> ・無承認無許可医薬品（いわゆる健康食品、個人輸入された医薬品）

❸救済給付の請求に必要な書類

救済給付の請求には、①医師の診断書、②要した医療費を証明する書類（受診証明書等）、③販売証明書（医薬品を販売等した薬局開設者、医薬品の販売業者が作成）の3つが必要です。

医薬品の副作用であるかどうか判断が難しい場合でも、
給付請求を行うことは可能です。

ここがポイント!

❹医薬品 PL センター

医薬品副作用被害救済制度の対象とならないケースのうち、製品不良等、製薬企業に損害賠償責任がある場合は、医薬品 PL センターへの相談が推奨されます。

同センターは、製造物責任法（PL 法）の施行と同時に日本製薬団体連合会において開設されました。消費者が医薬品または医薬部外品に関する苦情（健康被害以外の損害も含まれる）について製造販売元の企業と交渉するにあたって、公平・中立な立場で申し立てに関する相談を受け付け、交渉の仲介や調整、あっせんを行い、裁判によらずに迅速な解決に導くことを目的としています。

❺生物由来製品感染等被害救済制度

医薬品副作用被害救済制度に加え、生物由来製品を介した感染等による健康被害の迅速な救済を図るため、「生物由来製品感染等被害救済制度」が創設されています。

- ☐ **Q1** 医薬品・医療機器等安全性情報報告制度は、1967年3月より、すべての医療機関およびモニターに指定した約3,000の薬局から副作用報告を受ける「医薬品副作用モニター制度」としてスタートした。

- ☐ **Q2** 医薬関係者は、医薬品の副作用等によるものと疑われる健康被害の発生を知った場合において、保健衛生上の危害の発生または拡大を防止するため必要があると認めるときは、その旨を都道府県知事に報告しなければならない。

- ☐ **Q3** 医薬品・医療機器等安全性情報報告制度においては、医薬品との因果関係が必ずしも明確でない場合であっても報告の対象となり得る。

- ☐ **Q4** 医薬品副作用被害救済制度の救済給付のうち、医薬品の副作用による入院治療を必要とする程度の疾病の治療に要した費用を実費補償するもの（ただし、健康保険等による給付の額を差し引いた自己負担分）を医療費という。

- ☐ **Q5** 医薬品副作用被害救済制度において、医薬品の不適正な使用による健康被害については、救済給付の対象とならない。

- ☐ **Q6** 医薬品副作用被害救済制度において、製品不良等、製薬企業に損害賠償責任がある場合でも、救済制度の対象となる。

- ☐ **Q7** 医薬品PLセンターは、医薬品または医療機器に関する苦情（健康被害以外の損害も含まれる）について受け付けている。

- ☐ **Q8** 製品不良等、製薬企業に損害賠償責任がある場合には、医薬品PLセンターへの相談が推奨される。

▶答えと解説

A1 ✕ 約3,000の医療機関をモニター施設に指定した。**A2** ✕ 都道府県知事ではなく厚生労働大臣である。**A3** ○ **A4** ○ **A5** ○ **A6** ✕ 対象とならない。**A7** ✕ 医療機器ではなく医薬部外品である。**A8** ○

3 一般用医薬品に関する主な安全対策と啓発活動

一般用医薬品における4つの副作用によって生じた健康被害について、原因となった医薬品と行政の対応を学びます。また、医薬品の適正使用のための啓発活動について確認していきます。

1 一般用医薬品に関する主な安全対策 | でる度 ★★★

❶アンプル入りかぜ薬によるショック

解熱鎮痛成分としてアミノピリン、スルピリンが配合されたアンプル入りかぜ薬の使用による重篤な副作用（ショック）で、1959年から1965年までの間に計38人の死亡例が発生しました。

アンプル剤は他の剤形（錠剤、散剤等）に比べて吸収が速く、血中濃度が急速に高値に達するため、通常用量でも副作用を生じやすいことが確認されたことから、1965年、厚生省（当時）より関係製薬企業に対し、アンプル入りかぜ薬製品の回収が要請されました。その後、アンプル剤以外の一般用かぜ薬についても、1970年に承認基準が制定され、成分・分量、効能・効果等が見直されました。

アンプルとは、薬液を薄いガラス管に入れた密封容器です。

❷小柴胡湯による間質性肺炎

小柴胡湯による間質性肺炎については、1991年4月以降、「使用上の注意」に記載されていましたが、その後、小柴胡湯とインターフェロン製剤の併用例による間質性肺炎が報告されたことから、1994年1月、インターフェロン製剤との併用を禁忌とするように「使用上の注意」が改訂されました。

しかし、それ以降も慢性肝炎患者が小柴胡湯を使用して間質性肺炎が発症し、死亡を含む重篤な転帰（結果）に至った例もあったことから、1996年3月、厚生省（当時）は関係製薬企業に対して緊急安全性情報の配布を指示しました。

第5章 医薬品の適正使用・安全対策

389

インターフェロン製剤は、ウイルス性肝炎等の治療に使われる医療用医薬品です。

❸一般用かぜ薬による間質性肺炎

2003年5月までに一般用かぜ薬の使用によると疑われる間質性肺炎の発生事例が、計26例報告されました。そこで同年6月、厚生労働省は一般用かぜ薬全般について「使用上の注意」の改訂を指示しました。

それ以前も一般用かぜ薬の「使用上の注意」において、「5～6回服用しても症状が良くならない場合は服用を中止して、専門家に相談する」等の注意喚起がなされていましたが、それに加え、「まれに間質性肺炎の重篤な症状が起きることがあり、その症状はかぜの諸症状と区別が難しいため、症状が悪化した場合は服用を中止して医師の診療を受ける」旨が記載されることになりました。

❹塩酸フェニルプロパノールアミンを含む医薬品による脳出血

塩酸フェニルプロパノールアミン（PPA）を含有する医薬品により、脳出血の発生症例がみられた事例です。

🔘 PPAによる脳出血の日米事例

米国	・女性が食欲抑制剤（わが国での鼻炎用内服薬等における配合量よりも高用量）として使用 ・出血性脳卒中の発生リスクとの関連性が高いとの報告 ・米国食品医薬品庁（FDA）から、米国内におけるPPA含有医薬品の自主的な販売中止が要請された
日本	・鼻充血や結膜充血を除去し、鼻づまり等の症状の緩和を目的として、鼻炎用内服薬、鎮咳去痰薬、かぜ薬等に配合 ・直ちに販売を中止する必要はないものとして、心臓病の人や脳出血の既往がある人等は使用しないよう注意喚起を行っていた ・その後もPPAが配合された一般用医薬品による脳出血等の副作用症例が複数報告 ・報告の多くが、用法・用量の範囲を超えた使用または禁忌とされている高血圧症患者の使用によるものであった ・厚生労働省から関係製薬企業等に対して、使用上の注意の改訂、情報提供の徹底等を行うとともに、代替成分としてプソイドエフェドリン塩酸塩（PSE）等への速やかな切り替えの指示がなされた

登録販売者は、薬剤師とともに一般用医薬品の販売等に従事する医薬関係者（専門家）として、適切なセルフメディケーションの普及定着、医薬品の適正使用の推進を図るため、下記のような啓発活動に積極的に参加・協力することが期待されています。

「薬と健康の週間」

時期	毎年 10 月 17 日〜 23 日（1 週間）
内容	・医薬品の持つ特質およびその使用、取扱い等について正しい知識を広く生活者に浸透させることにより、保健衛生の維持向上に貢献することを目的とする ・国、自治体、関係団体等による広報活動やイベント等が実施されている

「ダメ。ゼッタイ。」普及運動

時期	毎年 6 月 20 日〜 7 月 19 日（1 か月間）
内容	・「6・26 国際麻薬乱用撲滅デー」を広く普及し、薬物乱用防止をいっそう推進する運動 ・国、自治体、関係団体等により実施されている ・薬物乱用や薬物依存は、違法薬物（麻薬、覚醒剤、大麻等）によるものばかりでなく、一般用医薬品によっても生じ得る ・青少年では、好奇心から身近に入手できる薬物（一般用医薬品を含む）を興味本位で乱用することをきっかけとして、違法な薬物の乱用につながることもある ・乱用者自身の健康を害するだけでなく、社会的な弊害を生じるおそれが大きい ・医薬品の適正使用の重要性等に関して、小中学生のうちからの啓発が重要

第

5

章

医薬品の適正使用・安全対策

ココが出る！一問一答

○×で
答えましょう

□ **Q1** 解熱鎮痛成分としてアスピリンが配合されたアンプル入りかぜ薬の使用による重篤な副作用（ショック）で、1959 年から 1965 年までの間に計 38 名の死亡例が発生した。

□ **Q2** アンプル剤は、他の剤形（錠剤、散剤等）に比べて吸収が速く、血中濃度が急速に高値に達するため、通常用量でも副作用を生じやすいことが確認されたことを受けて、1965 年、厚生省（当時）から関係製薬企業に対し、緊急安全性情報の配布が指示された。

□ **Q3** 小柴胡湯による間質性肺炎については、1991 年 4 月以降、「使用上の注意」に記載されていたが、その後、小柴胡湯とインターフェロン製剤の併用例による間質性肺炎が報告されたため、インターフェロン製剤との併用を禁忌とする旨の「使用上の注意」の改訂がなされた。

□ **Q4** 塩酸フェニルプロパノールアミンが配合された一般用医薬品による脳出血等の副作用症例が複数報告されたため、厚生労働省から関係製薬企業等に対し、使用上の注意の改訂、情報提供の徹底等を行うとともに、代替成分への速やかな切り替えにつき指示がなされた。

□ **Q5** 薬物乱用や薬物依存は、覚せい剤や大麻等の違法薬物によるものばかりで、一般用医薬品によっては生じ得ない。

□ **Q6** 「薬と健康の週間」は、医薬品の持つ特質およびその使用・取扱い等について正しい知識を広く生活者に浸透させることにより、保健衛生の維持向上に貢献することを目的としている。

□ **Q7** 薬物乱用防止をいっそう推進するため、毎年 10 月 17 日から 23 日の 1 週間、国、自治体、関係団体等により、「ダメ。ゼッタイ。」普及運動が実施されている。

▶ **答えと解説**

A1 ✕ アスピリンではなくアミノピリン、スルピリンである。**A2** ✕ アンプル入りかぜ薬の回収が要請された。**A3** ○ **A4** ○ **A5** ✕ 一般用医薬品でも生じ得る。**A6** ○ **A7** ✕ 6 月 20 日〜7 月 19 日の 1 か月間である。

4 主な使用上の注意の記載とその対象成分・薬効群等（手引き別表）

既往歴がある人や小児・高齢者・妊婦等は、医薬品の成分や薬効等によって使用してはいけないものや専門家への相談が必要なものがあります。第3章の内容を復習しながら学習を進めていきましょう。

1 「してはいけないこと」　でる度 ★★★

アレルギーや基礎疾患を持った人、小児や妊婦等は成分によって使用できない医薬品があります。乱用や大量使用、他の医薬品との併用についても記載が必要なものがあります。赤字がポイントです！

ここがポイント！

第5章 医薬品の適正使用・安全対策

❶「次の人は使用（服用）しないこと」

🔲 アレルギーの既往歴

	主な成分・薬効群等	理由
「本剤又は本剤の成分によりアレルギー症状を起こしたことがある人」	かぜ薬、解熱鎮痛薬	アレルギー症状の既往歴のある人が再度使用した場合、ショック（アナフィラキシー）、皮膚粘膜眼症候群（スティーブンス・ジョンソン症候群）、中毒性表皮壊死融解症（ライエル症候群）等の重篤なアレルギー性の副作用を生じる危険性が高まるため。
	デキストロメトルファン臭化水素酸塩水和物、デキストロメトルファンフェノールフタリン酸塩	
	クエン酸チペピジン、チペピジンヒベンズ酸塩	
	アミノフィリン水和物、テオフィリン	
	リドカイン、リドカイン塩酸塩	

「本剤又は本剤の成分によりアレルギー症状を起こしたことがある人」	クロルフェニラミンマレイン酸塩、ベラドンナ総アルカロイド・プソイドエフェドリン塩酸塩・カフェインまたはクロルフェニラミンマレイン酸塩・ベラドンナ総アルカロイド・プソイドエフェドリン硫酸塩・カフェインを含有する鼻炎用内服薬	アレルギー症状の既往歴のある人が再度使用した場合、ショック（アナフィラキシー）、皮膚粘膜眼症候群（スティーブンス・ジョンソン症候群）、中毒性表皮壊死融解症（ライエル症候群）等の重篤なアレルギー性の副作用を生じる危険性が高まるため。
	ヨードチンキを含有するみずむし・たむし用薬	
	ポビドンヨードが配合された含嗽薬、口腔咽喉薬、殺菌消毒薬	
	ブチルスコポラミン臭化物	
	ロペラミド塩酸塩	
	メキタジン	
	リドカイン、リドカイン塩酸塩、アミノ安息香酸エチル、塩酸パラブチルアミノ安息香酸ジエチルアミノエチル又はジブカイン塩酸塩が配合された外用痔疾用薬（坐薬、注入軟膏）	
「喘息を起こしたことがある人」	インドメタシン、フェルビナク、ケトプロフェン又はピロキシカムが配合された外用鎮痛消炎薬	喘息発作を誘発するおそれがあるため。
「本剤又は他のかぜ薬、解熱鎮痛薬を使用（服用）して喘息を起こしたことがある人」	アセトアミノフェン、アスピリン、イブプロフェン、イソプロピルアンチピリン等の解熱鎮痛成分	アスピリン喘息を誘発するおそれがあるため。

「次の医薬品によるアレルギー症状（発疹・発赤、かゆみ、かぶれ等）を起こしたことがある人 チアプロフェン酸を含有する解熱鎮痛薬、スプロフェンを含有する外用鎮痛消炎薬、フェノフィブラートを含有する高脂血症治療薬」	ケトプロフェンが配合された外用鎮痛消炎薬	接触皮膚炎、光線過敏症を誘発するおそれがあるため。
「次の添加物によるアレルギー症状（発疹・発赤、かゆみ、かぶれ等）を起こしたことがある人 オキシベンゾン、オクトクリレンを含有する製品（日焼け止め、香水等）」		接触皮膚炎を誘発するおそれがあるため。
「本剤又は本剤の成分、牛乳によるアレルギー症状を起こしたことがある人」	タンニン酸アルブミン カゼイン、カゼインナトリウム等（添加物）	タンニン酸アルブミンは、乳製カゼインを由来としているため。 カゼインは牛乳タンパクの主成分であり、牛乳アレルギーのアレルゲンとなる可能性があるため。

💊 症状・状態

「次の症状がある人」	主な成分・薬効群等	理由
胃酸過多	カフェイン、無水カフェイン、カフェインクエン酸塩等のカフェインを含む成分を主薬とする眠気防止薬	カフェインが胃液の分泌を亢進し、症状を悪化させるおそれがあるため。
前立腺肥大による排尿困難	プソイドエフェドリン塩酸塩	交感神経刺激作用により、尿の貯留・尿閉を生じるおそれがあるため。

激しい腹痛又は吐きけ・嘔吐	ヒマシ油が配合された瀉下薬	急性腹症（腸管の狭窄、閉塞、腹腔内器官の炎症等）の症状である可能性があるため。
「患部が化膿している人」「次の部位には使用しないこと：水痘（水ぼうそう）、みずむし・たむし等又は化膿している患部」	ステロイド性抗炎症成分が配合された外用薬	細菌等の感染に対する抵抗力を弱めて、感染を増悪させる可能性があるため。
	インドメタシン、フェルビナク、ケトプロフェン又はピロキシカムが配合された外用薬	感染に対する効果はなく、逆に感染の悪化が自覚されにくくなるおそれがあるため。

基礎疾患等

「次の診断を受けた人」	主な成分・薬効群等	理由
心臓病	プソイドエフェドリン塩酸塩	徐脈又は頻脈を引き起こし、心臓病の症状を悪化させるおそれがあるため。
	芍薬甘草湯	
胃潰瘍	カフェイン、無水カフェイン、カフェインクエン酸塩等のカフェインを含む成分を主薬とする眠気防止薬	胃液の分泌が亢進し、胃潰瘍の症状を悪化させるおそれがあるため。
高血圧	プソイドエフェドリン塩酸塩	交感神経興奮作用により血圧を上昇させ、高血圧を悪化させるおそれがあるため。
甲状腺機能障害		甲状腺機能亢進症の主症状は、交感神経系の緊張等によってもたらされており、交感神経系を興奮させる成分は、症状を悪化させるおそれがあるため。

糖尿病		肝臓でグリコーゲンを分解して血糖値を上昇させる作用があり、糖尿病を悪化させるおそれがあるため。
「日常的に不眠の人、不眠症の診断を受けた人」	抗ヒスタミン成分を主薬とする催眠鎮静薬（睡眠改善薬）	睡眠改善薬は、慢性的な不眠症状に用いる医薬品でないため。医療機関において不眠症の治療を受けている場合には、その治療を妨げるおそれがあるため。
その他	主な成分・薬効群等	理由
「透析療法を受けている人」	スクラルファート、水酸化アルミニウムゲル、ケイ酸アルミン酸マグネシウム、ケイ酸アルミニウム、合成ヒドロタルサイト、アルジオキサ等のアルミニウムを含む成分が配合された胃腸薬、胃腸鎮痛鎮痙薬	長期間服用した場合に、アルミニウム脳症及びアルミニウム骨症を発症したとの報告があるため。
「口の中に傷やひどいただれのある人」	クロルヘキシジングルコン酸塩が配合された製剤（口腔内への適応を有する場合）	傷やただれの状態を悪化させるおそれがあるた

🔵 **小児における年齢制限**

	主な成分・薬効群等	理由
「15歳未満の小児」	アスピリン、アスピリンアルミニウム、サザピリン、プロメタジンメチレンジサリチル酸塩、サリチル酸ナトリウム	外国において、ライ症候群の発症との関連性が示唆されているため。
	プロメタジン塩酸塩等のプロメタジンを含む成分	外国において、乳児突然死症候群、乳児睡眠時無呼吸発作のような致命的な呼吸抑制が現れたとの報告があるため。

「15歳未満の小児」	イブプロフェン	一般用医薬品では、小児向けの製品はないため。
	抗ヒスタミン成分を主薬とする催眠鎮静薬（睡眠改善薬）	小児では、神経過敏、興奮を起こすおそれが大きいため。
	オキセサゼイン	一般用医薬品では、小児向けの製品はないため。
	ロペラミド	外国で乳幼児が過量摂取した場合に、中枢神経系障害、呼吸抑制、腸管壊死に至る麻痺性イレウスを起こしたとの報告があるため。
「6歳未満の小児」	アミノ安息香酸エチル	メトヘモグロビン血症を起こすおそれがあるため。
「3歳未満の小児」	ヒマシ油類	

💊 **妊婦、授乳婦等**

	主な成分・薬効群等	理由
「妊婦又は妊娠していると思われる人」	ヒマシ油類	腸の急激な動きに刺激されて流産・早産を誘発するおそれがあるため。
	ジフェンヒドラミン塩酸塩を主薬とする催眠鎮静薬（睡眠改善薬）	妊娠に伴う不眠は、睡眠改善薬の適用症状でないため。
	エチニルエストラジオール、エストラジオール	妊娠中の女性ホルモン成分の摂取によって、胎児の先天性異常の発生が報告されているため。
	オキセサゼイン	妊娠中における安全性は確立されていないため。
「出産予定日12週以内の妊婦」	アスピリン、アスピリンアルミニウム、イブプロフェン	妊娠期間の延長、胎児の動脈管の収縮・早期閉鎖、子宮収縮の抑制、分娩時出血の増加のおそれがあるため。

「授乳中の人は本剤を服用しないか、本剤を服用する場合は授乳を避けること」	ジフェンヒドラミン塩酸塩、ジフェンヒドラミンサリチル酸塩等のジフェンヒドラミンを含む成分が配合された内服薬、点鼻薬、坐薬、注入軟膏	乳児に昏睡を起こすおそれがあるため。
	アミノフィリン水和物、テオフィリンが配合された鎮咳去痰薬、鎮暈薬	乳児に神経過敏を起こすことがあるため。
	ロートエキスが配合された内服薬、外用痔疾用薬（坐薬、注入軟膏）	乳児に頻脈を起こすおそれがあるため。（なお、授乳婦の乳汁分泌が抑制されることがある。）
	センノシド、センナ、ダイオウ又はカサントラノールが配合された内服薬 ヒマシ油類	乳児に下痢を起こすおそれがあるため。
	コデインリン酸塩水和物、ジヒドロコデインリン酸塩	コデインで、母乳への移行により、乳児でモルヒネ中毒が生じたとの報告があるため。

❷「服用後、乗物又は機械類の運転操作をしないこと」

薬効群	主な成分等	懸念される症状
かぜ薬、催眠鎮静薬、乗物酔い防止薬、鎮咳去痰薬、口腔咽喉薬、鼻炎用内服薬、アレルギー用薬、内服痔疾用薬	ジフェンヒドラミン塩酸塩、クロルフェニラミンマレイン酸塩等の抗ヒスタミン成分	眠気等
かぜ薬、鎮咳去痰薬	コデインリン酸塩水和物、ジヒドロコデインリン酸塩	
解熱鎮痛薬、催眠鎮静薬	ブロモバレリル尿素、アリルイソプロピルアセチル尿素	
止瀉薬	ロペラミド塩酸塩、ロートエキス	

胃腸鎮痛鎮痙薬、乗物酔い防止薬	スコポラミン臭化水素酸塩水和物、メチルオクタトロピン臭化物	眠気、目のかすみ、異常なまぶしさを生じることがあるため。
胃腸薬	ピレンゼピン塩酸塩水和物	目のかすみ、異常なまぶしさを生じることがあるため。
かぜ薬、胃腸鎮痛鎮痙薬、鼻炎用内服薬、乗物酔い防止薬	スコポラミン臭化水素酸塩水和物、メチルオクタトロピン臭化物以外の抗コリン成分	

❸連用に関する注意

薬効群	主な成分	理由
かぜ薬、解熱鎮痛薬、抗菌性点眼薬、鼻炎用内服薬、鎮静薬、アレルギー用薬 **「長期連用しないこと」**	（成分によらず、当該薬効群の医薬品すべてに記載）	一定期間又は一定回数使用しても症状の改善がみられない場合は、ほかに原因がある可能性があるため。
外用鎮痛消炎薬 **「長期連用しないこと」**	インドメタシン、フェルビナク、ケトプロフェン、ピロキシカム	
瀉下薬 **「長期連用しないこと」**	ヒマシ油	
鼻炎用点鼻薬 **「長期連用しないこと」**	（成分によらず、左記薬効群の医薬品すべてに記載）	二次充血、鼻づまり等を生じるおそれがあるため。
眠気防止薬 **「短期間の服用にとどめ、連用しないこと」**	カフェイン、無水カフェイン、カフェインクエン酸塩等のカフェインを含む成分	眠気防止薬は、一時的に緊張を要する場合に居眠りを防止する目的で使用されるものであり、連用によって睡眠が不要になるというものではなく、短期間の使用にとどめ、適切な睡眠を摂る必要があるため。

短期間の服用に限られる漢方生薬製剤 **「短期間の服用にとどめ、連用しないこと」**	グリチルリチン酸二カリウム、グリチルレチン酸、カンゾウ等のグリチルリチン酸を含む成分 （1日用量がグリチルリチン酸として40mg 以上、又はカンゾウとして1g以上を含有する場合）	偽アルドステロン症を生じるおそれがあるため。
外用痔疾用薬（坐薬、注入軟膏） **「長期連用しないこと」**		
漢方生薬製剤以外の鎮咳去痰薬、瀉下剤、婦人薬 **「長期連用しないこと」**		
胃腸薬、胃腸鎮痛鎮痙薬 **「長期連用しないこと」**	スクラルファート、水酸化アルミニウムゲル、ケイ酸アルミン酸マグネシウム、ケイ酸アルミニウム、合成ヒドロタルサイト、アルジオキサ等のアルミニウムを含む成分が配合された胃腸薬、胃腸鎮痛鎮痙薬	長期連用により、アルミニウム脳症及びアルミニウム骨症を生じるおそれがあるため。
外用痔疾用薬、化膿性皮膚疾患用薬、鎮痒消炎薬、しもやけ・あかぎれ用薬 **「長期連用しないこと」**	ステロイド性抗炎症成分（コルチゾン換算で1g又は1mL あたり0.025mg 以上を含有する場合。ただし、坐薬及び注入軟膏では、含量によらず記載）	副腎皮質の機能低下を生じるおそれがあるため。
漢方製剤 **「症状があるときのみの服用にとどめ、連用しないこと」**	芍薬甘草湯	うっ血性心不全、心室頻拍の副作用が現れることがあるため。
止瀉薬 **「1週間以上継続して服用しないこと」**	次没食子酸ビスマス、次硝酸ビスマス等のビスマスを含む成分	海外において、長期連用した場合に精神神経症状が現れたとの報告があるため。

浣腸薬 **「連用しないこと」**	（成分によらず、当該薬効群の医薬品に記載）	感受性の低下（いわゆる"慣れ"）が生じて、習慣的に使用される傾向があるため。
駆虫薬 **「○○以上続けて服用しないこと」**（承認内容により、回数又は日数を記載）		過度に服用しても効果が高まることはなく、かえって副作用を生じるおそれがあるため。虫卵には駆虫作用が及ばず、成虫になるのを待つため、1ヶ月以上の間隔を置く必要があるため。

❹「大量に使用（服用）しないこと」

主な成分・薬効群等	理由
センナ、センノシド、ダイオウ、カサントラノール、ビサコジル、ピコスルファートナトリウム等の刺激性瀉下成分が配合された瀉下剤	腸管粘膜への刺激が大きくなり、腸管粘膜に炎症を生じるおそれがあるため。

❺乱用に関する注意

	主な成分・薬効群等	理由
「過量服用・長期連用しないこと」	コデインリン酸塩水和物、ジヒドロコデインリン酸塩が配合された鎮咳去痰薬（内服液剤）	倦怠感や虚脱感等が現れることがあるため。依存性・習慣性がある成分が配合されており、乱用事例が報告されているため。

❻食品との相互作用に関する注意

	主な成分・薬効群等	懸念される相互作用
「服用前後は飲酒しないこと」	かぜ薬、解熱鎮痛薬	肝機能障害、胃腸障害が生じるおそれがあるため。
	次硝酸ビスマス、次没食子酸ビスマス等のビスマスを含む成分	吸収増大による精神神経系障害が生じるおそれがあるため。

	ブロモバレリル尿素又はアリルイソプロピルアセチル尿素が配合された解熱鎮痛薬、催眠鎮静薬、乗物酔い防止薬	鎮静作用の増強が生じるおそれがあるため。
	抗ヒスタミン成分を主薬とする催眠鎮静薬	
「コーヒーやお茶等のカフェインを含有する飲料と同時に服用しないこと」	カフェイン、無水カフェイン、カフェインクエン酸塩等のカフェインを含む成分を主薬とする眠気防止薬	カフェインが過量摂取となり、中枢神経系、循環器系等に作用が強く現れるおそれがあるため。

❼併用薬に関する注意

「本剤を使用している間は、次の医薬品を使用しないこと」	主な成分・薬効群等	懸念される相互作用
他の瀉下薬（下剤）	茵蔯蒿湯、大黄甘草湯、大黄牡丹皮湯、麻子仁丸、桃核承気湯、防風通聖散、三黄瀉心湯、大柴胡湯、乙字湯（ダイオウを含む場合）、瀉下成分が配合された駆虫薬	激しい腹痛を伴う下痢等の副作用が現れやすくなるため。
ヒマシ油	駆虫薬（瀉下成分が配合されていない場合）	駆虫成分が腸管内にとどまらず吸収されやすくなるため。
駆虫薬	ヒマシ油	

❽その他：副作用等を避けるため必要な注意

「次の部位には使用しないこと」	主な成分・薬効群等	理由
目や目の周囲、粘膜（例えば、口腔、鼻腔、膣等）	みずむし・たむし用薬	皮膚刺激成分により、強い刺激や痛みを生じるおそれがあるため。

目の周囲、粘膜等	外用鎮痒消炎薬（エアゾール剤に限る）	エアゾール剤は特定の局所に使用することが一般に困難であり、目などに薬剤が入るおそれがあるため。
湿疹、かぶれ、傷口	外用鎮痛消炎薬	皮膚刺激成分により、強い刺激や痛みを生じるおそれがあるため。
陰のう、外陰部等	みずむし・たむし用薬	角質層が薄いため白癬菌は寄生しにくく、いんきん・たむしではなく陰のう湿疹等、他の病気である可能性があるため。また、皮膚刺激成分により、強い刺激や痛みを生じるおそれがあるため。
湿疹		湿疹に対する効果はなく、誤って使用すると悪化させるおそれがあるため。
湿潤、ただれ、亀裂や外傷のひどい患部	（液剤、軟膏剤又はエアゾール剤の場合）	刺激成分により、強い刺激や痛みが現れることがあるため。
目の周囲、粘膜、やわらかな皮膚面（首の回り等）、顔面等	うおのめ・いぼ・たこ用薬	角質溶解作用の強い薬剤であり、誤って目に入ると障害を与える危険性があるため。粘膜や首の回り等の柔らかい皮膚面、顔面等に対しては作用が強すぎるため。
炎症又は傷のある患部		刺激が強く、症状を悪化させるおそれがあるため。
ただれ、化膿している患部	殺菌消毒薬（液体絆創膏）	湿潤した患部に用いると、分泌液が貯留して症状を悪化させることがあるため。
湿潤、ただれのひどい患部、深い傷、ひどいやけどの患部	バシトラシンが配合された化膿性皮膚疾患用薬	刺激が強く、症状を悪化させるおそれがあるため。

「本剤の使用中は、天候にかかわらず、戸外活動を避けるとともに、日常の外出時も本剤の塗布部を衣服、サポーター等で覆い、紫外線に当てないこと。なお、塗布後も当分の間、同様の注意をすること」	ケトプロフェンが配合された外用鎮痛消炎薬	使用中又は使用後しばらくしてから重篤な光線過敏症が現れることがあるため。

2 「相談すること」

でる度 ★★★

小児・高齢者・妊婦等や基礎疾患・アレルギーがある場合には、成分・薬効によって医師や薬剤師などの専門家に相談が必要とされています。

ここがポイント!

❶「妊婦又は妊娠していると思われる人」

主な成分・薬効群等	理由
アスピリン、アスピリンアルミニウム、サザピリン、エテンザミド、サリチルアミド、イブプロフェン、イソプロピルアンチピリン、アセトアミノフェンが配合されたかぜ薬、解熱鎮痛薬	妊娠末期のラットに投与した実験において、胎児に弱い動脈管の収縮がみられたとの報告があるため。 なお、アスピリンについては、動物実験（ラット）で催奇形性が現れたとの報告があるため。また、イソプロピルアンチピリンについては、化学構造が類似した他のピリン系解熱鎮痛成分において、動物実験（マウス）で催奇形性が報告されているため。
ブロモバレリル尿素が配合されたかぜ薬、解熱鎮痛薬、催眠鎮静薬、乗物酔い防止薬	胎児障害の可能性があり、使用を避けることが望ましいため。
ベタネコール塩化物、ウルソデオキシコール酸	

副腎皮質ホルモンが配合された外用痔疾用薬、鎮痒消炎薬	
コデインリン酸塩水和物、ジヒドロコデインリン酸塩が配合されたかぜ薬、鎮咳去痰薬	麻薬性鎮咳成分であり、吸収された成分の一部が胎盤関門を通過して胎児へ移行することが知られているため。コデインリン酸塩水和物については、動物実験（マウス）で催奇形性が報告されているため。
瀉下薬 （カルボキシメチルセルロースカルシウム、カルボキシメチルセルロースナトリウム、ジオクチルソジウムスルホサクシネート又はプランタゴ・オバタ種皮のみからなる場合を除く）	腸の急激な動きに刺激されて流産・早産を誘発するおそれがあるため。
浣腸薬、外用痔疾用薬（坐薬、注入軟膏）	

「妊娠3ヶ月以内の妊婦、妊娠していると思われる人又は妊娠を希望する人」	ビタミンA主薬製剤、ビタミンAD主薬製剤	ビタミンAを妊娠3ヶ月前から妊娠3ヶ月までの間に栄養補助剤から1日10,000国際単位以上を継続的に摂取した婦人から生まれた児に、先天異常（口裂、耳・鼻の異常等）の発生率の増加が認められたとの研究報告があるため。

❷「授乳中の人」

薬効群	乳汁中に移行する可能性がある主な成分等
かぜ薬、解熱鎮痛薬、鎮咳去痰薬、鼻炎用内服薬、アレルギー用薬	メチルエフェドリン塩酸塩、メチルエフェドリンサッカリン塩、トリプロリジン塩酸塩水和物、プソイドエフェドリン塩酸塩、ペントキシベリンクエン酸塩、アスピリン、アスピリンアルミニウム、イブプロフェン
かぜ薬、解熱鎮痛薬、眠気防止薬、乗物酔い防止薬、鎮咳去痰薬（カフェインとして1回分量100mg以上を含有する場合）	カフェイン、無水カフェイン、安息香酸ナトリウムカフェイン

胃腸鎮痛鎮痙薬、乗物酔い防止薬	メチルオクタトロピン臭化物、メチキセン塩酸塩、ジサイクロミン塩酸塩
外用痔疾用薬（坐薬、注入軟膏）	メチルエフェドリン塩酸塩、メチルエフェドリンサッカリン塩
止瀉薬	ロペラミド塩酸塩
婦人薬	エチニルエストラジオール、エストラジオール

❸「高齢者」

主な成分・薬効群等	理由
解熱鎮痛薬、鼻炎用内服薬	効き目が強すぎたり、副作用が現れやすいため。
グリセリンが配合された浣腸薬	
メチルエフェドリン塩酸塩、メチルエフェドリンサッカリン塩、プソイドエフェドリン塩酸塩、トリメトキノール塩酸塩水和物、メトキシフェナミン塩酸塩等のアドレナリン作動成分又はマオウが配合された内服薬、外用痔疾用薬（坐薬、注入軟膏）	心悸亢進、血圧上昇、糖代謝促進を起こしやすいため。
グリチルリチン酸二カリウム、グリチルレチン酸又はカンゾウが配合された内服薬、外用痔疾用薬（坐薬、注入軟膏） （1日用量がグリチルリチン酸として40mg以上、又はカンゾウとして1g以上を含有する場合）	偽アルドステロン症を生じやすいため。
スコポラミン臭化水素酸塩水和物、メチルオクタトロピン臭化物、イソプロパミドヨウ化物等の抗コリン成分又はロートエキスが配合された内服薬、外用痔疾用薬（坐薬、注入軟膏）	緑内障の悪化、口渇、排尿困難又は便秘の副作用が現れやすいため。

❹小児に対する注意

	主な成分	理由
発熱している小児、けいれんを起こしたことがある小児	テオフィリン、アミノフィリン水和物	けいれんを誘発するおそれがあるため。
「水痘（水ぼうそう）もしくはインフルエンザにかかっている又はその疑いのある乳・幼・小児（15歳未満）」	サリチルアミド、エテンザミド	構造が類似しているアスピリンにおいて、ライ症候群の発症との関連性が示唆されており、原則として使用を避ける必要があるため。
1ヶ月未満の乳児（新生児）	マルツエキス	身体が非常に未熟であり、安易に瀉下薬を使用すると脱水症状を引き起こすおそれがあるため。

❺アレルギーの既往歴

	主な成分	理由
「薬によりアレルギー症状や喘息を起こしたことがある人」	黄色4号（タートラジン）（添加物）	喘息誘発のおそれがあるため。
	ガジュツ末・真昆布末を含む製剤	まれにアナフィラキシーを起こすことがあるため。

❻特定の症状・状態

「次の症状がある人」	主な成分	理由
高熱	かぜ薬、鎮咳去痰薬、鼻炎用内服薬、小児五疳薬	かぜ以外のウイルス性の感染症その他の重篤な疾患の可能性があるため。
けいれん	ピペラジンリン酸塩水和物等のピペラジンを含む成分	痙攣を起こしたことがある人では、発作を誘発する可能性があるため。

むくみ	グリチルリチン酸二カリウム、グリチルレチン酸、カンゾウ等のグリチルリチン酸を含む成分 （1日用量がグリチルリチン酸として40mg以上、又はカンゾウとして1g以上を含有する場合）	偽アルドステロン症の発症のおそれが特にあるため。
下痢	緩下作用のある成分が配合された内服痔疾用薬	下痢症状を助長するおそれがあるため。
はげしい下痢	小児五疳薬	大腸炎等の可能性があるため。
急性のはげしい下痢又は腹痛・腹部膨満感・吐きけ等の症状を伴う下痢	タンニン酸アルブミン、次硝酸ビスマス、次没食子酸ビスマス等の収斂成分を主体とする止瀉薬	下痢を止めるとかえって症状を悪化させることがあるため。
	ロペラミド塩酸塩	
発熱を伴う下痢、血便又は粘液便の続く人		
便秘を避けなければならない肛門疾患		便秘が引き起こされることがあるため。
はげしい腹痛	瀉下薬（ヒマシ油、マルツエキスを除く）、浣腸薬、ビサコジルを主薬とする坐薬	急性腹症（腸管の狭窄、閉塞、腹腔内器官の炎症等）の可能性があり、瀉下薬や浣腸薬の配合成分の刺激によって、その症状を悪化させるおそれがあるため。
吐きけ・嘔吐		
痔出血	グリセリンが配合された浣腸薬	腸管、肛門に損傷があると、傷口からグリセリンが血管内に入って溶血を起こすことや、腎不全を起こすおそれがあるため。

排尿困難	ジフェンヒドラミン塩酸塩、クロルフェニラミンマレイン酸塩等の抗ヒスタミン成分	排尿筋の弛緩と括約筋の収縮が起こり、尿の貯留を来すおそれがあるため。特に、前立腺肥大症を伴っている場合には、尿閉を引き起こすおそれがあるため。
	ジフェニドール塩酸塩	
	構成生薬としてマオウを含む漢方処方製剤	
	スコポラミン臭化水素酸塩水和物、メチルオクタトロピン臭化物、イソプロパミドヨウ化物等の抗コリン成分	
	ロートエキス	
口内のひどいただれ	含嗽薬	粘膜刺激を起こすおそれのある成分が配合されている場合があるため。
はげしい目の痛み	眼科用薬	急性緑内障、角膜潰瘍又は外傷等の可能性が考えられるため。 特に、急性緑内障の場合には、専門医の処置によって早急に眼圧を下げないと失明の危険性があり、角膜潰瘍の場合も、専門医による適切な処置を施さないと視力障害等を来すことがあるため。

❼基礎疾患等「次の診断を受けた人」

	主な成分・薬効群等	理由
てんかん	ジプロフィリン	中枢神経系の興奮作用により、てんかんの発作を引き起こすおそれがあるため。
胃・十二指腸潰瘍	アスピリン、アスピリンアルミニウム、エテンザミド、イソプロピルアンチピリン、アセトアミノフェン、サリチルアミド	胃・十二指腸潰瘍を悪化させるおそれがあるため。

	次硝酸ビスマス、次没食子酸ビスマス等のビスマスを含む成分	ビスマスの吸収が高まり、血中に移行する量が多くなり、ビスマスによる精神神経障害等が発現するおそれがあるため。
肝臓病	小柴胡湯	間質性肺炎の副作用が現れやすいため。
	アスピリン、アスピリンアルミニウム、エテンザミド、イブプロフェン、イソプロピルアンチピリン、アセトアミノフェン	肝機能障害を悪化させるおそれがあるため。
	サントニン	
	ピペラジンリン酸塩等のピペラジンを含む成分	肝臓における代謝が円滑に行われず、体内への蓄積によって副作用が現れやすくなるため。
	ガジュツ末・真昆布末を含む製剤	肝機能障害を起こすことがあるため。
甲状腺疾患	ポビドンヨード、ヨウ化カリウム、ヨウ素等のヨウ素系殺菌消毒成分が配合された口腔咽喉薬、含嗽薬	ヨウ素の体内摂取が増える可能性があり、甲状腺疾患の治療に影響を及ぼすおそれがあるため。
甲状腺機能障害 甲状腺機能亢進症	アドレナリン作動成分が配合された鼻炎用点鼻薬	甲状腺機能亢進症の主症状は、交感神経系の緊張等によってもたらされており、交感神経系を興奮させる成分は、症状を悪化させるおそれがあるため。
	メチルエフェドリン塩酸塩、トリメトキノール塩酸塩水和物、フェニレフリン塩酸塩、メトキシフェナミン塩酸塩等のアドレナリン作動成分	
	マオウ	
	ジプロフィリン	中枢神経系の興奮作用により、症状の悪化を招くおそれがあるため。

甲状腺機能障害 甲状腺機能亢進症	水酸化アルミニウム・炭酸マグネシウム・炭酸カルシウム共沈生成物、沈降炭酸カルシウム、無水リン酸水素カルシウム、リン酸水素カルシウム水和物、乳酸カルシウム水和物	甲状腺ホルモンの吸収を阻害するおそれがあるため。
高血圧	アドレナリン作動成分が配合された鼻炎用点鼻薬	交感神経興奮作用により血圧を上昇させ、高血圧を悪化させるおそれがあるため。
	メチルエフェドリン塩酸塩、トリメトキノール塩酸塩水和物、フェニレフリン塩酸塩、メトキシフェナミン塩酸塩等のアドレナリン作動成分	
	マオウ	
	グリチルリチン酸二カリウム、グリチルレチン酸、カンゾウ等のグリチルリチン酸を含む成分（1日用量がグリチルリチン酸として40mg以上、又はカンゾウとして1g以上を含有する場合）	大量に使用するとナトリウム貯留、カリウム排泄促進が起こり、むくみ（浮腫）等の症状が現れ、高血圧を悪化させるおそれがあるため。
心臓病	アドレナリン作動成分が配合された鼻炎用点鼻薬	心臓に負担をかけ、心臓病を悪化させるおそれがあるため。
	メチルエフェドリン塩酸塩、トリメトキノール塩酸塩水和物、フェニレフリン塩酸塩、メトキシフェナミン塩酸塩、ジプロフィリン等のアドレナリン作動成分	
	マオウ	
	スコポラミン臭化水素酸塩水和物、メチルオクタトロピン臭化物、イソプロパミドヨウ化物等の抗コリン成分	
	ロートエキス	

	アスピリン、アスピリンアルミニウム、エテンザミド、イブプロフェン、アセトアミノフェン	むくみ（浮腫）、循環体液量の増加が生じ、心臓の仕事量が増加し、心臓病を悪化させるおそれがあるため。
	グリチルリチン酸の塩類、カンゾウ又はそのエキス（1日用量がグリチルリチン酸として 40mg 以上、又はカンゾウとして 1 g 以上を含有する場合）	大量に使用するとナトリウム貯留、カリウム排泄促進が起こり、むくみ（浮腫）等の症状が現れ、心臓病を悪化させるおそれがあるため。
	硫酸ナトリウム	血液中の電解質のバランスが損なわれ、心臓の負担が増加し、心臓病を悪化させるおそれがあるため。
	グリセリンが配合された浣腸薬	排便直後に、急激な血圧低下等が現れることがあり、心臓病を悪化させるおそれがあるため。
腎臓病	アスピリン、アスピリンアルミニウム、エテンザミド、イブプロフェン、アセトアミノフェン	むくみ（浮腫）、循環体液量の増加が起こり、腎臓病を悪化させるおそれがあるため。
	グリチルリチン酸二カリウム、グリチルレチン酸、カンゾウ（1日用量がグリチルリチン酸として 40mg 以上、又はカンゾウとして 1 g 以上を含有する場合）	大量に使用するとナトリウム貯留、カリウム排泄促進が起こり、むくみ（浮腫）等の症状が現れ、腎臓病を悪化させるおそれがあるため。
	スクラルファート、水酸化アルミニウムゲル、ケイ酸アルミン酸マグネシウム、ケイ酸アルミニウム、合成ヒドロタルサイト、アルジオキサ等のアルミニウムを含む成分が配合された胃腸薬、胃腸鎮痛鎮痙薬	過剰のアルミニウムイオンが体内に貯留し、アルミニウム脳症、アルミニウム骨症を生じるおそれがあるため。 使用する場合には、医療機関において定期的に血中アルミニウム、リン、カルシウム、アルカリフォスファターゼ等の測定を行う必要があるため。

腎臓病	制酸成分を主体とする胃腸薬	ナトリウム、カルシウム、マグネシウム等の無機塩類の排泄が遅れたり、体内貯留が現れやすいため。
	酸化マグネシウム、水酸化マグネシウム、硫酸マグネシウム等の**マグネシウム**を含む成分、硫酸ナトリウムが配合された瀉下薬	
	ピペラジンリン酸塩等のピペラジンを含む成分、プソイドエフェドリン塩酸塩	腎臓における排泄が円滑に行われず、副作用が現れやすくなるため。
糖尿病	アドレナリン作動成分が配合された鼻炎用点鼻薬	肝臓でグリコーゲンを分解して血糖値を上昇させる作用があり、糖尿病の症状を悪化させるおそれがあるため。
	メチルエフェドリン塩酸塩、トリメトキノール塩酸塩水和物、フェニレフリン塩酸塩、メトキシフェナミン塩酸塩等のアドレナリン作動成分	
	マオウ	
緑内障	眼科用薬	緑内障による目のかすみには効果が期待できず、また、充血除去作用成分が配合されている場合には、眼圧が上昇し、緑内障を悪化させるおそれがあるため。
	パパベリン塩酸塩	眼圧が上昇し、緑内障を悪化させるおそれがあるため。
	抗コリン成分が配合された鼻炎用内服薬、抗コリン成分が配合された鼻炎用点鼻薬	抗コリン作用によって房水流出路（房水通路）が狭くなり、眼圧が上昇し、緑内障を悪化させるおそれがあるため。
	ペントキシベリンクエン酸塩	
	スコポラミン臭化水素酸塩水和物、メチルオクタトロピン臭化物、イソプロパミドヨウ化物等の抗コリン成分	
	ロートエキス	
	ジフェニドール塩酸塩	

	ジフェンヒドラミン塩酸塩、クロルフェニラミンマレイン酸塩等の抗ヒスタミン成分	
血栓のある人（脳血栓、心筋梗塞、血栓静脈炎等）、血栓症を起こすおそれのある人	トラネキサム酸（内服）、セトラキサート塩酸塩	生じた血栓が分解されにくくなるため。
貧血	ピペラジンリン酸塩等のピペラジンを含む成分	貧血の症状を悪化させるおそれがあるため。
全身性エリテマトーデス、混合性結合組織病	イブプロフェン	無菌性髄膜炎の副作用を起こしやすいため。

第5章

医薬品の適正使用・安全対策

❽基礎疾患等「次の病気にかかったことのある人」

	主な成分・薬効群等	理由
胃・十二指腸潰瘍、潰瘍性大腸炎、クローン病	イブプロフェン	プロスタグランジン産生抑制作用によって消化管粘膜の防御機能が低下し、胃・十二指腸潰瘍、潰瘍性大腸炎、クローン病が再発するおそれがあるため。

❾併用薬等「次の医薬品を使用（服用）している人」

	主な成分・薬効群等	理由
瀉下薬（下剤）	柴胡加竜骨牡蛎湯、響声破笛丸	腹痛、激しい腹痛を伴う下痢が現れやすくなるため。
「モノアミン酸化酵素阻害剤（セレギリン塩酸塩等）で治療を受けている人」	プソイドエフェドリン塩酸塩	モノアミン酸化酵素阻害剤との相互作用によって、血圧を上昇させるおそれがあるため。
「インターフェロン製剤で治療を受けている人」	小柴胡湯、小柴胡湯が配合されたかぜ薬	インターフェロン製剤との相互作用によって、間質性肺炎を起こしやすくなるため。

第 6 章

模擬試験

問題…………別冊

解答と解説…421

間違えた問題については、解説ページを確認して、なぜ間違えたのかをはっきりさせましょう。知識の穴を埋めていくことが得点力アップにつながります。

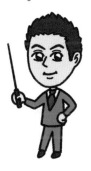

解答用紙

各問に当てはまる番号を記入してください。

問 1	問 2	問 3	問 4	問 5	問 6	問 7	問 8	問 9	問 10

問 11	問 12	問 13	問 14	問 15	問 16	問 17	問 18	問 19	問 20

問 21	問 22	問 23	問 24	問 25	問 26	問 27	問 28	問 29	問 30

問 31	問 32	問 33	問 34	問 35	問 36	問 37	問 38	問 39	問 40

問 41	問 42	問 43	問 44	問 45	問 46	問 47	問 48	問 49	問 50

問 51	問 52	問 53	問 54	問 55	問 56	問 57	問 58	問 59	問 60

問 61	問 62	問 63	問 64	問 65	問 66	問 67	問 68	問 69	問 70

問 71	問 72	問 73	問 74	問 75	問 76	問 77	問 78	問 79	問 80

問 81	問 82	問 83	問 84	問 85	問 86	問 87	問 88	問 89	問 90

問 91	問 92	問 93	問 94	問 95	問 96	問 97	問 98	問 99	問 100

問 101	問 102	問 103	問 104	問 105	問 106	問 107	問 108	問 109	問 110

問 111	問 112	問 113	問 114	問 115	問 116	問 117	問 118	問 119	問 120

次ページから解答・解説を掲載しています。
問題は別冊に掲載しています。

解答一覧

問 1	問 2	問 3	問 4	問 5	問 6	問 7	問 8	問 9	問 10
3	4	2	3	3	1	5	3	3	4

問 11	問 12	問 13	問 14	問 15	問 16	問 17	問 18	問 19	問 20
5	4	3	5	1	4	5	2	1	1

問 21	問 22	問 23	問 24	問 25	問 26	問 27	問 28	問 29	問 30
2	5	4	1	2	5	4	3	4	1

問 31	問 32	問 33	問 34	問 35	問 36	問 37	問 38	問 39	問 40
2	2	2	5	4	5	4	2	3	5

問 41	問 42	問 43	問 44	問 45	問 46	問 47	問 48	問 49	問 50
5	4	2	2	3	1	2	5	1	2

問 51	問 52	問 53	問 54	問 55	問 56	問 57	問 58	問 59	問 60
4	1	3	4	5	2	4	3	1	3

問 61	問 62	問 63	問 64	問 65	問 66	問 67	問 68	問 69	問 70
1	3	4	2	4	4	5	4	2	5

問 71	問 72	問 73	問 74	問 75	問 76	問 77	問 78	問 79	問 80
2	2	5	3	2	3	3	3	3	3

問 81	問 82	問 83	問 84	問 85	問 86	問 87	問 88	問 89	問 90
3	3	2	3	4	2	2	5	1	4

問 91	問 92	問 93	問 94	問 95	問 96	問 97	問 98	問 99	問 100
4	2	4	4	2	2	4	3	3	5

問 101	問 102	問 103	問 104	問 105	問 106	問 107	問 108	問 109	問 110
1	4	1	4	5	3	1	3	3	3

問 111	問 112	問 113	問 114	問 115	問 116	問 117	問 118	問 119	問 120
5	4	4	5	2	3	3	2	3	2

【合格の目安】以下の条件①と②を満たすことが必要です。

条件①

問 1 ～ 問 20	医薬品に共通する特性と基本的な知識	各項目 35 ～ 40%以上
問 21 ～ 問 40	人体の働きと医薬品	となる
問 41 ～ 問 80	主な医薬品とその作用	7 ～ 8 問以上の正解
問 81 ～ 問 100	薬事関係法規・制度	(問 41 ～問 80 は
問 101～問 120	医薬品の適正使用・安全対策	14 ～ 16 問以上)

条件②　全体で 70% 以上の正答率となる 84 問以上の正解

解答と解説

医薬品に共通する特性と基本的な知識

問1 正解 3 (19年・北関東甲信越・問21)

1 ✕ 一般用医薬品は生活者が自ら選択し、使用するものですが、一般の生活者が添付文書や製品表示に記載された内容を見ただけでは、効能効果や副作用等について誤解や認識不足を生じることがあります。

2 ✕ 人体に対して使用されない医薬品(殺虫剤、検査薬等)でも、人の健康に影響を与えることがあります。

3 ○

4 ✕ すべてが解明されているわけではありません。

問2 正解 4 (19年・北海道東北・問2改)

a ✕ Good Clinical Practice (GCP) に関する記述です。Good Vigilance Practice (GVP) は、製造販売後安全管理基準を定めたものです。

b ✕ 一般に、少量の医薬品の投与でも、胎児毒性や組織・臓器の機能不全を生じることがあります。

c、d ○

問3 正解 2 (20年・関西広域連合・問3)

a、c ○

b ✕ 50%有効量ではなく50%致死量です。

d ✕ 医薬品は、治療量上限を超えると、効果よりも有害反応が強く発現する「中毒量」となり、「最小致死量」を経て「致死量」に至ります。

問4 正解 3 (22年・関西広域連合・問3)

a、b ○

c ✕ 機能性表示食品の記述となります。特定保健用食品は、身体の生理機能などに影響を与える保健機能成分を含む商品です。

d ✕ いわゆる「健康食品」は、あくまでも食品です。医薬品とは同等ではなく、異なります。

問5 正解 3 (20年・東海北陸・問2)

a、b ○

c ✕ 直ちに明確な自覚症状として現れないものも、副作用に含まれます。

d ✕ 通常は、その使用を中断することによる不利益よりも、重大な副作用を回

避することが優先され、その兆候が現れたときには基本的に使用を中止することとされています。

問6　正解　1（22年・奈良・問4）

a、b、c　○

d　✕　病気に対する抵抗力が低下している状態では、アレルギーを起こすことがあります。

問7　正解　5（21年・関西広域連合・問7）

a、b、d　○

c　✕　薬物依存が一度形成されてしまうと、自己の努力のみで離脱することは容易ではありません。

問8　正解　3（19年・南関東・問7）

a、d　○

b　✕　外用薬や注射薬も、食品によって医薬品の作用や代謝に影響を受けます。

c　✕　酒類（アルコール）は、医薬品の吸収や代謝に影響を与えます。

問9　正解　3（22年・九州沖縄・問8）

　酒類（アルコール）は、医薬品の吸収や代謝に影響を与えることがある。アルコールは、主として肝臓で代謝されるため、酒類（アルコール）をよく摂取する者では、肝臓の代謝機能が（**ア** 高く）なっていることが多い。その結果、肝臓で代謝されるアセトアミノフェンなどでは、通常よりも代謝され（**イ** やすく）なっているため体内から医薬品が（**ウ** 速く）消失する傾向がある。

問10　正解　4（22年・中国四国・問10改）

新生児：生後（**a** 4週）未満

乳児：生後（**a** 4週）以上（**b** 1歳）未満

幼児：（**b** 1歳）以上（**c** 7歳）未満

小児：（**c** 7歳）以上（**d** 15歳）未満

問11　正解　5（19年・北関東甲信越・問27）

a　✕　小児は血液脳関門が未発達で、循環血液中に移行した医薬品の成分が脳に達しやすくなるため、中枢神経系に影響を与える医薬品の副作用が起こりやすくなります。

b、c　○

問 12　正解　4（20 年・東北・問 11）

a　✕　高齢者はおおよその目安として 65 歳以上としています。

b、d　〇

c　✕　高齢者であっても基礎体力や生理機能の衰えの度合いは個人差が大きく、年齢のみから一概にどの程度リスクが増大しているかを判断することは難しいです。

問 13　正解　3（20 年・関西広域連合・問 12）

a　✕　例えば便秘薬は、配合成分や用量によっては、流産や早産を誘発するおそれがあります。

b、c　〇

d　✕　どの程度防御されるかは、未解明なことが多いです。

問 14　正解　5（19 年・中国・問 13）

　医薬品を使用したとき、結果的又は偶発的に（ **a 薬理作用**）によらない作用を生じることをプラセボ効果（（**b 偽薬**）効果）という。プラセボ効果は、医薬品を使用したこと自体による楽観的な結果への期待（暗示効果）や、条件付けによる生体反応、時間経過による（ **c 自然発生的**）な変化等が関与して生じると考えられている。

問 15　正解　1（21 年・東海北陸・問 15）

a、b　〇

c　✕　乳幼児や妊婦の場合、通常の成人の場合と比べて、一般用医薬品で対処可能な範囲は限られます。

d　✕　一般用医薬品の役割として、軽度な疾病に伴う症状の改善があり、症状が重いときに使用することは、適切な対処とはいえません。

問 16　正解　4（18 年・九州沖縄・問 16）

　4　購入者側に情報提供を受けようとする意識が乏しく、コミュニケーションが成立しがたい場合もあります。医薬品の販売等に従事する専門家は、そうした場合であっても、購入者側から医薬品の使用状況に係る情報をできる限り引き出し、可能な情報提供を行っていくためのコミュニケーション技術を身に付けるべきです。例えば、情報提供を受ける購入者等が医薬品を使用する本人で、かつ、現に症状等がある場合は、言葉によるコミュニケーションから得られる情報のほか、その人の状態や様子全般から得られる情報も、状況把握につながる重要な手がかりとなります。

第

6

章

模擬試験

a、d　○

b　✕　日本では、1961 年 12 月に製造販売元の製薬会社から勧告が届いていたにもかかわらず、1962 年 5 月まで出荷が停止されませんでした。販売停止および回収措置は同年 9 月となり、対応の遅さが問題視されました。

c　✕　R 体と S 体は体内で相互に転換するため、R 体のサリドマイドを分離して製剤化しても、催奇形性は避けられません。

問 18　正解　2（22 年・南関東・問 19）

a、b、d　○

c　✕　全面和解が成立しています。

問 19　正解　1（18 年・四国・問 19）

（**a 血友病**）患者がヒト免疫不全ウイルス（HIV）が混入した原料（**b 血漿**）から製造された（**c 血液凝固因子**）製剤の投与を受けたことにより、HIV に感染したことに対する損害賠償訴訟である。

問 20　正解　1（22 年・北関東甲信越・問 37）

a、b、c　○　C 型肝炎訴訟は、令和 4 年（2022 年）の手引き改訂によって追加された記述です。新傾向の問題に慣れておきましょう。

人体の働きと医薬品

問 21　正解　2（18 年・北海道東北・問 61）

a、c　○

b　✕　小腸は、十二指腸、空腸、回腸の 3 部分に分かれます。

d　✕　肝臓は、横隔膜の直上ではなく、直下に位置しています。

問 22　正解　5（23 年・北関東甲信越・問 41）

a　✕　ペプシノーゲンは胃酸によって、タンパク質を消化する酵素であるペプシンとなり、胃酸とともに胃液として働きます。

b、c　○

d　✕　炭水化物主体の食品の場合には比較的短く、脂質分の多い食品の場合には比較的長いです。

問 23　正解　4（18 年・北関東甲信越・問 41）

a　✕　小腸で吸収されたブドウ糖は、血液によって肝臓に運ばれてグリコーゲンとして蓄えられます。

b、d　〇

c　✕　二日酔いの症状は、酢酸（さくさん）ではなくアセトアルデヒドの毒性によるものと考えられています。

問 24　正解　1（21 年・関西広域連合・問 62）

a、b　〇

c　✕　肺自体には肺を動かす筋組織がありません。横隔膜や肋間筋により拡張・収縮して呼吸運動が行われています。

d　✕　「酸素」と「二酸化炭素」の記述を入れ替えれば正しい選択肢になります。

問 25　正解　2（18 年・中国・問 24）

a、c　〇

b　✕　心臓の内部は上部左右の心房、下部左右の心室の 4 つの空洞に分かれています。

d　✕　心臓から拍出された血液を送る血管を動脈、心臓へ戻る血液を送る血管を静脈といいます。

問 26　正解　5（18 年・東海北陸・問 66）

a　✕　赤血球は、中央部がくぼんだ円盤状の細胞で、血液全体の約 40％を占め、赤い血色素（ヘモグロビン）を含みます。

b　✕　単球に関する記述です。

c　✕　好中球は、白血球の約 60％を占め、血管壁を通り抜けて組織の中に入り込むことができます。

d　✕　リンパ球は、白血球の約 1/3 を占め、血液のほかリンパ液にも分布して循環しています。

問 27　正解　4（22 年・奈良・問 27）

a、b、c　〇

d　✕　副腎皮質ではなく、副腎髄質の記述です。また、副腎皮質では、副腎皮質ホルモンの一つである、アルドステロンなどが産生・分泌されます。

問 28　正解　3（18 年・南関東・問 28）

a　✕　水晶体は、その周りを囲んでいる毛様体（もうようたい）の収縮・弛緩によって、近くの物を見るときには丸く厚みが増し、遠くの物を見るときには扁平（へんぺい）になります。

b、c ○

d ✕ 耳垢は、外耳道にある耳垢腺や皮脂腺からの分泌物に、埃や外耳道上皮の老廃物等が混じったものです。

問 29　正解　4（19 年・四国・問 69）

a、c ○

b ✕ メラノサイトは、表皮の最下層にあります。

d ✕ 汗腺には、腋窩等の毛根部に分布するアポクリン腺（体臭腺）と、手のひら等の毛根がないところも含め全身に分布するエクリン腺の 2 種類があります。

問 30　正解　1（19 年・奈良・問 31）

a、b ○

c ✕ 関節周囲を包む膜（関節膜）の外側には靱帯があって骨を連結し、関節部を補強しています。

d ✕ 骨は生きた組織であり、成長が停止した後でも破壊（骨吸収）と修復（骨形成）が行われています。

問 31　正解　2（19 年・北海道東北・問 70）

a ✕ 大分子や小分子でもイオン化した物質は、血液中から脳の組織に移行しにくくなります。

b ✕ 脳において、酸素の消費量は全身の約 20％と多いです。

c、d ○

問 32　正解　2（18 年・北関東甲信越・問 51）

a ✕ 副交感神経の節後線維の末端から放出される神経伝達物質はアセチルコリンです。また、ノルアドレナリンは、交感神経の節後線維の末端から放出される神経伝達物質です。

b ✕ 副交感神経系は身体が食事や休憩等の安息状態となるように働き、交感神経系は身体が闘争や恐怖等の緊張状態に対応した態勢を取るように働きます。

c ○

d ✕ 交感神経系が副交感神経系より優位に働いたとき、膀胱では排尿筋が弛緩します。

問 33　正解　2（18 年・近畿・問 72）

a、c、d ○

b ✕ 血漿タンパク質と結合して複合体を形成している有効成分は、薬物代謝酵

426

素による代謝を受けにくくなります。

問 34　正解　5（19 年・中国・問 37）

a、d 〇

b ✕　顆粒剤は粒の表面がコーティングされているものもあるので、噛み砕かずに水等で食道に流し込みます。

c ✕　カプセル剤は、ブタなどのタンパク質を主成分としているゼラチンをカプセルの原材料として広く用いているため、ゼラチンに対してアレルギーを持つ人は使用を避ける等の注意が必要です。

問 35　正解　4（20 年・東海北陸・問 78）

a、b、c 〇

d ✕　偽アルドステロン症では、副腎皮質からのアルドステロン分泌が増加していないにも関わらず、体内に塩分（ナトリウム）と水が貯留し、体からカリウムが失われ、むくみ（浮腫）などの症状が生じます。

問 36　正解　5（21 年・北関東・問 58）

b、c 〇

a ✕　発症機序（病気やケガが起きる仕組み）の詳細は不明であり、発症の可能性がある医薬品の種類も多いため、発症を予測することは困難です。

d ✕　皮膚粘膜眼症候群及び中毒性表皮壊死融解症は、医薬品の服用後 2 週間以内に発症することが多いものの、1 か月以上が経過してから起こることもあります。

問 37　正解　4（20 年・関西広域連合・問 77）

a 〇

b ✕　胃腸に関する自覚症状や黒色便だけでなく、貧血症状（動悸や息切れ等）の検査時や突然の吐血・下血によって発見されることもあります。

c ✕　医薬品の作用によって、腸管運動が麻痺して腸内容物の通過が妨げられることがあります。

d ✕　口内炎、口腔内の荒れや刺激感などは、医薬品の副作用によって生じることがあります。

問 38　正解　2（21 年・南関東・問 39）

a、c 〇

b ✕　間質性肺炎は、医薬品の使用から 1 ～ 2 週間程度の間に起こることが多いです。

d　✕　喘息は、原因となる医薬品を使用して短時間（1時間以内）のうちに症状
　　が現れます。

問39　正解　3（21年・北海道東北・問76）

b、c　○

a　✕　不整脈の記述です。鬱血性心不全とは、全身が必要とする量の血液を心臓
　　から送り出すことができなくなり、肺に血液が貯留する病態です。

d　✕　医薬品を適正に使用していても、各々の症状が生じることがあります。

問40　正解　5（19年・奈良・問34）

a、b、d　○

c　✕　重篤な病態への進行を防止するため、原因と考えられる医薬品の使用を直
　　ちに中止します。かゆみ等の症状に対して一般の生活者が自己判断で対症療
　　法を行うことは、原因の特定を困難にするおそれがあるため避けるべきです。

主な医薬品とその作用

問41　正解　5（23年・北関東甲信越・問62）

a　✕　かぜの約8割はウイルスの感染が原因ですが、細菌の感染が原因となるこ
　　ともあります。

b　○

c　✕　かぜの諸症状の緩和が目的です。ウイルスの増殖を抑えたり、体内から除
　　去するものではありません。

問42　正解　4（20年・東北・問22）

a　✕　ブロムヘキシン塩酸塩、エチルシステイン塩酸塩は去痰成分です。

b　✕　グリチルリチン酸二カリウムは抗炎症成分です。

c　✕　加味逍遙散、桃核承気湯は婦人薬です。

d　○

問43　正解　2（18年・近畿・問26）

　　2　疎経活血湯に関する記述です。呉茱萸湯は、体力中等度以下で手足が冷え
て肩がこり、時にみぞおちが膨満するものの頭痛、頭痛に伴う吐きけ・嘔吐、しゃっ
くりに適すとされます。

問44　正解　2（18年・中国・問8）

a、b　○

c　✕　スコポラミン臭化水素酸塩水和物に関する記述です。

d　✕　メクリジン塩酸塩は、他の抗ヒスタミン成分と比べて作用が現れるのが遅く持続時間が長いです。

問45　正解　3（18年・東海北陸・問27）

a　✕　症状の原因となる体質の改善を主眼としているものが多く、比較的長期間（1か月程度）継続して服用されることがあります。

b、d　〇

c　✕　小児の疳を適応症とする主な漢方処方製剤として、小建中湯、柴胡加竜骨牡蛎湯、抑肝散加陳皮半夏などがあります。また、呉茱萸湯は、主に頭痛に用いる漢方処方製剤となります。

問46　正解　1（18年・九州沖縄・問66）

ア、イ　〇

ウ　✕　トリメトキノール塩酸塩は、交感神経系を刺激して気管支を拡張させる作用を示し、呼吸を楽にして咳(せき)や喘息(ぜんそく)の症状を鎮(しず)めることを目的として用いられます。

エ　✕　鎮咳(ちんがい)成分であるジヒドロコデインリン酸塩は、その作用本体であるジヒドロコデインがモルヒネと同じ基本構造を持っており、依存性があります。

問47　正解　2（21年・南関東・問70）

a、c　〇

b　✕　キキョウの記述です。キョウニンはバラ科のホンアンズ、アンズ等の種子を基原としています。

d　✕　半夏厚朴湯はカンゾウを含みません。

問48　正解　5（22年・奈良・問68）

a、b、d　〇

c　✕　アズレンスルホン酸ナトリウム（組織修復成分）の記述です。また、デカリニウム塩化物（殺菌消毒成分）は、口腔内や喉に付着した細菌等の微生物を死滅させたり、その増殖を抑えることを目的としています。

問49　正解　1（18年・四国・問33）

a、b　〇

c　✕　テプレノンは、胃粘膜保護・修復成分です。

d　✕　炭酸水素ナトリウムは、制酸成分です。

a　✕　安中散ではなく人参湯の記述です。

b、c　◯

d　✕　人参湯ではなく安中散の記述です。

問 51　正解　4（20 年・東北・問 33）

4　生薬成分のカオリンや薬用炭は、腸管内の異常発酵等によって生じた有害な物質を吸着させることを目的とした吸着成分として用いられます。

問 52　正解　1（19 年・北関東甲信越・問 85）

a、b、c　◯

d　✕　硫酸マグネシウムではなく、硫酸ナトリウムに関する記述です。

問 53　正解　3（23 年・関西広域連合・問 37）

a、b、c　◯

d　✕　抗コリン成分と異なり、自律神経系を介した作用ではありませんが、眼圧上昇を示します。

問 54　正解　4（22 年・中国四国・問 77）

a　✕　血圧上昇ではなく、血圧低下です。

b　✕　炭酸水素ナトリウムの坐剤は、直腸内で徐々に分解されて炭酸ガスの微細な気泡を発生することで直腸を刺激し、排便を促します。

c　✕　一般用医薬品の駆虫薬が対象とする寄生虫は、回虫と蟯虫であり、条虫は対象外です。

d　◯

問 55　正解　5（20 年・東海北陸・問 36）

a、c、d　◯

b　✕　強心薬は心筋に作用して、その収縮力を高めるとされる成分（強心成分）を主体として配合されています。

問 56　正解　2（18 年・九州沖縄・問 76）

ア、エ　◯

イ　✕　リボフラビンの摂取によって尿が黄色くなることがあるものの、これは使用の中止を要する副作用等の異常ではありません。

ウ　✕　ビタミン B2 に関する記述です。ビタミン E は、コレステロールからの過酸化脂質の生成を抑えるほか、末梢血管における血行を促進する作用があるとされ、血中コレステロール異常に伴う末梢血行障害（手足の冷え、しびれ）

の緩和等を目的として用いられます。

問 57　正解　4（18 年・大阪・問 39）

a　✗　服用の前後 30 分にタンニン酸を含む飲食物を摂取すると、鉄の吸収は悪くなります。

b、c　◯

d　✗　鉄欠乏性貧血を予防するため、貧血の症状がみられる以前から継続的に本剤を使用することは適当ではありません。特段の基礎疾患等がなく鉄分の欠乏を生じる主な要因としては、食事の偏り（鉄分の摂取不足）が考えられるため、普段から適切な食生活が図られることが重要です。

問 58　正解　3（22 年・南関東・問 80）

a　✗　ヘプロニカート、イノシトールヘキサニコチネートの記述です。また、ルチンは、ビタミン様物質の一種で、高血圧等における毛細血管の補強、強化の効果を期待して用いられます。

b、c、d　◯

問 59　正解　1（19 年・四国・問 38）

a　✗　裂肛（れっこう）に関する記述です。痔核は、便秘や長時間同じ姿勢でいる等、肛門部に過度の圧迫をかけることが主な原因となって生じます。

b　✗　坐剤（ざざい）および注入軟膏（なんこう）は局所に適用されるものですが、全身的な影響を考慮する必要があります。

c　✗　クロタミトンは、局所への穏やかな熱感刺激によりかゆみを抑える効果を期待して配合されています。

d　◯

問 60　正解　3（19 年・奈良・問 84）

a　✗　一定期間、痔疾（じしつ）用薬を使用してもなお排便時の出血、痛み、肛門周囲のかゆみ等の症状が続く場合は、肛門がん等の重大な病気の症状である可能性も考えられます。長期連用は避け、早期に医療機関を受診して、専門医の診療を受ける等の対応が必要です。

b、d　◯

c　✗　ビタミンEに関する記述です。ヒドロコルチゾン酢酸エステルは、痔による肛門部の炎症やかゆみを和らげる目的で配合されています。

問 61　正解　1（21 年・中国四国・問 87）

a、b　◯

c ✕ 竜胆瀉肝湯は、胃腸が弱く下痢しやすい人に対しては不向きです。

d ✕ ウワウルシには、利尿作用、尿路殺菌消毒作用があります。

問62 正解 3 (18年・北海道東北・問43)

3 当帰芍薬散は、体力虚弱で、冷え症で貧血の傾向があり疲労しやすく、時に下腹部痛、頭重、めまい、肩こり、耳鳴り、動悸等を訴えるものの月経不順、月経異常、月経痛、更年期障害、産前産後あるいは流産による障害（貧血、疲労倦怠、めまい、むくみ）、めまい・立ちくらみ、頭重、肩こり、腰痛、足腰の冷え症、しもやけ、むくみ、しみ、耳鳴り、低血圧に用いられます。

問63 正解 4 (22年・九州沖縄・問81)

ア ✕ 妊娠中の女性ホルモン成分の摂取によって胎児の先天性異常の発生が報告されており、妊婦又は妊娠していると思われる女性では使用を避ける必要があります。

イ ✕ 外用薬として、膣粘膜又は外陰部に適用されるものがあります。

ウ、エ ○

問64 正解 2 (21年・中国四国・問89)

a、c、d ○

b ✕ メチルエフェドリン塩酸塩は、交感神経系を刺激して血管を収縮させることにより、鼻粘膜の充血や腫れを和らげます。

問65 正解 4 (21年・九州沖縄・問84)

1〜3 ○

4 ✕ 鼻汁分泌やくしゃみを抑える成分は、コリン作動成分ではなく、抗コリン成分となります。

問66 正解 4 (22年・九州沖縄・問86)

1〜3 ○

4 ✕ 一般用医薬品により対処を図ることは適当でなく、医療機関における治療が必要です。

問67 正解 5 (22年・関西広域連合・問46)

a ○

b ✕ 結膜嚢の容積は30μL程度とされています。また、1滴の薬液の量は約50μLです。

c ✕ 点眼薬には、1回使い切りタイプなど防腐剤を含まない製品もあります。

d ✕ 点眼後は、しばらく眼瞼を閉じて薬液を結膜嚢内に行き渡らせます。その

際、目頭を軽く押さえると薬液が鼻腔内へ流れ込むのを防ぐことができ、効果的です。

問68　正解　4（19年・南関東・問87）

a　✕　アズレンスルホン酸ナトリウム（水溶性アズレン）、アラントインに関する記述です。プラノプロフェンは、炎症の原因となる物質の生成を抑える作用を示し、目の炎症を改善する効果を期待して用いられます。

b、d　〇

c　✕　硫酸亜鉛水和物に関する記述です。ヒアルロン酸ナトリウムは、目の渇きを改善する配合成分として、角膜の乾燥を防ぐことを目的に配合されます。

問69　正解　2（19年・四国・問44）

a、c　〇

b　✕　じゅくじゅくと湿潤している患部には、軟膏（なんこう）が適しています。液剤は、有効成分の浸透性が高い一方、患部に対する刺激が強いためです。

d　✕　スプレー剤やエアゾール剤は、至近距離から噴霧したり、同じ部位に連続して噴霧したりすると、凍傷を引き起こすことがあります。患部から十分に離して噴霧し、連続して噴霧する時間は3秒以内とすることが望ましいです。

問70　正解　5（19年・奈良・問92）

a、c、d　〇

b　✕　皮膚の下層にある骨格筋や関節部まで浸透して、プロスタグランジンの産生を抑える作用を示します。

問71　正解　2（19年・北関東甲信越・問92）

a、d　〇

b　✕　ヨードチンキとオキシドールに関する記述が入り混じっています。オキシドールの作用は、過酸化水素の分解に伴って発生する活性酸素による酸化、および発生する酸素の泡立ちによる物理的な洗浄効果です。

c　✕　ヨードチンキに関する記述です。ポビドンヨードは、ヨウ素をポリビニルピロリドンと呼ばれる担体に結合させて水溶性としたもので、徐々にヨウ素が遊離して殺菌作用を示します。

問72　正解　2（19年・北海道東北・問50）

第1欄（テルビナフィン塩酸塩）は、皮膚糸状菌の細胞膜を構成する成分の産生を妨げることにより、その増殖を抑える。

解説　バシトラシンは細菌の細胞壁合成を阻害する抗菌成分、ピロールニトリンは皮膚糸状菌の呼吸や代謝を妨げて増殖を抑える抗真菌成分、スルファジアジ

ンは細菌の DNA 合成を阻害する抗菌成分、クロラムフェニコールは細菌のタンパク質合成を阻害する抗菌成分となります。

問 73　正解　5（20 年・関西広域連合・問 51）

a、c、d　○

b　○　茵蔯蒿湯は口内炎以外にも、蕁麻疹や皮膚のかゆみに適すとされています。

問 74　正解　3（18 年・中国・問 35）

口腔内が酸性になると、ニコチンの吸収は低下します。

問 75　正解　2（20 年・東海北陸・問 54）

a　✕　補中益気湯に関する記述です。十全大補湯は、体力虚弱なものの病後・術後の体力低下、疲労倦怠、食欲不振、寝汗、手足の冷え、貧血に適すとされます。

b、c　○

d　✕　ガンマ - オリザノールに関する記述です。グルクロノラクトンは、肝臓の働きを助け、肝血流を促進する働きがあり、全身倦怠感や疲労時の栄養補給を目的として配合されています。

問 76　正解　3（19 年・九州沖縄・問 93）

ア　✕　ビタミン B12 に該当する内容です。ビタミン B2 の主薬はリボフラビン酪酸エステル等であり、口角炎、口唇炎、口内炎、舌炎、湿疹、皮膚炎、かぶれ、ただれ、にきび、肌荒れ、赤鼻、目の充血、目のかゆみの症状の緩和等に用いられます。

イ、ウ　○

エ　✕　ビタミン A の主薬はレチノール酢酸エステル等であり、目の乾燥感、夜盲症（とり目）の症状の緩和等に用います。また、くる病の予防に用いるのは、ビタミン D です。

問 77　正解　3（21 年・奈良・問 94）

a、c、d　○

b　✕　中医学は漢方医学とは異なる考え方に基づいた医学であるため、漢方薬に中薬は含まれません。

問 78　正解　3（18 年・南関東・問 99）

a　✕　オルトジクロロベンゼンは、有機塩素系です。

b、c　○

d　✕　フェノトリンは、ピレスロイド系です。

問 79　正解　3（23 年・関西広域連合・問 60）

a　✕　通常、尿は弱酸性ですが、食事その他の影響で中性〜弱アルカリ性に傾くと正常な検査結果が得られなくなることがあります。

b　✕　出始めの尿では尿道や外陰部等に付着した細菌や分泌物が混入することがあるため、中間尿を採取することが望ましいです。

c　〇

d　✕　尿糖検査ではなく尿タンパク検査に関する内容です。

問 80　正解　3（18 年・奈良・問 100）

a　✕　尿中のヒト絨毛性性腺刺激ホルモン（hCG）の有無を調べるものです。

b、d　〇

c　✕　尿中 hCG の検出反応は、hCG と特異的に反応する抗体や酵素を用いた反応であるため、温度の影響を受けることがあります。検査薬が高温になる場所に放置されたり、冷蔵庫内に保管されていたりすると、設計通りの検出感度を発揮できなくなるおそれがあります。

薬事関係法規・制度

問 81　正解　3（23 年・北海道東北・問 81）

　この法律は、医薬品、医薬部外品、化粧品、医療機器及び再生医療等製品の品質、有効性及び安全性の確保並びにこれらの使用による（**a　保健衛生**）上の危害の発生及び拡大の防止のために必要な規制を行うとともに、指定薬物の規制に関する措置を講ずるほか、医療上特にその（**b　必要性**）が高い医薬品、医療機器及び再生医療等製品の（**c　研究開発**）の促進のために必要な措置を講ずることにより、（**a　保健衛生**）の向上を図ることを目的とする。

問 82　正解　3（19 年・北関東甲信越・問 2）

a、b、c　〇　医薬品の定義に関する設問です。日本薬局方や機械器具などの語句が確実に押さえられているかもう一度復習しておきましょう。

問 83　正解　2（20 年・関西広域連合・問 82）

a、d　〇

b　✕　二以上の都道府県において販売従事登録を受けようと申請しても、当該申請を行った都道府県知事のうちいずれか一の都道府県知事の登録のみしか受けられません。

c　✕　60 日以内ではなく、30 日以内です。

a、d　◯

b　✕　毒薬の貯蔵、陳列場所にはかぎを施さなければなりませんが、劇薬の場合はどちらでもかまいません。

c　✕　18歳未満ではなく、14歳未満です。

問 85　正解　4（19年・東海北陸・問22）

a、d　◯

b　✕　第一類医薬品は、「その副作用等により日常生活に支障を来す程度の健康被害を生ずるおそれがある医薬品のうちその使用に関し特に注意が必要なものとして厚生労働大臣が指定するもの」です。

c　✕　第二類医薬品は、「その副作用等により日常生活に支障を来す程度の健康被害を生ずるおそれがある医薬品（第一類医薬品を除く。）であつて厚生労働大臣が指定するもの」です。

問 86　正解　2（23年・北海道東北・問87）

a、c　◯

b　✕　製造販売業者のみの責任ではなく、薬局および医薬品販売業者も十分に留意する必要があります。

d　✕　枠の中に「指定」ではなく「2」の数字が必要となります。

問 87　正解　2（21年・南関東・問48）

b、c　◯

a　✕　医薬部外品を製造販売する場合、品目ごとに許可を得るのではなく、品目ごとに承認を得る必要があります。

d　✕　化粧品に医薬品的な効能効果を表示・標榜することは一切認められていません。

問 88　正解　5（21年・北海道東北・問90）

b、c、d　◯

a　✕　「あせも・ただれの緩和」は化粧品ではなく、医薬部外品の効能効果の範囲となります。

問 89　正解　1（18年・四国・問29）

特別用途食品には、消費者庁の許可のマークが付されています。

問 90　正解　4（23年・北関東甲信越・問4）

a　✕　第一類医薬品の販売又は授与は、登録販売者は行うことができません。

b、d　**○**

c　**✕**　薬剤師が店舗管理者であっても、店舗販売業では医療用医薬品の販売または授与はできません。

問 91　**正解**　**4**（23 年・南関東・問 52）

a　**✕**　申請者の住所地ではなく、配置しようとする区域をその区域に含む都道府県ごとに、その都道府県知事が与えます。

b、d　**○**

c　**✕**　身分証明書の交付は、配置販売に従事しようとする区域ではなく、その住所地の都道府県知事が発行します。

問 92　**正解**　**2**（20 年・東北・問 93）

a　**✕**　指定第二類医薬品は書面を用いて情報提供をする必要はありません。要指導医薬品や第一類医薬品は薬剤師が書面を用いて情報提供をする必要があります。

b、c　**○**

d　**✕**　登録販売者ではなく薬剤師の氏名を購入者に伝える必要があります。

問 93　**正解**　**4**（18 年・近畿・問 95）

a、c　**○**

b　**✕**　要指導医薬品は、鍵をかけた陳列設備に陳列する場合では、薬局等構造設備規則に規定する要指導医薬品陳列区画に陳列しなくてもかまいません。

d　**✕**　10 メートル以内ではなく、7 メートル以内です。

問 94　**正解**　**4**（19 年・中国・問 51）

a　**✕**　店舗販売業の許可は、店舗ごとに、都道府県知事等が与えることとされています。

b　**✕**　店舗販売業では、薬剤師が従事していても調剤を行うことはできません。

c、d　**○**

問 95　**正解**　**2**（20 年・東海北陸・問 96）

a　**✕**　当該店舗に貯蔵し、又は陳列している一般用医薬品以外の医薬品は販売することはできません。必ず当該店舗に貯蔵し、又は陳列している一般用医薬品を販売する必要があります。

b、c　**○**

d　**✕**　特定販売を行うことについて広告をするときは、医薬品のリスク区分ごとに表示する必要があります。

正解 2 （19 年・南関東・問 55）

「薬局又は店舗の管理及び運営に関する事項」が 8 項目、「要指導医薬品及び一般用医薬品の販売制度に関する事項」が 10 項目あります。復習しておきましょう。

問 97 **正解** 4 （23 年・関西広域連合・問 96）

a、c ○

b × いずれかの要件ではなく、いずれ（すべて）の要件を満たす必要があります。

d × 何人も、承認前の医薬品に関する広告（名称、製造方法、効能、効果または性能）は行うことはできません。何人には、製造販売業者も含まれます。

問 98 **正解** 3 （23 年・北関東甲信越・問 15）

a、d ○

b × イブプロフェンは、濫用等のおそれのある医薬品の成分に該当しません。

c × 「性別」ではなく「年齢」です。

問 99 **正解** 3 （18 年・四国・問 39）

a × キャラクターグッズ等の景品類を提供して販売することに関しては、不当景品類及び不当表示防止法の限度内であれば認められています。なお、医薬品を懸賞や景品として授与することは、原則として認められません。

b、d ○

c × 医薬品の組み合わせ販売は、購入者の利便性を考慮して行われるものであり、販売側の都合による抱き合わせ、在庫処分等の目的で組み合わせを行うことは、厳に認められません。

問 100 **正解** 5 （18 年・奈良・問 60）

a × 都道府県知事等は、薬事監視員に、薬局に立ち入りさせ、無承認無許可医薬品、不良医薬品又は不正表示医薬品等の疑いのある物品を、試験のため必要な最少分量に限り、収去させることができます。

b × 都道府県知事等は、店舗販売業の一般用医薬品の販売等を行うための業務体制が基準に適合しない場合、店舗販売業者に対して、その業務体制の整備を命ずることができます。

c ○

d × 都道府県知事は、薬局開設者又は医薬品の販売業者（配置販売業者を除く）に対して、その構造設備が基準に適合しない場合、その構造設備の改善を命ずることができます。

問 101　正解　1（21 年・北関東甲信越・問 101）

b、d　〇

a　✕　添付文書の内容は、有効性・安全性等に係る新たな知見や使用に係る情報に基づいて、必要に応じて随時改訂がされています。

c　✕　販売名に薬効名が含まれているような場合は、添付文書には、薬効名の記載を省略することができます。

問 102　正解　4（18 年・北海道東北・問 105 改）

　副作用については、まず一般的な副作用について（**a 関係部位別**）に症状が記載され、そのあとに続けて、（**b まれに**）発生する重篤な副作用について（**c 副作用名ごと**）に症状が記載されている。

問 103　正解　1（19 年・関西広域連合・問 102）

a、b　〇

c　✕　重篤な副作用として、ショック（アナフィラキシー）、喘息等が掲げられている医薬品では、アレルギーの既往歴がある人等は「使用しないこと」として記載されています。

d　✕　小児では通常当てはまらない内容もありますが、小児に使用される医薬品であっても、その医薬品の配合成分に基づく一般的な注意事項として記載されています。

問 104　正解　4（21 年・関西広域連合・問 104）

c、d　〇

a　✕　法に基づく使用期限の表示義務がないのは、製造後「2 年」ではなく「3 年」性状及び品質が安定であることが確認されている医薬品です。

b　✕　期日まで品質が保証される一般用医薬品は、開封されたものではなく、未開封状態のものとなります。

問 105　正解　5（20 年・東海北陸・問 104）

a　〇　シロップ剤などを冷蔵庫内で保管する際には特に注意が必要となります。

b、d　〇

c　〇　それ以外にも、移し替えた容器が湿っていたり、汚れていたりした場合、医薬品として適切な品質が保持できなくなるおそれがあります。

第 **6** 章

模擬試験

イ、エ　〇

ア、ウ　✕　製造年月日や製造所の許可番号は、添付文書に記載する必要はありません。

問 107　正解　1 （18 年・大阪・問 104）

a　〇　徐脈または頻脈を引き起こし、心臓病の症状を悪化させるおそれがあります。

b　〇　外国において、ライ症候群の発症との関連性が示唆されています。

c　〇　長期間服用した場合に、アルミニウム脳症およびアルミニウム骨症を発症したとの報告があります。

問 108　正解　3 （19 年・四国・問 107 改）

3　タンニン酸アルブミンは、乳製カゼインを由来としています。カゼインは牛乳タンパクの主成分であり、牛乳アレルギーのアレルゲンとなる可能性があります。

問 109　正解　3 （19 年・奈良・問 116）

防風通聖散、大柴胡湯は、他の瀉下薬と併用すると激しい腹痛を伴う下痢等の副作用が現れやすくなります。

問 110　正解　3 （18 年・北関東甲信越・問 108）

スコポラミン臭化水素酸塩水和物は、抗コリン作用により瞳孔を散大させるため、異常なまぶしさ等を生じるおそれがあります。よって、一般用医薬品の添付文書の「してはいけないこと」の項に、「服用後、乗物又は機械類の運転操作をしないこと」と記載されています。

問 111　正解　5 （20 年・東北・問 115）

a、c　〇

b　✕　給付費については、製造販売業者から年度ごとに納付される拠出金が充てられるほか、事務費については、その 2 分の 1 相当額は国庫補助により賄われています。

d　〇　健康被害を受けた本人または家族が、独立行政法人医薬品医療機器総合機構に対して給付請求を行うことになっています。

問 112　正解　4 （22 年・東海北陸・問 107）

1　✕　10 年以内ではなく 5 年以内です。

2　✕　20 歳未満ではなく 18 歳未満です。

3 ✕ 葬祭料の給付は、請求期限があります。

4 ○

問 113　正解　4（23 年・北海道東北・問 116）

a ✕ 救済の対象とはならず、医薬品 P L センターへの相談が推奨されます。

b ✕ 救済の対象とはなりません。

c、d ○

問 114　正解　5（18 年・東海北陸・問 113）

　医薬品・医療機器等安全性情報報告制度は、医薬品の使用、販売等に携わり、副作用等が疑われる事例に直接に接する医薬関係者からの情報を広く収集することによって、医薬品の安全対策のより着実な実施を図ることを目的としています。

問 115　正解　2（18 年・九州沖縄・問 56）

ア、ウ ○

イ ✕ 報告様式の記入欄すべてに記入する必要はなく、医薬品の販売等に従事する専門家においては、購入者等（健康被害を生じた本人に限らない）から把握可能な範囲で報告すればよいとされています。

エ ✕ 報告期限は特に定められていませんが、保健衛生上の危害の発生または拡大防止の観点から、報告の必要性を認めた場合においては、適宜速やかに報告します。

問 116　正解　3（23 年・関西広域連合・問 108）

a ✕ 報告期限は、15 日以内ではなく定期報告です。

b、c、d ○

問 117　正解　3（23 年・関西広域連合・問 106）

a ✕ 一般用医薬品の添付文書情報も掲載されています。

b、c、d ○

問 118　正解　2（19 年・四国・問 116）

a、d ○

b ✕ 医薬品だけでなく、医薬部外品に関する苦情も受け付けています。

c ✕ 日本製薬団体連合会において、1995 年 7 月の PL 法の施行と同時に開設されました。

問 119　正解　3（23 年・南関東・問 119）

a、d ○

b ✕ プソイドエフェドリン塩酸塩ではなく塩酸フェニルプロパノールアミンです。また、代替成分がプソイドエフェドリン塩酸塩です。

c ✕ 小青竜湯ではなく小柴胡湯です。

問120 **正解** 2 （23年・北関東甲信越・問113）

a、c 〇

b ✕ 違法薬物だけではなく一般用医薬品によっても生じ得ます。

d ✕ 乱用者自身の健康を害するだけでなく、社会的な弊害を生じるおそれも大きいです。

索引

444

石川　達也（いしかわ　たつや）
登録販売者試験講師、日本統合医療学園理事。
日本薬科大学薬学部漢方薬学科卒業。講師歴は15年で、各種専門学校・社会人スクールにて対策講師を務めるほか、全国の大学・製薬メーカー等にて登録販売者の育成を行っている。
2017年にはYouTubeで試験対策動画を公開。再生回数は350万回を超えており、「対策動画の中で一番わかりやすい」「先生のおかげで合格できた」と受講者から絶大な支持を得ている。
著書に『この1冊で合格！ 石川達也の登録販売者 テキスト＆問題集』、共著に『これで完成！ 登録販売者 全国過去問題集』（以上、KADOKAWA）などがある。

改訂2版 この1冊で合格！
石川達也の登録販売者 テキスト＆問題集

2024年1月4日　初版発行
2024年9月20日　3版発行

著者／石川　達也

発行者／山下　直久

発行／株式会社KADOKAWA
〒102-8177　東京都千代田区富士見2-13-3
電話　0570-002-301（ナビダイヤル）

印刷所／株式会社加藤文明社印刷所

製本所／株式会社加藤文明社印刷所

●お問い合わせ
https://www.kadokawa.co.jp/（「お問い合わせ」へお進みください）
※内容によっては、お答えできない場合があります。
※サポートは日本国内のみとさせていただきます。
※Japanese text only

定価はカバーに表示してあります。

「信頼」のトップ講師が執筆

合格メソッドを1冊に凝縮！

KADOKAWA登録販売者試験ラインナップ

インプット用テキスト

独学者に最適。確実合格の新定番！

アウトプット用問題集

受験地域対策ができる必携の1冊

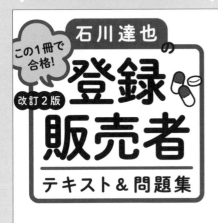

この1冊で合格！

改訂2版

石川達也の

登録販売者

テキスト＆問題集

図解＆オールカラーで断トツにわかりやすい

一問一答と模擬試験のオールインワンで万全

最強YouTuber講師の人気講義を再現！

登録販売者試験講師 石川達也

KADOKAWA

改訂2版 この1冊で合格！
石川達也の登録販売者テキスト＆問題集

2024年度版

\これで完成！/

登録販売者

全国

過去問題集

石川達也／鎌田晃博／村松早織〔著〕

トップ講師が
令和5年度実施8ブロック
全960問を徹底解説！

「問題文」が圧倒的に読みやすい

図解とコメントでよくわかる

KADOKAWA

これで完成！登録販売者全国過去問題集
2024年度版

ポイントを押さえた解説、豊富な図解・イラスト、使いやすさに自信があります！

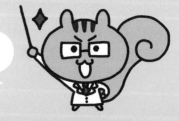

※上記書籍は、全国の書店およびネット書店にてお買い求めいただけます。

別 冊

第 6 章

模擬試験問題

試験時間	問題数	配点
240分	120問	1問1点

得点の目安

以下の両方の基準を満たすことが目標です。

① 総出題数(120問)に対する正答率が
70%以上(84点以上)であること

② 試験項目ごとの出題数に対する正答率が
35〜40%以上(都道府県によって異なる)であること

KADOKAWA

医薬品に共通する特性と基本的な知識

問1 医薬品の本質に関する次の記述のうち、正しいものはどれか。

1 一般用医薬品は、一般の生活者が自ら選択し、使用するものであり、添付文書を見れば、効能効果や副作用等について誤解や認識不足を生じることはない。
2 人体に対して使用されない医薬品は、人の健康に影響を与えることはない。
3 医薬品は、市販後にも、医学・薬学等の新たな知見、使用成績等に基づき、その有効性、安全性等の確認が行われる仕組みになっている。
4 医薬品が人体に及ぼす作用は複雑かつ多岐に渡るが、そのすべてが解明されている。

問2 次の記述は、医薬品のリスク評価に関するものである。正しいものの組合せはどれか。

a ヒトを対象とした臨床試験における効果と安全性の評価基準には、国際的にGood Vigilance Practice（GVP）が制定されている。
b 一般に、少量の医薬品の投与により、胎児毒性や組織・臓器の機能不全を生じることはない。
c 医薬品の効果とリスクは、用量と作用強度の関係（用量－反応関係）に基づいて評価される。
d 医薬品は、食品よりもはるかに厳しい安全性基準が要求されている。

1（a、b） 2（a、c） 3（b、d） 4（c、d）

問3 医薬品のリスク評価に関する記述について、正しいものの組合せを1つ選べ。

a 医薬品は、少量の投与でも発がん作用、胎児毒性や組織・臓器の機能不全を生じる場合がある。
b 動物実験により求められる50％有効量は、薬物の毒性の指標として用いられる。
c 新規に開発される医薬品のリスク評価は、医薬品毒性試験法ガイドラインに沿って、反復投与毒性試験や生殖・発生毒性試験などの毒性試験が厳格に実施されている。
d 医薬品は、治療量上限を超えると、効果よりも有害反応が強く発現する「最小致死量」となり、「中毒量」を経て、「致死量」に至る。

1（a、b） 2（a、c） 3（b、d） 4（c、d）

問4 健康食品に関する記述の正誤について、正しい組合せを1つ選べ。

a 一般用医薬品の販売時に健康食品の摂取の有無について確認することは、重要である。

b いわゆる「健康食品」では、誤った使用方法や個々の体質により健康被害を生じた例が報告されている。

c 「特定保健用食品」は、事業者の責任で科学的根拠をもとに疾病に罹患していない者の健康維持及び増進に役立つ機能を商品のパッケージに表示するものとして国に届出された商品である。

d いわゆる「健康食品」は、安全性や効果を担保する科学的データの面で医薬品と同等のものである。

	a	b	c	d
1	正	正	正	誤
2	正	正	誤	正
3	正	正	誤	誤

	a	b	c	d
4	誤	誤	正	誤
5	誤	正	誤	正

問5 医薬品の副作用に関する記述の正誤について、正しい組合せはどれか。

a 副作用は、眠気や口渇等の比較的よく見られるものから、日常生活に支障を来す程度の健康被害を生じる重大なものまで様々である。

b 副作用は、医薬品を十分注意して適正に使用した場合でも生じることがある。

c 副作用は、容易に異変を自覚できるものをいい、直ちに明確な自覚症状として現れないものは、副作用とはいわない。

d 一般用医薬品の使用により、重大な副作用の兆候が現れたときでも、使用中断による不利益を回避するため、基本的に使用を継続する必要がある。

	a	b	c	d
1	誤	誤	正	正
2	正	誤	誤	正
3	正	正	誤	誤

	a	b	c	d
4	正	正	正	誤
5	誤	正	正	正

問6 アレルギー（過敏反応）に関する記述の正誤について、正しい組合せを1つ選びなさい。

a アレルギーには体質的・遺伝的な要素があり、アレルギーを起こしやすい体質の人や、近い親族にアレルギー体質の人がいる場合には、注意が必要である。

b 免疫機構が過敏に反応して、体の各部位に生じる炎症等の反応をアレルギー症状という。

c 一般的にあらゆる物質によって起こり得るものであるため、医薬品の薬理作用等とは関係なく起こり得るものである。

d 医薬品にアレルギーを起こしたことがない人は、病気等に対する抵抗力が低下している状態でもアレルギーを起こすことはない。

	a	b	c	d
1	正	正	正	誤
2	正	誤	正	正
3	誤	正	正	誤

	a	b	c	d
4	誤	正	誤	正
5	誤	誤	誤	正

問7 医薬品の適正使用に関する記述の正誤について、正しい組合せを1つ選べ。

a 一般用医薬品の乱用としては、本来の目的以外の意図で、定められた用量を意図的に超えて服用すること、みだりに他の医薬品や酒類等と一緒に摂取すること、等が挙げられる。

b 一般用医薬品には習慣性・依存性がある成分を含んでいるものがあり、そうした医薬品がしばしば乱用されることがある。

c 薬物依存は、一度形成されても、その使用をやめれば容易に離脱することができる。

d 医薬品の販売等に従事する専門家は、必要以上の大量購入や頻回購入を試みる者に対して、積極的に事情を尋ねる等の対応を図ることが望ましい。

	a	b	c	d
1	誤	正	正	誤
2	正	誤	正	正
3	誤	正	誤	正

	a	b	c	d
4	正	誤	正	誤
5	正	正	誤	正

問8 医薬品等の相互作用に関する次の記述のうち、正しいものの組合せはどれか。

a 相互作用を回避するには、通常、ある医薬品を使用している期間やその前後を通じて、その医薬品との相互作用を生じるおそれのある医薬品や食品の摂取を控えなければならない。

b 外用薬や注射薬は、食品によって医薬品の作用や代謝に影響を受ける可能性はない。

c 酒類（アルコール）は、医薬品の代謝には影響を与えることはないが、吸収に影響を与えることがある。

d カフェインのように、食品中に医薬品の成分と同じ物質が存在するために、それを含む医薬品（例：総合感冒薬）と食品（例：コーヒー）を一緒に摂取すると過剰摂取となるものがある。

1（a、b） 2（a、c） 3（a、d） 4（b、c） 5（c、d）

問9 医薬品及び食品に関する以下の記述について、（　）の中に入れるべき字句の正しい組合せを1つ選びなさい。

　酒類（アルコール）は、医薬品の吸収や代謝に影響を与えることがある。アルコールは、主として肝臓で代謝されるため、酒類（アルコール）をよく摂取する者では、肝臓の代謝機能が（　ア　）なっていることが多い。その結果、肝臓で代謝されるアセトアミノフェンなどでは、通常よりも代謝され（　イ　）なっているため体内から医薬品が（　ウ　）消失する傾向がある。

	ア	イ	ウ
1	低く	やすく	遅く
2	低く	にくく	速く
3	高く	やすく	速く

	ア	イ	ウ
4	高く	にくく	速く
5	高く	にくく	遅く

問10 「医療用医薬品の添付文書等の記載要領の留意事項」（平成29年6月8日付け薬生安発0608第1号厚生労働省医薬・生活衛生局安全対策課長通知別添）に示されている年齢区分のおおよその目安について、（　）の中に入れるべき字句の正しい組合せはどれか。

新生児：生後（　a　）未満

乳児：生後（　a　）以上（　b　）未満

幼児：（　b　）以上（　c　）未満

小児：（　c　）以上（　d　）未満

	a	b	c	d
1	6週	6か月	5歳	12歳
2	6週	6か月	7歳	15歳
3	4週	1歳	5歳	12歳

	a	b	c	d
4	4週	1歳	7歳	15歳
5	6週	1歳	5歳	15歳

問11 小児等の医薬品の使用に関する次の記述の正誤について、正しい組合せはどれか。

a　小児は、吸収されて循環血液中に移行した医薬品の成分が脳に達しにくいため、中枢神経系に影響を与える医薬品の副作用が起こりにくい。

b　医薬品が喉につかえると、大事に至らなくても咳込んで吐き出し苦しむことになり、その体験から乳幼児に医薬品の服用に対する拒否意識を生じさせることがある。

c　小児の誤飲・誤用事故を未然に防止するには、家庭内において、小児が容易

に手に取れる場所や、小児の目につく場所に医薬品を置かないようにすることが重要である。

	a	b	c
1	正	誤	正
2	誤	正	誤
3	正	正	正

	a	b	c
4	正	誤	誤
5	誤	正	正

問12 次の記述は、高齢者と医薬品に関するものである。正しいものの組合せはどれか。

a 医薬品の使用上の注意においては、おおよその目安として75歳以上を「高齢者」としている。

b 一般用医薬品の販売等に際しては、実際にその医薬品を使用する高齢者の個々の状況に即して、適切に情報提供がなされることが重要である。

c 高齢者の基礎体力や生理機能の衰えの度合いは個人差が極めて小さい。

d 高齢者の年齢のみから、一概にどの程度、副作用のリスクが増大しているかを判断することは難しい。

1（a、c） 2（a、d） 3（b、c） 4（b、d）

問13 妊婦又は妊娠していると思われる女性及び母乳を与える女性（授乳婦）への医薬品の使用に関する記述について、正しいものの組合せを1つ選べ。

a 流産や早産を誘発するおそれがある一般用医薬品はない。

b 妊婦が使用した場合における安全性に関する評価が困難であるため、一般用医薬品においては、妊婦の使用については「相談すること」としているものが多い。

c 医薬品の種類によっては、授乳婦が使用した医薬品の成分の一部が乳汁中に移行することが知られている。

d 妊婦が医薬品を使用した場合に、血液-胎盤関門によって、医薬品成分の胎児への移行がどの程度防御されるかは、全て解明されている。

1（a、b） 2（a、d） 3（b、c） 4（c、d）

問14 プラセボ効果に関する以下の記述について、（　）の中に入れるべき字句の正しい組合せはどれか。

医薬品を使用したとき、結果的又は偶発的に（a）によらない作用を生じるこ

5

とをプラセボ効果（（ b ）効果）という。プラセボ効果は、医薬品を使用したこと自体による楽観的な結果への期待（暗示効果）や、条件付けによる生体反応、時間経過による（ c ）な変化等が関与して生じると考えられている。

	a	b	c
1	生理作用	偽薬	意図的
2	生理作用	相乗	自然発生的
3	薬理作用	偽薬	意図的

	a	b	c
4	薬理作用	相乗	意図的
5	薬理作用	偽薬	自然発生的

問 15 一般用医薬品で対処可能な症状等の範囲に関する記述の正誤について、正しい組合せはどれか。

a 体調の不調や軽度の症状等について一般用医薬品を使用して対処した場合において、一定期間若しくは一定回数使用しても症状の改善がみられない又は悪化したときには、医療機関を受診して医師の診療を受ける必要がある。

b 一般用医薬品は、医療機関での治療を受けるほどではない体調の不調や疾病の初期段階、あるいは日常において、生活者が自らの疾病の治療、予防又は生活の質の改善・向上を図ることを目的としている。

c 一般用医薬品で対処可能な範囲は、医薬品を使用する人によって変わってくるものであり、例えば、通常の成人では、乳幼児や妊婦の場合に比べ、その範囲は限られてくる。

d 症状が重いとき（例えば、高熱や激しい腹痛がある場合、患部が広範囲である場合等）における一般用医薬品の使用は、一般用医薬品の役割にかんがみて、適切な対処といえる。

	a	b	c	d
1	正	正	誤	誤
2	誤	正	正	誤
3	誤	誤	正	正

	a	b	c	d
4	誤	誤	誤	正
5	正	誤	誤	誤

問 16 以下のうち、登録販売者による一般用医薬品の販売時のコミュニケーションとして、誤っているものを１つ選びなさい。

1 一般用医薬品の場合、必ずしも情報提供を受けた当人が医薬品を使用するとは限らないため、使用するのが情報提供を受けている当人であるかを確認することが望ましい。

2 一般用医薬品は、すぐに使用する必要に迫られて購入されるとは限らず、家

庭における常備薬として購入されることも多いことから、その医薬品がすぐに使用される状況にあるか確認することが望ましい。

3 購入者が医薬品を使用する状況は随時変化する可能性があるため、販売数量は一時期に使用する必要量とし、販売時のコミュニケーションの機会が継続的に確保されるよう配慮する。

4 購入者側に情報提供を受けようとする意識が乏しい場合は、コミュニケーションが成立しがたいため、できるだけ情報提供を行わないようにする。

問17 サリドマイドに関する記述の正誤について、正しい組合せはどれか。

a サリドマイド訴訟は、妊娠している女性がサリドマイド製剤を使用したことにより、出生児に四肢欠損、耳の障害等の先天異常が発生したことに対する損害賠償訴訟である。

b サリドマイド製剤は、1961年11月、西ドイツ（当時）のレンツ博士がサリドマイド製剤の催奇形性について警告を発し、日本では、同年中に速やかに販売停止及び回収措置が行われた。

c サリドマイドの光学異性体のうち、R体には有害作用がないことから、R体のサリドマイドを分離して製剤化すると催奇形性を避けることができる。

d サリドマイドは当時、催眠鎮静薬のほか、胃腸薬にも配合されていた。

	a	b	c	d
1	正	正	誤	誤
2	誤	誤	正	正
3	正	正	正	誤

	a	b	c	d
4	誤	正	誤	正
5	正	誤	誤	正

問18 スモン訴訟に関する次の記述の正誤について、正しい組合せはどれか。

a スモン訴訟は、整腸剤として販売されていたキノホルム製剤を使用したことにより、亜急性脊髄視神経症に罹患したことに対する損害賠償訴訟である。

b スモン患者に対する施策や救済制度として、治療研究施設の整備、治療法の開発調査研究の推進、施術費および医療費の自己負担分の公費負担、世帯厚生資金貸付による生活資金の貸付、重症患者に対する介護事業が講じられている。

c スモン訴訟は、現在も全面的な和解は成立していない。

d スモン訴訟を一つの契機として、医薬品の副作用による健康被害の迅速な救済を図るため、医薬品副作用被害救済制度が創設された。

	a	b	c	d
1	正	正	誤	誤
2	正	正	誤	正
3	誤	誤	正	正

	a	b	c	d
4	誤	正	正	正
5	正	誤	正	誤

問 19 HIV 訴訟に関する次の記述について、（ ）に入れるべき字句の正しい組合せを１つ選びなさい。

（ a ）患者がヒト免疫不全ウイルス（HIV）が混入した原料（ b ）から製造された（ c ）製剤の投与を受けたことにより、HIV に感染したことに対する損害賠償訴訟である。

	a	b	c
1	血友病	血漿	血液凝固因子
2	血友病	血小板	ヒト免疫グロブリン
3	白血病	血漿	ヒト免疫グロブリン
4	白血病	血小板	ヒト免疫グロブリン
5	白血病	血漿	血液凝固因子

問 20 Ｃ型肝炎訴訟に関する次の記述の正誤について、正しい組合せはどれか。

a 「薬害再発防止のための医薬品行政等の見直しについて（最終提言）」を受け、医師、薬剤師、法律家、薬害被害者などの委員により構成される医薬品等行政評価・監視委員会が設置された。

b 特定のフィブリノゲン製剤や血液凝固第Ⅸ因子製剤の投与を受けたことにより、Ｃ型肝炎ウイルスに感染したことに対する損害賠償訴訟である。

c Ｃ型肝炎ウイルス感染者の早期・一律救済の要請にこたえるべく、2008 年1 月に「特定フィブリノゲン製剤及び特定血液凝固第Ⅸ因子製剤によるＣ型肝炎感染被害者を救済するための給付金の支給に関する特別措置法」が制定、施行された。

	a	b	c
1	正	正	正
2	正	正	誤

	a	b	c
3	正	誤	正
4	誤	正	誤

問21　次の記述は、消化器系に関するものである。正しいものの組合せはどれか。

a　消化管は、口腔から肛門まで続く管で、平均的な成人で全長約9mある。

b　小腸は、全長6〜7mの管状の臓器で、十二指腸、回腸の2部分に分かれる。

c　膵臓は、胃の後下部に位置する細長い臓器で、膵液を十二指腸へ分泌する。

d　肝臓は、大きい臓器であり、横隔膜の直上に位置し、胆汁を産生する。

1（a、b）　2（a、c）　3（b、d）　4（c、d）

問22　胃に関する次の記述の正誤について、正しい組合せはどれか。

a　ペプシンは胃酸によって、タンパク質を消化する酵素であるペプシノーゲンとなり、胃酸とともに胃液として働く。

b　胃粘液に含まれる成分は、小腸におけるビタミンB12の吸収に重要な役割を果たしている。

c　胃は、食道から内容物が送られてくると、その刺激に反応して胃壁の平滑筋が弛緩し、容積が拡がる。

d　胃内に滞留する内容物の滞留時間は、炭水化物主体の食品の場合には比較的長く、脂質分の多い食品の場合には比較的短い。

	a	b	c	d
1	正	正	正	誤
2	正	誤	誤	正
3	正	正	誤	正

	a	b	c	d
4	誤	誤	正	正
5	誤	正	正	誤

問23　胆嚢及び肝臓に関する次の記述の正誤について、正しい組合せはどれか。

a　小腸で吸収されたブドウ糖は、血液によって肝臓に運ばれてタンパク質として蓄えられる。

b　腸管内に排出されたビリルビン（胆汁色素）は、腸管内に生息する常在細菌（腸内細菌）によって代謝されて、糞便を茶褐色にする色素となる。

c　アルコールは、胃や小腸で吸収され、肝臓へと運ばれて一度アセトアルデヒドに代謝されたのち、さらに代謝されて酢酸となるが、二日酔いの症状は、この酢酸の毒性によるものと考えられている。

d　腸内に放出された胆汁酸塩の大部分は、小腸で再吸収されて肝臓に戻される。

	a	b	c	d
1	正	誤	正	誤
2	正	正	正	正
3	誤	誤	正	誤

	a	b	c	d
4	誤	正	誤	正
5	誤	正	誤	誤

問 24 呼吸器系に関する記述の正誤について、正しい組合せを1つ選べ。

a 喉頭から肺へ向かう気道が、左右の肺へ分岐するまでの部分を気管という。

b かぜやアレルギーのときに大量に分泌される鼻汁には、リゾチームが含まれ、気道の防御機構の一つとなっている。

c 肺自体には肺を動かす筋組織があり、それらが弛緩・収縮することによって呼吸運動が行われている。

d 肺では、肺胞の壁を介して、心臓から送られてくる血液から酸素が肺胞気中に拡散し、二酸化炭素が血液中の赤血球に回収される。

	a	b	c	d
1	正	正	誤	誤
2	正	正	誤	正
3	正	誤	誤	誤

	a	b	c	d
4	誤	誤	正	正
5	誤	誤	正	誤

問 25 心臓及び血管系に関する記述のうち、正しいものの組合せはどれか。

a 心臓は、心筋でできた握りこぶし大の袋状の臓器で、胸骨の後方に位置する。

b 心臓の内部は上部左右の心室、下部左右の心房の4つの空洞に分かれている。

c 心臓の右側部分(右心房、右心室)は全身から集まってきた血液を肺へ送り出す。肺でのガス交換が行われた血液は、心臓の左側部分(左心房、左心室)に入り、そこから全身に送り出される。

d 心臓から拍出された血液を送る血管を静脈、心臓へ戻る血液を送る血管を動脈という。

1 (a、b) 2 (a、c) 3 (b、c) 4 (b、d) 5 (c、d)

問 26 血球に関する記述の正誤について、正しい組合せはどれか。

a 赤血球は、アメーバ状の細胞で、血液全体の約80%を占め、赤い血色素(ヘモグロビン)を含む。

b 好中球は、白血球の約5%と少ないが、強い食作用を持つ。

c 単球は、白血球の約60%を占め、血管壁を通り抜けて組織の中に入り込むこ

とができない。

d　リンパ球は、リンパ液中に分布しており、血液中には分布していない。

	a	b	c	d
1	誤	誤	誤	正
2	誤	誤	正	誤
3	誤	正	誤	誤

	a	b	c	d
4	正	誤	誤	誤
5	誤	誤	誤	誤

問 27　腎臓及び副腎に関する記述の正誤について、正しい組合せを1つ選びなさい。

a　腎臓には、心臓から拍出される血液の1／5～1／4が流れている。

b　腎臓は、血圧を一定範囲内に保つ上で重要な役割を担っている。

c　副腎は、皮質と髄質の2層構造からなる。

d　副腎皮質では、自律神経系に作用するアドレナリン（エピネフリン）とノルアドレナリン（ノルエピネフリン）が産生・分泌される。

	a	b	c	d
1	正	誤	誤	正
2	正	誤	正	誤
3	誤	正	誤	正

	a	b	c	d
4	正	正	正	誤
5	誤	正	誤	誤

問 28　感覚器官（目、鼻及び耳）に関する次の記述の正誤について、正しい組合せはどれか。

a　水晶体は、その周りを囲んでいる毛様体の収縮・弛緩によって、近くの物を見るときには扁平になり、遠くの物を見るときには丸く厚みが増す。

b　鼻中隔の前部は、毛細血管が豊富に分布していることに加えて粘膜が薄いため、傷つきやすく鼻出血を起こしやすい。

c　聴覚器官である蝸牛と平衡器官である前庭は、いずれも内部がリンパ液で満たされている。

d　耳垢は、内耳にある耳垢腺や皮脂腺からの分泌物に、埃や内耳上皮の老廃物などが混じったものである。

	a	b	c	d
1	誤	誤	誤	正
2	正	正	誤	正
3	誤	正	正	誤

	a	b	c	d
4	正	誤	正	誤
5	誤	正	正	正

問 29 外皮系に関する次の記述の正誤について、正しい組合せを１つ選びなさい。

a 真皮は、線維芽細胞とその細胞で産生された線維性のタンパク質（コラーゲン等）からなる結合組織の層である。

b メラニン色素は、皮下組織の最下層にあるメラニン産生細胞（メラノサイト）で産生され、太陽光に含まれる紫外線から皮膚組織を防護する役割がある。

c 皮膚の主な機能は、身体の維持と保護、体水分の保持、熱交換、外界情報の感知である。

d 汗腺には、腋窩などの毛根部に分布するエクリン腺（体臭腺）と、手のひらなど毛根がないところも含め全身に分布するアポクリン腺の２種類がある。

	a	b	c	d
1	誤	正	誤	誤
2	正	誤	正	正
3	正	正	誤	誤

	a	b	c	d
4	正	誤	正	誤
5	誤	正	正	正

問 30 骨格系に関する記述のうち、正しいものの組合せを１つ選びなさい。

a 骨には、カルシウムやリン等の無機質を蓄える機能がある。

b 骨の基本構造は、骨質、骨膜、骨髄、関節軟骨の四組織からなる。

c 関節周囲を包む膜（関節膜）の外側には軟骨層があって骨を連結し、関節部を補強している。

d 骨は生きた組織であるが、成長が停止した後は破壊（骨吸収）が行われるのみである。

1（a、b） 2（a、c） 3（b、d） 4（c、d）

問 31 中枢神経系に関する以下の記述の正誤について、正しい組合せはどれか。

a 脳の血管は末梢に比べて物質の透過に関する選択性が高く、タンパク質などの大分子は血液中から脳の組織へ移行しやすい。

b 脳において、酸素の消費量は全身の約１％以下と少ない。

c 延髄には、心拍数を調節する心臓中枢、呼吸を調節する呼吸中枢がある。

d 脊髄は、脳と末梢の間で刺激を伝えるほか、末梢からの刺激の一部に対して脳を介さずに刺激を返す場合があり、これを脊髄反射と呼ぶ。

	a	b	c	d
1	正	誤	正	誤
2	誤	誤	正	正
3	正	正	誤	正

	a	b	c	d
4	正	誤	誤	正
5	誤	正	正	誤

問 32 自律神経系の働きに関する次の記述の正誤について、正しい組合せはどれか。

a 副交感神経の節後線維の末端から放出される神経伝達物質はノルアドレナリンである。

b 概ね、交感神経系は体が食事や休憩等の安息状態となるように働き、副交感神経系は体が闘争や恐怖等の緊張状態に対応した態勢をとるように働く。

c 副交感神経系が交感神経系より優位に働いたとき、気管及び気管支は収縮する。

d 交感神経系が副交感神経系より優位に働いたとき、膀胱では排尿筋が収縮する。

	a	b	c	d
1	正	誤	正	正
2	誤	誤	正	誤
3	誤	正	誤	正

	a	b	c	d
4	正	誤	誤	誤
5	誤	正	正	正

問 33 医薬品の吸収、分布、代謝、排泄に関する記述の正誤について、正しい組合せはどれか。

a 一般的に、経口投与後に全身循環に移行する有効成分量は、消化管で吸収された量よりも、肝初回通過効果を受けた分だけ少なくなる。

b 血漿タンパク質と結合して複合体を形成している有効成分は、薬物代謝酵素による代謝を受けやすい。

c 肝機能が低下した人では医薬品を代謝する能力が低いため、正常な人に比べて効き目が過剰に現れたり、副作用を生じやすくなったりする。

d 腎機能が低下した人では、正常の人よりも有効成分の尿中への排泄が遅れ、血中濃度が下がりにくい。

	a	b	c	d
1	誤	正	正	誤
2	正	誤	正	正
3	正	正	正	正

	a	b	c	d
4	正	誤	正	誤
5	誤	正	誤	正

問 34 医薬品の剤形に関する記述の正誤について、正しい組合せはどれか。

a 口腔内崩壊錠は、口の中の唾液で速やかに溶ける工夫がなされているため、水なしで服用することができる。

b 顆粒剤は粒の表面がコーティングされているため、噛み砕いて服用する必要がある。

c カプセル剤は、ゼラチンに対してアレルギーを持つ人がいるため、原材料と

してゼラチンが使用されることはない。

d 貼付剤は、適用部位に有効成分が一定時間留まるため、薬効の持続が期待できる。

	a	b	c	d
1	正	誤	正	誤
2	正	正	誤	誤
3	誤	誤	誤	正

	a	b	c	d
4	誤	正	正	正
5	正	誤	誤	正

問35 医薬品の副作用に関する記述の正誤について、正しい組合せはどれか。

a 肝機能障害の主な症状には、全身の倦怠感、黄疸のほか、発熱、発疹、皮膚の掻痒感、吐きけ等があるが、自覚症状がないこともある。

b 肝機能障害になると、過剰となった血液中のビリルビンが尿中に排出されることにより、尿の色が濃くなることがある。

c 抗コリン成分が配合された医薬品を使用すると、尿が出にくい、尿が少ししか出ない、残尿感がある等の症状を生じることがある。

d 偽アルドステロン症では、副腎髄質からのアルドステロン分泌が増加している。

	a	b	c	d
1	誤	誤	正	正
2	正	誤	誤	正
3	正	正	誤	誤

	a	b	c	d
4	正	正	正	誤
5	誤	正	正	正

問36 皮膚粘膜眼症候群及び中毒性表皮壊死融解症に関する次の記述の正誤について、正しい組合せはどれか。

a 皮膚粘膜眼症候群の発症の可能性がある医薬品の種類は少ないため、発症を予想することは容易である。

b 中毒性表皮壊死融解症の症例の多くは、皮膚粘膜眼症候群の進展型とみられる。

c 皮膚粘膜眼症候群及び中毒性表皮壊死融解症の発生頻度は、いずれも非常にまれであるとはいえ、一旦発症すると多臓器障害の合併症等により致命的な転帰をたどることがある。

d 皮膚粘膜眼症候群及び中毒性表皮壊死融解症は、いずれも原因医薬品の使用開始後1ヶ月以上経ってから発症することがほとんどである。

	a	b	c	d
1	正	誤	誤	正
2	正	正	誤	誤
3	誤	正	正	正

	a	b	c	d
4	誤	誤	誤	正
5	誤	正	正	誤

問37 消化器系に現れる副作用に関する記述の正誤について、正しい組合せを1つ選べ。

a 消化性潰瘍は、胃や十二指腸の粘膜組織が傷害されて、その一部が粘膜筋板を超えて欠損する状態である。

b 消化性潰瘍は、胃腸に関する自覚症状や黒色便のみにより発見される。

c 医薬品の作用により、腸内容物の通過が妨げられることはない。

d 口内炎、口腔内の荒れや刺激感などは、医薬品の副作用によって生じることはない。

	a	b	c	d
1	誤	正	正	誤
2	正	誤	正	誤
3	正	正	誤	正

	a	b	c	d
4	正	誤	誤	誤
5	誤	誤	誤	誤

問38 呼吸器系に現れる医薬品の副作用に関する次の記述のうち、正しいものの組合せはどれか。

a 間質性肺炎の症状は、かぜや気管支炎の症状と区別が難しいことがある。

b 間質性肺炎は、一般的に、医薬品の使用開始から1〜2ヶ月程度で起きることが多い。

c これまでに医薬品で喘息発作を起こしたことがある人は、喘息が重症化しやすいので、同種の医薬品の使用を避ける必要がある。

d 喘息は、一般的に、原因となる医薬品を使用後、1〜2週間程度で起きることが多い。

1 (a、b) 2 (a、c) 3 (b、c) 4 (b、d) 5 (c、d)

問39 次の記述は、循環器系に関するものである。正しいものの組合せはどれか。

a 鬱血性心不全とは、心筋の自動性や興奮伝導の異常が原因で心臓の拍動リズムが乱れる病態である。

b 息切れ、疲れやすい、足のむくみ、急な体重増加、咳とピンク色の痰などを

認めた場合は、鬱血性心不全の可能性がある。

c 心不全の既往がある人は、薬剤による心不全を起こしやすい。

d 医薬品を適正に使用している場合は、動悸や一過性の血圧上昇、顔のほてりを生じることはない。

1 （a、b） 2 （a、d） 3 （b、c） 4 （c、d）

問 40 薬疹に関する記述の正誤について、正しい組合せを1つ選びなさい。

a 医薬品の使用後1～2週間で起きることが多い。

b 皮膚以外に、眼の充血や口唇・口腔粘膜に異常が見られることがある。

c 医薬品を使用した後に現れた発疹・発赤等の痒み等の症状に対しては、自己判断で対症療法を行うことを優先すべきである。

d あらゆる医薬品で起きる可能性がある。

	a	b	c	d
1	正	誤	正	誤
2	正	正	誤	誤
3	誤	誤	正	正

	a	b	c	d
4	誤	正	正	正
5	正	正	誤	正

主な医薬品とその作用

問 41 かぜ及びかぜ薬に関する次の記述の正誤について、正しい組合せはどれか。

a かぜの約8割はウイルス（ライノウイルス、コロナウイルスなど）の感染が原因であり、細菌の感染は原因とはならない。

b 急激な発熱を伴う場合や、症状が4日以上続くとき、又は症状が重篤なときは、かぜではない可能性が高い。

c かぜ薬は、かぜの諸症状の緩和のほか、ウイルスの増殖を抑えたり、ウイルスを体内から除去することを目的として使用される医薬品の総称である。

	a	b	c
1	正	正	正
2	正	誤	正
3	誤	誤	正

	a	b	c
4	正	正	誤
5	誤	正	誤

問 42 かぜ薬の配合成分及び漢方処方製剤に関する以下の記述の正誤について、正しい組合せはどれか。

a 解熱鎮痛成分に、ブロムヘキシン塩酸塩、エチルシステイン塩酸塩がある。

b アドレナリン作動成分に、グリチルリチン酸二カリウムがある。

c 単独でかぜの症状緩和に用いられる漢方処方製剤に、加味逍遙散、桃核承気湯がある。

d 抗ヒスタミン成分に、クロルフェニラミンマレイン酸塩、クレマスチンフマル酸塩、ジフェンヒドラミン塩酸塩がある。

	a	b	c	d
1	正	正	正	誤
2	誤	誤	正	正
3	正	正	誤	正

	a	b	c	d
4	誤	誤	誤	正
5	誤	正	正	誤

問 43 次の鎮痛目的で用いられる漢方処方製剤とその特徴の組合せについて、誤っているものはどれか。

	[漢方処方製剤]	[特徴]
1	芍薬甘草湯	体力に関わらず、筋肉の痙攣、腹痛、腰痛に適すとされる。
2	呉茱萸湯	体力中程度で痛みがあり、ときにしびれがあるものの関節痛、腰痛に適すとされる。
3	桂枝加朮附湯	体力虚弱で、汗が出、手足が冷えてこわばり、ときに尿量が少ないものの神経痛、筋肉痛に適すとされる。
4	釣藤散	体力中程度で、慢性に経過する頭痛、めまい、肩こりがあるものの慢性頭痛、神経症に適すとされる。

問 44 鎮暈薬（乗物酔い防止薬）の配合成分に関する記述の正誤について、正しい組合せはどれか。

a 平衡感覚の混乱によるめまいを軽減させることを目的として、カフェイン（無水カフェイン等を含む）が配合されている場合がある。

b スコポラミン臭化水素酸塩水和物は、肝臓で速やかに代謝されてしまうため、抗ヒスタミン成分と比べて作用の持続時間は短い。

c ピリドキシン塩酸塩は、乗物酔い防止に古くから用いられている抗コリン成分である。

d メクリジン塩酸塩は、他の抗ヒスタミン成分と比べて作用が現れるのが早く持続時間が短い。

	a	b	c	d
1	正	正	正	誤
2	正	正	誤	誤
3	正	誤	誤	正

	a	b	c	d
4	誤	正	正	正
5	誤	誤	誤	正

問45 小児の疳を適応症とする生薬製剤・漢方処方製剤（小児鎮静薬）及びその配合成分に関する記述のうち、正しいものの組合せはどれか。

a 症状の原因となる体質の改善を主眼としているものが多いが、比較的長期間（1ヶ月位）継続して服用されることはない。

b ゴオウは、緊張や興奮を鎮め、また、血液の循環を促す作用等を期待して用いられる。

c 小児の疳を適応症とする主な漢方処方製剤の1つとして、呉茱萸湯がある。

d カンゾウは、主として健胃作用を期待して用いられる。

1（a、c）　2（b、c）　3（b、d）　4（a、d）

問46 咳や痰が生じる仕組み及び鎮咳去痰薬の働きに関する以下の記述のうち、正しいものの組合せを下から1つ選びなさい。

ア 呼吸器官に感染を起こしたときは、気道粘膜からの粘液分泌が増え、その粘液に気道に入り込んだ異物や粘膜上皮細胞の残骸などが混じって痰となる。

イ 咳は、気管や気管支に何らかの異変が起こったときに、その刺激が中枢神経系に伝わり、延髄にある咳嗽中枢の働きによって引き起こされる反応である。

ウ トリメトキノール塩酸塩は、気道粘膜からの粘液の分泌を促進する作用を示す。

エ 鎮咳成分であるジヒドロコデインリン酸塩は、その作用本体であるジヒドロコデインがモルヒネと同じ基本構造を持つが、依存性はない。

1（ア、イ）　2（ア、エ）　3（イ、ウ）　4（ウ、エ）

問47 鎮咳去痰薬に配合される生薬成分及び漢方処方製剤に関する次の記述のうち、正しいものの組合せはどれか。

a セキサンは、ヒガンバナ科のヒガンバナ鱗茎を基原とする生薬で、去痰作用を期待して用いられる。

b キョウニンは、キキョウ科のキキョウの根を基原とする生薬で、痰又は痰を伴う咳に用いられる。

c 麦門冬湯は、体力中等度以下で、痰が切れにくく、ときに強く咳こみ、又は

咽頭の乾燥感があるもののから咳、気管支炎、気管支喘息、咽頭炎、しわがれ声に適すとされるが、水様痰の多い人には不向きとされる。

d 半夏厚朴湯は、構成生薬としてカンゾウを含む。

1 （a、b）　2 （a、c）　3 （a、d）　4 （b、c）　5 （c、d）

問 48　口腔咽喉薬、含嗽薬及びその配合成分に関する記述の正誤について、正しい組合せを 1 つ選びなさい。

a 駆風解毒湯は、体力に関わらず使用でき、喉が腫れて痛む扁桃炎、扁桃周囲炎に適すとされる。

b トラネキサム酸は、声がれ、喉の荒れ、喉の不快感、喉の痛み又は喉の腫れの症状を鎮めることを目的として配合されている。

c デカリニウム塩化物は、炎症を生じた粘膜組織の修復を促すことを目的として配合されている。

d バセドウ病や橋本病などの甲状腺疾患の診断を受けた人では、ヨウ素系殺菌消毒成分が配合された含嗽薬を使用する前に、その使用の適否について、治療を行っている医師等に相談するなどの対応が必要である。

	a	b	c	d
1	誤	正	正	誤
2	正	誤	誤	正
3	正	正	正	誤

	a	b	c	d
4	誤	誤	誤	正
5	正	正	誤	正

問 49　胃に作用する薬に配合される成分とその主な作用との関係について、正しいものの組合せを 1 つ選びなさい。

	（配合成分）	（主な作用）
a	ピレンゼピン塩酸塩	― 胃液分泌抑制
b	ユウタン	― 利胆
c	テプレノン	― 胃液分泌抑制
d	炭酸水素ナトリウム	― 消化

1 （a、b）　2 （a、d）　3 （b、c）　4 （c、d）

問 50 胃の不調を改善する目的で用いられる漢方処方製剤に関する記述の正誤について、正しい組合せを１つ選べ。

a 安中散は、体力虚弱で、疲れやすくて手足などが冷えやすいものの胃腸虚弱、下痢、嘔吐、胃痛、腹痛、急・慢性胃炎に適すとされる。

b 六君子湯は、体力中等度以下で、胃腸が弱く、食欲がなく、みぞおちがつかえ、疲れやすく、貧血性で手足が冷えやすいものの胃炎、胃腸虚弱、胃下垂、消化不良、食欲不振、胃痛、嘔吐に適すとされる。

c 平胃散は、体力中等度以上で、胃がもたれて消化が悪く、ときに吐きけ、食後に腹が鳴って下痢の傾向のあるものの食べすぎによる胃のもたれ、急・慢性胃炎、消化不良、食欲不振に適すとされる。

d 人参湯は、体力中等度以下で腹部は力がなくて、胃痛又は腹痛があって、ときに胸やけや、げっぷ、胃もたれ、食欲不振、吐きけ、嘔吐などを伴うものの神経性胃炎、慢性胃炎、胃腸虚弱に適すとされる。

	a	b	c	d
1	正	誤	正	誤
2	誤	正	正	誤
3	誤	誤	正	正

	a	b	c	d
4	正	正	誤	誤
5	正	誤	誤	正

問 51 止瀉成分に関する以下の記述のうち、誤っているものはどれか。

1 ビスマスを含む成分は、腸粘膜をひきしめる（収斂）ことにより、腸粘膜を保護することを目的として配合されている。

2 ロペラミド塩酸塩は、腸管の運動を低下させる作用を示し、胃腸鎮痛鎮痙薬との併用は避ける必要がある。

3 タンニン酸ベルベリンは、収斂作用を持つタンニン酸と抗菌作用を持つベルベリンの化合物であり、消化管内でタンニン酸とベルベリンに分かれる。

4 生薬成分のカオリンや薬用炭は、過剰な腸管の（蠕動）運動を正常化し、あわせて水分や電解質の分泌も抑える止瀉作用がある。

問 52 瀉下薬に含まれている成分に関する次の記述の正誤について、正しい組合せはどれか。

a センナは、流産・早産を誘発するおそれがある。

b ダイオウは、吸収された成分の一部が乳汁中に移行し、乳児に下痢を生じさせるおそれがあり、母乳を与える女性では使用を避けるか、又は使用期間中の授乳を避ける必要がある。

c　ヒマシ油は、主に誤食・誤飲等による中毒の場合など、腸管内の物質をすみやかに体外に排除させなければならない場合に用いられるが、防虫剤等を誤って飲み込んだ場合に使用すると、防虫剤等に含まれる脂溶性物質がヒマシ油に溶け出して、中毒症状を増悪させるおそれがある。

d　硫酸マグネシウムは、血液中の電解質のバランスが損なわれ、心臓の負担が増加し、心臓病を悪化させるおそれがある。

	a	b	c	d
1	正	正	正	誤
2	正	誤	誤	正
3	誤	正	誤	誤

	a	b	c	d
4	誤	誤	正	正
5	正	正	正	正

問 53　胃腸鎮痛鎮痙薬の配合成分に関する記述の正誤について、正しい組合せを1つ選べ。

a　チキジウム臭化物には、口渇、便秘、排尿困難等の副作用が現れることがある。

b　ブチルスコポラミン臭化物は、まれに重篤な副作用としてショック（アナフィラキシー）を生じることが知られている。

c　ロートエキスは、吸収された成分の一部が母乳中に移行して乳児の脈が速くなる（頻脈）おそれがある。

d　パパベリン塩酸塩は、抗コリン成分と異なり、眼圧を上昇させる作用はない。

	a	b	c	d
1	正	正	誤	正
2	誤	誤	正	誤
3	正	正	正	誤

	a	b	c	d
4	正	誤	正	誤
5	誤	正	誤	正

問 54　浣腸薬及び駆虫薬に関する記述の正誤について、正しい組合せはどれか。

a　グリセリンが配合された浣腸薬では、排便時に血圧上昇を生じる場合がある。

b　炭酸水素ナトリウムを主薬とする坐剤は、炭酸水素ナトリウムが直腸内で分解され、浸透圧の差によって腸管壁から水分を取り込んで直腸粘膜を刺激し、排便を促す。

c　駆虫薬は、腸管内の寄生虫を駆除するために用いられ、一般用医薬品の駆虫薬が対象とする寄生虫は、条虫と蟯虫である。

d　パモ酸ピルビニウムは、蟯虫の呼吸や栄養分の代謝を抑えて殺虫作用を示すとされている。

	a	b	c	d
1	正	誤	誤	正
2	正	誤	正	誤
3	誤	正	正	正

	a	b	c	d
4	誤	誤	誤	正
5	正	正	正	誤

問 55 強心薬及びその配合成分に関する記述の正誤について、正しい組合せはどれか。

a 一般に、強心薬を 5 ～ 6 日間使用して症状の改善がみられない場合には、心臓以外の要因、例えば、呼吸器疾患、貧血、高血圧症、甲状腺機能の異常等のほか、精神神経系の疾患も考えられる。

b 強心薬には、心筋を弛緩させる成分が主体として配合されている。

c センソは、有効域が比較的狭い成分であり、1 日用量中センソ 5 mg を超えて含有する医薬品は劇薬に指定されている。

d ジャコウは、強心薬のほか、小児五疳薬にも配合されている場合がある。

	a	b	c	d
1	誤	正	正	誤
2	正	正	誤	正
3	正	誤	正	誤

	a	b	c	d
4	誤	正	誤	正
5	正	誤	正	正

問 56 高コレステロール改善薬及びその配合成分に関する以下の記述の正誤について、正しい組合せを下から 1 つ選びなさい。

ア 高コレステロール改善薬は、結果的に生活習慣病の予防につながるものであるが、ウエスト周囲径（腹囲）を減少させるなどの痩身効果を目的とする医薬品ではない。

イ リボフラビンの摂取によって尿が黄色くなった場合、使用を中止する必要がある。

ウ ビタミン E は、コレステロールの生合成抑制と排泄・異化促進作用、中性脂肪抑制作用、過酸化脂質分解作用を有すると言われている。

エ ポリエンホスファチジルコリンは、コレステロールと結合して、代謝されやすいコレステロールエステルを形成するとされ、肝臓におけるコレステロールの代謝を促す効果を期待して用いられる。

	ア	イ	ウ	エ			ア	イ	ウ	エ
1	正	正	誤	誤		4	誤	誤	正	誤
2	正	誤	誤	正		5	誤	誤	誤	正
3	誤	正	正	正						

問 57 次の表は、ある貧血用薬に含まれている成分の一覧である。この貧血用薬に関する次の a〜d の記述について、正しいものの組合せを下の 1〜5 から 1 つ選び、その番号を解答用紙に記入しなさい。

> 1 日量（2 錠）中
> 溶性ピロリン酸第二鉄　　　　　79.5mg
> シアノコバラミン（ビタミンB₁₂）　50μg
> 葉酸　　　　　　　　　　　　　2mg

a 服用の前後 30 分にタンニン酸を含む飲食物を摂取すると、鉄の吸収が良くなる。

b 本剤に配合されている葉酸とビタミン B₁₂ は、正常な赤血球の形成に働くことを期待して配合されている。

c 本剤の主な副作用として、便秘、下痢等の胃腸障害が現れることがある。

d 鉄欠乏性貧血を予防するため、貧血の症状がみられる以前から継続的に本剤を使用することが適当である。

1（a、b）　2（a、c）　3（a、d）　4（b、c）　5（b、d）

問 58 循環器用薬及びその配合成分に関する次の記述の正誤について、正しい組合せはどれか。

a ルチンは、ニコチン酸が遊離し、そのニコチン酸の働きによって末梢の血液循環を改善する作用を示すとされる。

b 日本薬局方収載のコウカを煎じて服用する製品は、冷え症及び血色不良に用いられる。

c ユビデカレノンは、心筋の酸素利用効率を高めて収縮力を高めることによって、血液循環の改善効果を示すとされる。

d 三黄瀉心湯は、体力中等度以上で、のぼせ気味で顔面紅潮し、精神不安、みぞおちのつかえ、便秘傾向などのあるものの高血圧の随伴症状（のぼせ、肩こり、耳なり、頭重、不眠、不安）、鼻血、痔出血、便秘、更年期障害、血の道症に適すとされる。

	a	b	c	d
1	正	正	誤	正
2	正	誤	正	誤
3	誤	正	正	正

	a	b	c	d
4	誤	正	誤	正
5	誤	誤	誤	誤

問 59 痔及び痔疾用薬に関する次の記述の正誤について、正しい組合せを１つ選びなさい。

a 痔核は、便秘等により硬くなった糞便を排泄する際や、下痢の便に含まれる多量の水分が肛門の粘膜に浸透して炎症を起こしやすくなった状態で、勢いよく便が通過する際に粘膜が傷つけられることで生じる。

b 坐剤及び注入軟膏は、局所に適用されるものであるため、全身的な影響を考慮する必要はない。

c クロタミトンは、比較的緩和な抗炎症作用を示す成分として、配合されている場合がある。

d 乙字湯は、体力中等度以上で大便が硬く、便秘傾向のあるものの痔核、切れ痔等に適すとされるが、体の虚弱な人や胃腸が弱く下痢しやすい人には不向きとされる。

	a	b	c	d
1	誤	誤	誤	正
2	正	正	正	誤
3	誤	正	誤	誤

	a	b	c	d
4	誤	誤	正	誤
5	正	誤	誤	正

問 60 次の成分を含む痔の薬（注入軟膏）に関する記述のうち、正しいものの組合せを１つ選びなさい。

1 個（2g）中	
ヒドロコルチゾン酢酸エステル	5 mg
塩酸テトラヒドロゾリン	1 mg
リドカイン	60mg
ℓ－メントール	10mg
アラントイン	20mg
トコフェロール酢酸エステル	60mg
クロルヘキシジン塩酸塩	5 mg

a 長期連用が可能である。

b まれに重篤な副作用としてショック（アナフィラキシー）を生じることがある。

c ヒドロコルチゾン酢酸エステルは、肛門周囲の末梢血管の血行を改善する効果を期待して配合されている。

d クロルヘキシジン塩酸塩は、痔疾患に伴う局所の感染を防止する効果を期待して配合されている。

1 （a、b）　2 （a、c）　3 （b、d）　4 （c、d）

問 61 泌尿器用薬とその配合成分に関する記述の正誤について、正しい組合せはどれか。

a 日本薬局方収載のカゴソウは、煎薬として残尿感、排尿に際して不快感のあるものに用いられる。

b 牛車腎気丸は、胃腸が弱く下痢しやすい人、のぼせが強く赤ら顔で体力の充実している人では、胃部不快感、腹痛等の副作用が現れやすい等、不向きとされる。

c 竜胆瀉肝湯は、体力中等度以上で、下腹部に熱感や痛みがあるものの排尿痛、残尿感、尿の濁り等に適すとされ、胃腸が弱く下痢しやすい人に対して推奨される。

d ウワウルシは、利尿作用はなく、経口的に摂取した後、尿中に排出される分解代謝物が抗菌作用を示し、尿路の殺菌消毒効果を期待して用いられる。

	a	b	c	d
1	正	正	誤	誤
2	正	誤	正	正
3	誤	誤	誤	正

	a	b	c	d
4	誤	誤	正	誤
5	誤	正	誤	正

問 62 次の 1 ～ 5 で示される漢方処方製剤のうち、「女性の月経や更年期障害に伴う諸症状の緩和」に用いるものはどれか。

1 十味敗毒湯　2 小青竜湯　3 当帰芍薬散　4 乙字湯　5 猪苓湯

問 63 婦人薬に関する以下の記述のうち、正しいものの組合せを 1 つ選びなさい。

ア 妊婦又は妊娠していると思われる女性は、エチニルエストラジオールやエストラジオールといった女性ホルモン成分を摂取することが望ましい。

イ エチニルエストラジオールやエストラジオールを含有する婦人薬において、外

用薬は製造販売されていない。

ウ　サフランやコウブシは、鎮静、鎮痛のほか、女性の滞っている月経を促す作用を期待して配合されている場合がある。

エ　婦人薬には、疲労時に消耗しがちなビタミンの補給を目的として、ビタミンB1やビタミンCが配合されている場合がある。

1（ア、イ）　2（ア、ウ）　3（イ、エ）　4（ウ、エ）

問64　内服アレルギー用薬の配合成分に関する記述の正誤について、正しい組合せはどれか。

a　メキタジンは、まれに重篤な副作用として、ショック（アナフィラキシー）、肝機能障害、血小板減少を生じることがある。

b　メチルエフェドリン塩酸塩は、血管拡張作用により痒みを鎮める効果を期待して用いられる。

c　クロルフェニラミンマレイン酸塩は、ヒスタミンの働きを抑える作用を示す成分として用いられる。

d　メチルエフェドリン塩酸塩は、長期間にわたって連用された場合、薬物依存につながるおそれがある。

	a	b	c	d
1	正	誤	誤	誤
2	正	誤	正	正
3	誤	正	誤	正

	a	b	c	d
4	誤	誤	正	誤
5	誤	正	正	正

問65　アレルギーの症状及びアレルギー用薬に関する以下の記述のうち、誤っているものを1つ選びなさい。

1　蕁麻疹は、アレルゲンとの接触以外に、皮膚への物理的な刺激等によってヒスタミンが肥満細胞から遊離して生じるものが知られている。

2　食品が傷むとヒスタミンに類似した物質が生成することがあり、そうした食品を摂取することによって生じる蕁麻疹もある。

3　内服アレルギー用薬は、蕁麻疹や湿疹、かぶれ及びそれらに伴う皮膚の痒み又は鼻炎に用いられる内服薬の総称である。

4　鼻炎用内服薬は、鼻粘膜の充血や腫れを和らげる成分（アドレナリン作動成分）や鼻汁分泌やくしゃみを抑える成分（コリン作動成分）等を組み合わせて配合されたものである。

問66 鼻に用いる薬に関する以下の記述のうち、誤っているものを1つ選びなさい。

1 交感神経系を刺激して鼻粘膜を通っている血管を収縮させることにより、鼻粘膜の充血や腫れを和らげることを目的として、ナファゾリン塩酸塩、フェニレフリン塩酸塩が用いられる。

2 点鼻薬は鼻腔内に適用されるものであるが、点鼻薬の成分が鼻粘膜を通っている血管から吸収されて循環血液中に入りやすく、全身的な影響を生じることがある。

3 点鼻薬に配合されるアドレナリン作動成分は、外用痔疾用薬に止血成分として配合されていたり、点眼薬にも結膜の充血を取り除く目的で配合されていたりする場合があるため、これらの医薬品との相互作用に注意が必要である。

4 鼻粘膜が腫れてポリープ（鼻茸）となっている場合には、いち早く一般用医薬品により対処を図ることが適当である。

問67 眼科用薬に関する記述の正誤について、正しい組合せを1つ選べ。

a 一般用医薬品の点眼薬には、緑内障の症状を改善できるものはない。

b 点眼薬は、結膜嚢（結膜で覆われた眼瞼の内側と眼球の間の空間）に適用するものであるが、1滴の薬液量は結膜嚢の容積の50%程度に設定されている。

c 点眼薬は無菌的に製造されるが、法の規定により必ず防腐剤が配合されている。

d 点眼後は、しばらくまばたきを繰り返して、薬液を結膜嚢内に行き渡らせるとよい。

	a	b	c	d
1	正	正	誤	誤
2	誤	正	正	誤
3	誤	誤	正	正

	a	b	c	d
4	誤	誤	誤	正
5	正	誤	誤	誤

問68 眼科用薬の配合成分に関する次の記述のうち、正しいものの組合せはどれか。

a プラノプロフェンは、炎症を生じた眼粘膜の組織修復を促すことを目的として用いられる。

b ネオスチグミンメチル硫酸塩は、コリンエステラーゼの働きを抑える作用を示し、毛様体におけるアセチルコリンの働きを助けることで、目の調節機能を改善する効果を目的として用いられる。

c ヒアルロン酸ナトリウムは、眼粘膜のタンパク質と結合して皮膜を形成することで、外部の刺激から保護することを目的として用いられる。

d サルファ剤は、細菌感染（ブドウ球菌や連鎖球菌）による結膜炎やものもら

い（麦粒腫）、眼瞼炎などの化膿性の症状の改善を目的として用いられる。

1 （a、b） 2 （a、c） 3 （a、d） 4 （b、d） 5 （c、d）

問 69 皮膚に用いる薬に関する次の記述について、正しいものの組合せを1つ選びなさい。

a 軟膏剤やクリーム剤は、いったん手の甲などに必要量を取ってから患部に塗布することが望ましい。

b じゅくじゅくと湿潤している患部には、軟膏よりも、有効成分の浸透性が高い液剤が適している。

c 外皮用薬は、表皮の角質層が柔らかくなることで、有効成分が浸透しやすくなることから、入浴後に用いるのが効果的とされる。

d スプレー剤やエアゾール剤を使用する際は、患部に十分な薬剤が浸透するように至近距離から連続して3秒以上噴霧する。

1 （a、b） 2 （a、c） 3 （b、d） 4 （c、d）

問 70 外皮用薬に用いられる非ステロイド性抗炎症成分であるケトプロフェンに関する記述の正誤について、正しい組合せを1つ選びなさい。

a 鎮痛等を目的として、筋肉痛、関節痛、打撲等に用いられる。

b 皮膚の下層にある骨格筋や関節部まで浸透してプロスタグランジンの産生を促す作用を示す。

c 光線過敏症の副作用を引き起こす可能性がある。

d 殺菌作用はない。

	a	b	c	d
1	誤	正	正	誤
2	正	正	誤	誤
3	正	誤	正	誤

	a	b	c	d
4	誤	誤	誤	正
5	正	誤	正	正

問 71 殺菌消毒成分に関する次の記述の正誤について、正しい組合せはどれか。

a アクリノールは、黄色の色素で、一般細菌類の一部（連鎖球菌、黄色ブドウ球菌などの化膿菌）に対する殺菌消毒作用を示すが、真菌、結核菌に対しては効果がない。

b ヨードチンキの作用は、ヨウ素の分解に伴って発生する活性酸素による酸化、及び発生する酸素の泡立ちによる物理的な洗浄効果であるため、作用の持続性は乏しい。

c　ポビドンヨードは、ヨウ素及びヨウ化カリウムをエタノールに溶解させたもので、皮膚刺激性が強く、粘膜（口唇等）や目の周りへ使用は避ける必要がある。

d　ベンザルコニウム塩化物は、石鹸との混合によって殺菌消毒効果が低下するので、石鹸で洗浄した後に使用する場合には、石鹸を十分に洗い流す必要がある。

	a	b	c	d
1	誤	正	誤	正
2	正	誤	誤	正
3	正	誤	正	正

	a	b	c	d
4	正	正	正	誤
5	誤	正	誤	誤

問 72　第1欄の記述は、抗真菌成分に関するものである。第1欄の記述に該当する成分として正しいものは第2欄のどれか。

第1欄

（　　　　）は、皮膚糸状菌の細胞膜を構成する成分の産生を妨げることにより、その増殖を抑える。

第2欄

1　バシトラシン　　　　2　テルビナフィン塩酸塩　　　3　ピロールニトリン
4　スルファジアジン　　5　クロラムフェニコール

問 73　口内炎及び歯痛・歯槽膿漏に関する記述の正誤について、正しい組合せを1つ選べ。

a　口内炎は、疱疹ウイルスの口腔内感染や医薬品の副作用が原因となって生じる場合がある。

b　漢方処方製剤である茵蔯蒿湯は、口内炎治療に用いられる場合がある。

c　歯槽膿漏は、歯肉炎が重症化して、炎症が歯周組織全体に広がったものである。

d　歯痛薬は、歯の齲蝕による歯痛を応急的に鎮めることを目的とする一般用医薬品であり、齲蝕自体を修復する作用はない。

	a	b	c	d
1	正	正	正	誤
2	正	正	誤	正
3	正	誤	正	正

	a	b	c	d
4	誤	正	正	正
5	正	正	正	正

問 74　ニコチン及び禁煙補助剤に関する記述のうち、誤っているものはどれか。

1　タバコの煙に含まれるニコチンは、肺胞の毛細血管から血液中に取り込まれると、すみやかに脳内に到達し、脳の情動を司る部位に働いて覚醒、リラックス効果などをもたらす。

2　妊婦又は妊娠していると思われる女性、母乳を与える女性では、摂取されたニコチンにより胎児又は乳児に影響が生じるおそれがあるため、使用を避ける必要がある。

3　口腔内が酸性になるとニコチンの吸収が増加するため、コーヒーや炭酸飲料など口腔内を酸性にする食品を摂取した後しばらくは禁煙補助剤の使用を避けることとされている。

4　ニコチンは交感神経系を興奮させる作用を示し、アドレナリン作動成分が配合された医薬品との併用により、その作用を増強させるおそれがある。

問 75　滋養強壮保健薬及びその配合成分に関する記述のうち、正しいものの組合せはどれか。

a　十全大補湯は、体力虚弱で元気がなく、胃腸の働きが衰えて、疲れやすいものの虚弱体質、疲労倦怠、病後・術後の衰弱、食欲不振、寝汗、感冒に適すとされ、まれに重篤な副作用として、間質性肺炎、肝機能障害を生じることが知られている。

b　システインは、髪や爪、肌などに存在するアミノ酸の一種で、皮膚におけるメラニンの生成を抑えるとともに、皮膚の新陳代謝を活発にしてメラニンの排出を促す働きがあるとされる。

c　アミノエチルスルホン酸（タウリン）は、筋肉や脳、心臓、目、神経等、体のあらゆる部分に存在し、肝臓機能を改善する働きがあるとされる。

d　グルクロノラクトンは、米油及び米胚芽油から見出された抗酸化作用を示す成分で、ビタミンE等と組み合わせて配合されている場合がある。

1（a、b）　2（b、c）　3（c、d）　4（a、d）

問 76　ビタミン主薬製剤に関する以下の関係の正誤について、正しい組合せを下から選びなさい。

	ビタミン成分		主薬		用途
ア	ビタミンB2	—	シアノコバラミン	—	貧血用薬
イ	ビタミンB6	—	ピリドキサールリン酸エステル	—	口内炎
ウ	ビタミンE	—	トコフェロール	—	肩こり
エ	ビタミンA	—	レチノール酢酸エステル	—	くる病の予防

	ア	イ	ウ	エ
1	正	正	誤	誤
2	正	誤	正	正
3	誤	正	正	誤

	ア	イ	ウ	エ
4	誤	正	誤	正
5	誤	誤	誤	正

問77 漢方処方製剤に関する記述の正誤について、正しい組合せを1つ選びなさい。

a 漢方の病態認識には、虚実、陰陽、気血水、五臓などがある。

b 現代中国で利用されている中医学に基づく薬剤は、中薬と呼ばれ、漢方薬の
うちに含まれる。

c 防已黄耆湯は、体力中等度以下で、疲れやすく、汗のかきやすい傾向がある
ものの肥満に伴う関節痛、むくみ、多汗症、肥満（筋肉にしまりのない、い
わゆる水ぶとり）に適すとされる。

d 防風通聖散は、体力充実して、腹部に皮下脂肪が多く、便秘がちなものの高血
圧や肥満に伴う動悸・肩こり・のぼせ・むくみ・便秘、蓄膿症、湿疹・皮膚炎、
ふきでもの、肥満症に適すとされる。

	a	b	c	d
1	誤	正	正	誤
2	正	正	誤	誤
3	正	誤	正	正

	a	b	c	d
4	正	誤	誤	正
5	誤	誤	正	正

問78 殺虫剤の配合成分とその分類の組合せのうち、正しいものの組合せはどれか。

	配合成分	分類
a	オルトジクロロベンゼン ―― オキサジアゾール系
b	ジクロルボス ―――――― 有機リン系
c	ペルメトリン ―――――― ピレスロイド系
d	フェノトリン ―――――― カーバメイト系

1（a、b） 2（a、d） 3（b、c） 4（b、d） 5（c、d）

問79 尿糖・尿タンパク検査薬に関する記述の正誤について、正しい組合せを1つ選べ。

a 通常、尿は弱アルカリ性であるが、食事その他の影響で中性〜弱酸性に傾くと、正確な検査結果が得られなくなることがある。

b 尿タンパク検査の場合、中間尿ではなく出始めの尿を採取して検査することが望ましい。

c 尿タンパク検査の場合、原則として早朝尿（起床直後の尿）を検体とし、激しい運動の直後は避ける必要がある。

d 尿糖検査の結果に異常がある場合、その要因は、腎炎やネフローゼ、尿路感染症、尿路結石等がある。

	a	b	c	d
1	正	誤	正	誤
2	正	誤	誤	正
3	誤	誤	正	誤

	a	b	c	d
4	正	正	誤	誤
5	誤	誤	誤	正

問80 妊娠検査薬に関する記述のうち、正しいものの組合せを1つ選びなさい。

a 尿中の卵胞刺激ホルモン（FSH）の有無を調べるものである。

b 妊娠の早期判定の補助として使用するものであり、その結果をもって直ちに妊娠しているか否かを断定することはできない。

c 高温になると検出感度が低下するため、使用直前まで冷蔵庫内に保管する必要がある。

d 月経予定日が過ぎて概ね1週目以降の検査が推奨されている。

1（a、b） 2（a、c） 3（b、d） 4（c、d）

薬事関係法規・制度

問81 以下の医薬品医療機器等法第1条の条文について、（ ）の中に入れるべき字句の正しい組合せはどれか。なお、2箇所の（a）内は、いずれも同じ字句が入る。

　この法律は、医薬品、医薬部外品、化粧品、医療機器及び再生医療等製品の品質、有効性及び安全性の確保並びにこれらの使用による（a）上の危害の発生及び拡大の防止のために必要な規制を行うとともに、指定薬物の規制に関する措置を講ずるほか、医療上特にその（b）が高い医薬品、医療機器及び再生医療等製品の（c）の促進のために必要な措置を講ずることにより、（a）の向上を図ることを目的とする。

	a	b	c
1	国民生活	必要性	研究開発
2	国民生活	信頼性	安全使用
3	保健衛生	必要性	研究開発
4	保健衛生	信頼性	安全使用
5	保健衛生	信頼性	研究開発

問82 医薬品医療機器等法第2条第1項において規定されている医薬品の定義に関する次の記述の正誤について、正しい組合せはどれか。

a 日本薬局方に収められている物

b 人又は動物の疾病の診断、治療又は予防に使用されることが目的とされている物であつて、機械器具等（機械器具、歯科材料、医療用品、衛生用品並びにプログラム（電子計算機に対する指令であつて、一の結果を得ることができるように組み合わされたものをいう。以下同じ。）及びこれを記録した記録媒体をいう。以下同じ。）でないもの（医薬部外品及び再生医療等製品を除く。）

c 人又は動物の身体の構造又は機能に影響を及ぼすことが目的とされている物であつて、機械器具等でないもの（医薬部外品、化粧品及び再生医療等製品を除く。）

	a	b	c
1	誤	正	正
2	正	正	誤
3	正	正	正

	a	b	c
4	正	誤	誤
5	誤	誤	正

問83 登録販売者に関する記述について、正しいものの組合せを1つ選べ。

a 登録販売者の試験に合格した者であって、医薬品の販売又は授与に従事しようとするものは、都道府県知事の登録を受けなければならない。

b 二以上の都道府県において販売従事登録を受けようと申請した者は、当該申請を行った二以上の都道府県知事の登録を受けることができる。

c 登録販売者は、登録事項に変更を生じたときは、60日以内に、その旨を届けなければならない。

d 登録販売者は、一般用医薬品の販売又は授与に従事しようとしなくなったときは、定められた日数以内に、登録販売者名簿の登録の消除を申請しなければならない。

1（a、b） 2（a、d） 3（b、c） 4（c、d）

問 84 毒薬又は劇薬に関する記述の正誤について、正しい組合せはどれか。

a 一般用医薬品で劇薬に該当するものはないが、要指導医薬品で劇薬に該当するものはある。

b 業務上劇薬を取り扱う者は、それらを他の物と区別して貯蔵、陳列しなければならず、貯蔵、陳列する場所には、かぎを施さなければならない。

c 毒薬又は劇薬を、18歳未満の者その他安全な取扱いに不安のある者に交付することは禁止されている。

d 毒薬又は劇薬を、一般の生活者に対して販売又は譲渡する際には、当該医薬品を譲り受ける者から、品名、数量、使用目的、譲渡年月日、譲受人の氏名、住所及び職業が記入され、署名又は記名押印された文書の交付を受けなければならない。

	a	b	c	d
1	誤	誤	誤	正
2	誤	正	正	誤
3	正	誤	誤	正

	a	b	c	d
4	正	誤	正	誤
5	正	正	正	正

問 85 一般用医薬品のリスク区分に関する記述のうち、正しいものの組合せはどれか。

a 一般用医薬品は、その保健衛生上のリスクに応じて第一類医薬品、第二類医薬品又は第三類医薬品に分類され、さらに第二類医薬品のうち特別の注意を要するものとして厚生労働大臣が指定するものを指定第二類医薬品としている。

b 第一類医薬品は、その副作用等により日常生活に支障を来す程度の健康被害が生ずるおそれがあるすべての一般用医薬品が指定される。

c 第二類医薬品は、日常生活に支障を来す程度ではないが、副作用等により身体の変調・不調が起こるおそれのあるものが指定される。

d 第三類医薬品は、第一類医薬品及び第二類医薬品以外の一般用医薬品で、保健衛生上のリスクが比較的低い一般用医薬品である。

1 （a、b） 2 （b、c） 3 （c、d） 4 （a、d）

問 86 次の記述は、医薬品の容器又は外箱等への必要な記載事項に関するものである。正しいものの組合せはどれか。

a 医薬品の法定表示事項は、購入者が読みやすく理解しやすい用語による正確なものでなければならない。

b 法定表示が適切になされていない医薬品を販売した場合、製造販売業者のみ
の責任となり、薬局及び医薬品販売業者が罰せられることはない。

c 日本薬局方に収載されている医薬品以外の医薬品においても、その有効成分
の名称及びその分量を表示する必要がある。

d 指定第二類医薬品にあっては、枠の中に「指定」の文字を記載しなければな
らない。

1（a、b） 2（a、c） 3（b、d） 4（c、d）

問87 医薬部外品及び化粧品に関する次の記述の正誤について、正しい組合せは
どれか。

a 医薬部外品を製造販売する場合には、厚生労働大臣が基準を定めて指定する
ものを除き、品目ごとに許可を得る必要がある。

b 医薬部外品は、化粧品的な効能効果を標榜することができる場合がある。

c 化粧品は、「人の身体を清潔にし、美化し、魅力を増し、容貌を変え、又は皮
膚若しくは毛髪を健やかに保つ」ことを目的としている。

d 化粧品において、医薬品的な効能効果を表示・標榜することは、承認された効
能効果であれば、認められる。

	a	b	c	d
1	正	正	正	正
2	誤	正	正	誤
3	正	正	誤	誤

	a	b	c	d
4	誤	誤	正	正
5	正	誤	誤	正

問88 化粧品の効能効果として表示・標榜することが認められている範囲に関す
る以下の記述の正誤について、正しい組合せはどれか。

a あせも・ただれの緩和

b 日やけを防ぐ

c 皮膚の柔軟性を保つ

d 口臭を防ぐ（歯みがき類）

	a	b	c	d
1	正	正	正	誤
2	誤	正	誤	誤
3	正	誤	誤	正

	a	b	c	d
4	誤	誤	正	誤
5	誤	正	正	正

保健機能食品等の食品に関する次の記述について、誤っているものを１つ選びなさい。

1 特別用途食品には、厚生労働省の許可のマークが付されている。

2 特定保健用食品は、個別に生理的機能や特定の保健機能を示す有効性や安全性に関する審査を受け、許可又は承認を取得している食品である。

3 機能性表示食品には、事業者の責任において、科学的根拠に基づいた機能性が表示されている。

4 保健機能食品以外の食品に、特定の保健の用途に適する旨の効果等が表示・標榜されている場合は、無承認無許可医薬品として、取締りの対象となる場合がある。

問 90 店舗販売業に関する次の記述のうち、正しいものの組合せはどれか。

a 第一類医薬品は、薬剤師又は登録販売者により販売又は授与させなければならない。

b 配置販売業において、登録販売者として業務に従事した期間が、過去５年間のうち通算して２年以上（従事期間が月単位で計算して、１か月に 80 時間以上従事した月が 24 月以上）ある者は、第二類医薬品又は第三類医薬品を販売する店舗販売業の店舗管理者になることができる。

c 薬剤師が店舗管理者である場合、医療用医薬品の販売又は授与が認められている。

d 店舗管理者は、その店舗の所在地の都道府県知事（その店舗の所在地が保健所を設置する市又は特別区の区域にある場合においては、市長又は区長）の許可を受けた場合を除き、その店舗以外の場所で、業として店舗の管理その他薬事に関する実務に従事する者であってはならない。

1 （a、b） 2 （a、c） 3 （b、c） 4 （b、d） 5 （c、d）

問 91 配置販売業に関する次の記述のうち、正しいものの組合せはどれか。

a 配置販売業の許可は、申請者の住所地の都道府県知事が与えることとされている。

b 配置販売業者は、一般用医薬品のうち経年変化が起こりにくいこと等の基準（配置販売品目基準（平成 21 年厚生労働省告示第 26 号））に適合するもの以外の医薬品を販売等してはならない。

c 配置販売業者又はその配置員は、配置販売に従事しようとする区域の都道府県知事が発行する身分証明書の交付を受け、かつ、これを携帯しなければ、医

薬品の配置販売に従事してはならない。

d 配置販売業者が、店舗による販売又は授与の方法で一般用医薬品を販売等しようとする場合には、別途、薬局の開設又は店舗販売業の許可を受ける必要がある。

1（a、c） 2（a、d） 3（b、c） 4（b、d） 5（c、d）

問92 医薬品のリスク区分に応じた情報提供に関する以下の記述の正誤について、正しい組合せはどれか。

a 薬局開設者又は店舗販売業者が指定第二類医薬品を販売又は授与する場合には、医薬品の販売又は授与に従事する薬剤師又は登録販売者に、書面を用いて、必要な情報を提供させなければならない。

b 薬局開設者は、第一類医薬品を購入しようとする者から説明を要しない旨の意思の表明があり、薬剤師が、当該第一類医薬品が適正に使用されると認められると判断した場合は、必要な情報を提供せずに販売することが認められている。

c 店舗販売業者は、第三類医薬品の購入者から質問等がない場合であっても、薬剤師又は登録販売者に必要な情報提供をさせることが望ましいが、法上の規定は特にない。

d 店舗販売業者は、第一類医薬品を販売する場合には、情報の提供を行った登録販売者の氏名を購入者に対して伝えさせなければならない。

	a	b	c	d
1	正	誤	誤	誤
2	誤	正	正	誤
3	正	誤	正	誤

	a	b	c	d
4	正	正	誤	正
5	誤	誤	正	正

問93 医薬品の陳列等に関する記述の正誤について、正しい組合せはどれか。

a 店舗販売業者は、医薬品を他の物と区別して貯蔵し、又は陳列しなければならない。

b 要指導医薬品は、鍵をかけた陳列設備に陳列する場合でも薬局等構造設備規則に規定する要指導医薬品陳列区画に陳列しなければならない。

c 薬局開設者は、開店時間のうち、要指導医薬品または一般用医薬品を販売し、又は授与しない時間は、これらを通常陳列し、又は交付する場所を閉鎖しなければならない。

d 指定第二類医薬品は、鍵をかけて陳列する場合等を除き「情報提供を行うた

めの設備」から 10 メートル以内の範囲に陳列しなければならない。

	a	b	c	d
1	誤	正	正	誤
2	正	誤	正	正
3	誤	正	誤	正

	a	b	c	d
4	正	誤	正	誤
5	正	正	誤	正

問 94　店舗販売業に関する記述の正誤について、正しい組合せはどれか。

a　店舗販売業の許可は、店舗ごとに、厚生労働大臣が与えることとされている。

b　店舗販売業においては、薬剤師が従事していれば調剤を行うことができる。

c　店舗販売業者は、登録販売者に要指導医薬品を販売又は授与させてはならない。

d　店舗販売業者は、店舗管理者が述べる意見を尊重しなければならない。

	a	b	c	d
1	正	正	誤	正
2	正	誤	正	正
3	誤	誤	誤	誤

	a	b	c	d
4	誤	誤	正	正
5	誤	正	誤	正

問 95　店舗販売業者が行う特定販売の方法等に関する記述の正誤について、正しい組合せはどれか。

a　当該店舗に貯蔵し、又は陳列している一般用医薬品以外の医薬品も販売することができる。

b　特定販売により、一般用医薬品を購入しようとする者から、対面又は電話により相談応需の希望があった場合には、店舗販売業者は、その店舗において医薬品の販売又は授与に従事する薬剤師又は登録販売者に、対面又は電話により情報提供を行わせなければならない。

c　特定販売を行うことについてインターネットを利用して広告をするときは、ホームページに一般用医薬品の陳列の状況を示す写真を見やすく表示しなければならない。

d　特定販売を行うことについて広告をするときは、医薬品のリスク区分ごとに表示する必要はない。

	a	b	c	d
1	正	正	誤	誤
2	誤	正	正	誤
3	誤	誤	正	正

	a	b	c	d
4	誤	誤	誤	正
5	正	誤	誤	誤

問 96 医薬品医療機器等法第 29 条の 3 に基づき、店舗販売業者が、当該店舗の見やすい位置に掲示板で掲示しなければならない事項に関する次の記述のうち、正しいものの組合せはどれか。

a 店舗に勤務する者の名札等による区別に関する説明
b 店舗の平面図
c 取り扱う要指導医薬品の品名
d 店舗販売業者の氏名又は名称、店舗販売業の許可証の記載事項

1 （a、b） 2 （a、d） 3 （b、c） 4 （b、d） 5 （c、d）

問 97 医薬品の広告に関する記述の正誤について、正しい組合せを 1 つ選べ。

a 医薬品の効能、効果等については、医師その他の者がこれを保証したものと誤解されるおそれがある記事を広告し、記述し、又は流布してはならない。
b 医薬品の広告に該当するか否かについては、(1) 顧客を誘引する意図が明確であること、(2) 特定の医薬品の商品名（販売名）が明らかにされていること、(3) 一般人が認知できる状態であることのうち、いずれかの要件を満たす場合、該当するものと判断される。
c 厚生労働大臣が医薬品、医療機器等の名称、製造方法、効能、効果又は性能に関する虚偽・誇大な広告を行った者に対して、違反を行っていた期間中における対象商品の売上額×4.5％の課徴金の納付を命じる「課徴金制度」がある。
d 医薬品の製造販売業者に限っては、承認前の医薬品の名称に関する広告を行うことができる。

	a	b	c	d
1	誤	正	正	誤
2	正	誤	正	正
3	正	正	正	正

	a	b	c	d
4	正	誤	正	誤
5	誤	正	誤	正

問 98 一般用医薬品のうち、濫用等のおそれのあるものとして厚生労働大臣が指定する医薬品（以下、「濫用等のおそれのある医薬品」という。）とその販売に関する次の記述のうち、正しいものの組合せはどれか。

a ブロモバレリル尿素を有効成分として含有する解熱鎮痛薬は、濫用等のおそれのある医薬品である。
b イブプロフェンは、濫用等のおそれのある医薬品の成分に該当する。
c 濫用等のおそれのある医薬品を購入しようとする者が若年者である場合、医

薬品医療機器等法施行規則第147条の3の規定により、店舗販売業者は当該店舗において医薬品の販売に従事する薬剤師又は登録販売者に、購入者の氏名及び性別を確認させなければならない。

d 濫用等のおそれのある医薬品を購入しようとする者が、適正な使用のために必要と認められる数量を超えて当該医薬品を購入しようとする場合、店舗販売業者は、当該店舗において医薬品の販売に従事する薬剤師又は登録販売者に、その理由を確認させなければならない。

1（a、b）　2（a、c）　3（a、d）　4（b、d）　5（c、d）

問99 医薬品の販売方法に関する次の記述の正誤について、正しいものの組合せを1つ選びなさい。

a 医薬品を販売する際に、キャラクターグッズ等の景品を提供することは、一切認められていない。

b 許可を受けた薬局や店舗以外の場所に医薬品を貯蔵又は陳列し、そこを拠点として販売する場合は、取締りの対象となる。

c 医薬品の使用期限が迫っている場合に限り、他の医薬品と組み合わせて販売することができる。

d 医薬品を多量に購入する者に対しては、積極的に事情を尋ねるなど慎重な対応が必要である。

1（a、b）　2（a、c）　3（b、d）　4（c、d）

問100 医薬品医療機器等法に基づく行政庁の監視指導及び処分に関する記述の正誤について、正しい組合せを1つ選びなさい。

a 都道府県知事（その薬局の所在地が保健所を設置する市又は特別区の区域にある場合においては、市長又は区長。以下、都道府県知事等という。）は、薬事監視員に、薬局に立ち入りさせ、帳簿書類を収去させることができる。

b 都道府県知事等は、店舗販売業の一般用医薬品の販売等を行うための業務体制が基準に適合しない場合、店舗管理者に対して、その業務体制の整備を命ずることができる。

c 厚生労働大臣は、医薬品による保健衛生上の危害の発生又は拡大を防止するため必要があると認めるときは、薬局開設者に対して医薬品の販売の一時停止を命ずることができる。

d 都道府県知事は、配置販売業者に対して、その構造設備が基準に適合しない場合、その構造設備の改善を命ずることができる。

	a	b	c	d
1	正	誤	誤	正
2	正	正	誤	誤
3	誤	正	誤	正

	a	b	c	d
4	誤	誤	正	正
5	誤	誤	正	誤

医薬品の適正使用・安全対策

問 101　一般用医薬品の添付文書に関する次の記述の正誤について、正しい組合せはどれか。

a　最新の情報を提供する必要があるため、毎月1回、定期的に改訂されている。

b　重要な内容が変更された場合には、改訂年月を記載し、改訂された箇所を明示することとされている。

c　販売名に薬効名が含まれているような場合でも、添付文書には、薬効名の記載を省略することができない。

d　医療機関を受診する際には、使用した一般用医薬品の添付文書を持参し、医師や薬剤師に見せて相談がなされることが重要である。

	a	b	c	d
1	誤	正	誤	正
2	誤	正	正	誤
3	正	正	誤	誤

	a	b	c	d
4	誤	誤	正	誤
5	正	誤	誤	正

問 102　以下の一般用医薬品の添付文書の副作用の記載に関する記述について、（　）の中に入れるべき字句の正しい組合せはどれか。

　副作用については、まず一般的な副作用について（a）に症状が記載され、そのあとに続けて、（b）発生する重篤な副作用について（c）に症状が記載されている。

	a	b	c
1	副作用名ごと	長期連用により	関係部位別
2	副作用名ごと	まれに	関係部位別
3	関係部位別	長期連用により	関係部位別
4	関係部位別	まれに	副作用名ごと
5	関係部位別	頻繁に	副作用名ごと

問 103 一般用医薬品の添付文書の「使用上の注意」に関する記述について、正しいものの組合せを1つ選べ。

a 「してはいけないこと」の項目には、守らないと症状が悪化する事項、副作用又は事故等が起こりやすくなる事項について記載されている。

b 「医師又は歯科医師の治療を受けている人」は、自己判断で一般用医薬品が使用されると、治療の妨げとなることがあるため、「相談すること」の項目に記載されている。

c 重篤な副作用として、ショック（アナフィラキシー）、喘息等が掲げられている医薬品では、「本剤又は本剤の成分によりアレルギー症状を起こしたことがある人は注意して使用すること」と記載されている。

d 小児に使用される医薬品においては、小児では通常当てはまらない「服用後、乗物又は機械類の運転操作をしないこと」等の記載はされない。

1（a、b）　2（a、c）　3（b、c）　4（c、d）

問 104 一般用医薬品の製品表示に関する記述の正誤について、正しい組合せを1つ選べ。

a 適切な保存条件下で、製造後2年、性状及び品質が安定であることが確認されている医薬品については、法に基づく使用期限の表示義務はない。

b 表示された「使用期限」は、適切な保存条件の下で保管されていれば、開封されたものについても期日まで品質が保証される。

c 可燃性ガスを噴射剤としているエアゾール製品の容器には、消防法や高圧ガス保安法に基づく注意事項が表示されている。

d 1回服用量中0.1mLを超えるアルコールを含有する内服液剤（滋養強壮を目的とするもの）については、アルコールを含有する旨及びその分量が表示されている。

	a	b	c	d
1	正	正	誤	誤
2	正	正	誤	正
3	正	誤	誤	誤

	a	b	c	d
4	誤	誤	正	正
5	誤	誤	正	誤

問 105 一般用医薬品の保管及び取扱いに関する記述の正誤について、正しい組合せはどれか。

a 家庭における誤飲事故等を避けるため、医薬品は食品と区別して保管されることが重要である。

b 点眼薬では、複数の使用者間で使い回されると、使用に際して薬液に細菌汚染があった場合に、別の使用者に感染するおそれがあるため他の人と共有しないこととされている。

c 医薬品を旅行や勤め先等へ携行するために別の容器へ移し替えると、中身がどんな医薬品であったか分からなくなってしまい、誤用の原因となるおそれがある。

d エアゾール製品には、高圧ガス保安法（昭和 26 年法律第 204 号）に基づく注意事項が記載されている。

	a	b	c	d
1	正	正	正	誤
2	正	正	誤	正
3	正	誤	正	正

	a	b	c	d
4	誤	正	正	正
5	正	正	正	正

問 106 以下の項目のうち、一般用医薬品の添付文書を構成する項目として正しいものの組合せを下から 1 つ選びなさい。

ア 製造年月日

イ 製品の特徴

ウ 製造所の許可番号

エ 製造販売業者の名称及び所在地

1 （ア、イ） 2 （ア、ウ） 3 （イ、エ） 4 （ウ、エ）

問 107 次の a ～ c の記述の正誤について、正しい組合せを 1 つ選びなさい。

a 一般用医薬品の芍薬甘草湯の添付文書において、「次の人は使用（服用）しないこと」の項目に、「次の診断を受けた人」として「心臓病」と記載することとされている。

b アスピリンが配合された一般用医薬品の添付文書において、「次の人は使用（服用）しないこと」の項目に、「15 歳未満の小児」と記載することとされている。

c アルジオキサが配合された一般用医薬品の胃腸薬の添付文書において、「次の人は使用（服用）しないこと」の項目に、「次の診断を受けた人」として「透析療法を受けている人」と記載することとされている。

	a	b	c
1	正	正	正
2	正	正	誤
3	誤	誤	正

	a	b	c
4	誤	正	誤
5	正	誤	誤

問108 添付文書の「次の人は使用（服用）しないこと」の項に「本剤又は本剤の成分、牛乳によりアレルギー症状を起こしたことがある人」と記載されている医薬品成分として、正しいものを1つ選びなさい。

1　メキタジン
2　オキセサゼイン
3　タンニン酸アルブミン
4　ピレンゼピン塩酸塩水和物
5　タンニン酸ベルベリン

問109 一般用医薬品の添付文書の「本剤を使用している間は、次の医薬品を使用しないこと」の項目中に、「他の瀉下薬（下剤）」と記載される主な成分・薬効群として、正しいものの組合せを1つ選びなさい。

a　七物降下湯　　b　防風通聖散　　c　当帰芍薬散　　d　大柴胡湯

1（a、b）　2（a、c）　3（b、d）　4（c、d）

問110 次のうち、眠気、目のかすみ、異常なまぶしさを生じることがあるため、一般用医薬品の添付文書の「してはいけないこと」の項に、「服用後、乗物又は機械類の運転操作をしないこと」と記載される成分はどれか。

1　ピコスルファートナトリウム
2　インドメタシン
3　スコポラミン臭化水素酸塩水和物
4　センノシド
5　フェルビナク

問111 医薬品副作用被害救済制度に関する以下の記述の正誤について、正しい組合せはどれか。

a　要指導医薬品の使用による副作用被害への救済給付の請求に当たっては、医師の診断書、要した医療費を証明する書類などのほか、その医薬品を販売した薬局開設者、医薬品の販売業者が作成した販売証明書等が必要となる。

b　救済給付業務に必要な費用のうち、給付費については、その2分の1相当額は国庫補助により賄われている。

c　障害年金は医薬品の副作用により一定程度の障害の状態にある18歳以上の人の生活補償等を目的として給付されるもので、請求期限はない。

d　給付請求は、健康被害を受けた本人又は家族が行うことができる。

	a	b	c	d
1	正	誤	正	誤
2	誤	正	誤	正
3	正	正	誤	正

	a	b	c	d
4	誤	正	正	誤
5	正	誤	正	正

問 112 医薬品副作用被害救済制度の救済給付に関する記述のうち、正しいものはどれか。

1 医療手当の給付は、請求に係る医療が行われた日の属する月の翌月の初日から 10 年以内に請求を行う必要がある。

2 障害児養育年金は、医薬品の副作用により一定程度の障害の状態にある 20 歳未満の人を養育する人に対して給付されるものである。

3 葬祭料の給付は、請求期限がない。

4 遺族年金の給付は、請求期限がある。

問 113 次の記述は、医薬品副作用被害救済制度の救済給付の支給対象範囲に関するものである。正しいものの組合せはどれか。

a 製品不良など、製薬企業に損害賠償責任がある場合は、救済制度の対象となる。

b 無承認無許可医薬品（いわゆる健康食品として販売されたもののほか、個人輸入により入手された医薬品を含む。）の使用による健康被害は、救済制度の対象となる。

c 殺菌消毒剤（人体に直接使用するものを除く。）の使用による健康被害は、救済制度の対象とならない。

d 一般用検査薬の使用による健康被害は、救済制度の対象とならない。

1 （a、b） 2 （a、d） 3 （b、c） 4 （c、d）

問 114 医薬品・医療機器等安全性情報報告制度に関する記述の正誤について、正しい組合せはどれか。

a 1967 年 3 月より、約 3,000 の医療機関をモニター施設に指定して、厚生省（当時）が直接副作用報告を受ける「医薬品副作用モニター制度」としてスタートした。

b 1978 年 8 月より、約 3,000 のモニター薬局で把握した副作用事例等について、定期的に報告が行われるようになった。

c 2002 年 7 月に薬事法が改正され、医師や薬剤師等の医薬関係者による副作用等の報告が義務化された。

d 2006 年 6 月の薬事法改正による登録販売者制度の導入に伴い、登録販売者が本制度に基づく報告を行う医薬関係者として位置づけられた。

	a	b	c	d
1	正	正	正	誤
2	正	正	誤	正
3	正	誤	正	正

	a	b	c	d
4	誤	正	正	正
5	正	正	正	正

問115 医薬品・医療機器等安全性情報報告制度に関する以下の記述のうち、正しいものの組合せを下から1つ選びなさい。

ア 報告様式は、独立行政法人医薬品医療機器総合機構のホームページから入手できる。

イ 報告様式の記入欄すべてに記入する必要がある。

ウ 報告者に対しては、安全性情報受領確認書が交付される。

エ 報告期限は1ヶ月以内と定められている。

1 （ア、イ）　2 （ア、ウ）　3 （イ、エ）　4 （ウ、エ）

問116 医薬品医療機器等法第68条の10第1項の規定に基づき、医薬品の製造販売業者がその製造販売した医薬品について行う副作用等の報告において、15日以内に厚生労働大臣に報告することとされている事項の正誤について、正しい組合せを1つ選べ。

a 医薬品によるものと疑われる副作用症例のうち、使用上の注意から予測できないもので、非重篤な国内事例

b 医薬品によるものと疑われる感染症症例のうち、使用上の注意から予測できないもので、非重篤な国内事例

c 医薬品によるものと疑われる副作用症例のうち、使用上の注意から予測できるもので、死亡に至った国内事例

d 医薬品によるものと疑われる副作用症例のうち、発生傾向の変化が保健衛生上の危害の発生又は拡大のおそれを示すもので、重篤（死亡含む）な国内事例

	a	b	c	d
1	正	誤	正	誤
2	正	誤	誤	正
3	誤	正	正	正

	a	b	c	d
4	誤	正	誤	正
5	誤	誤	正	正

問 117 医薬品等の安全性情報等に関する記述の正誤について、正しい組合せを 1 つ選べ。

a PMDA のホームページには、要指導医薬品の添付文書情報は掲載されているが、一般用医薬品の添付文書情報は掲載されていない。

b PMDA のホームページには、厚生労働省が製造販売業者等に指示した緊急安全性情報、「使用上の注意」の改訂情報が掲載されている。

c PMDA が配信する医薬品医療機器情報配信サービス（PMDA メディナビ）は、誰でも利用できる。

d 医薬品・医療機器等安全性情報は、厚生労働省が情報をとりまとめ、広く医薬関係者向けに情報提供を行っている。

	a	b	c	d
1	正	正	誤	誤
2	正	誤	正	誤
3	誤	正	正	正

	a	b	c	d
4	正	誤	誤	正
5	誤	正	誤	正

問 118 医薬品 PL センターに関する次の記述の正誤について、正しい組合せを 1 つ選びなさい。

a 医薬品副作用被害救済制度の対象とならないケースのうち、製品不良など、製薬企業に損害賠償責任がある場合に医薬品 PL センターへの相談が推奨される。

b 医薬品だけでなく、医療機器に関する苦情も受け付けている。

c 医薬品 PL センターは、総合機構において開設された。

d 苦情を申立てた消費者が、製造販売元の企業と交渉するに当たって、公平・中立な立場で申立ての相談を受け付け、交渉の仲介や調整・あっせんを行い、裁判によらずに迅速な解決を導くことを目的としている。

	a	b	c	d
1	正	誤	正	誤
2	正	誤	誤	正
3	正	正	正	正

	a	b	c	d
4	誤	正	正	誤
5	誤	正	誤	誤

一般用医薬品の安全対策に関する次の記述のうち、正しいものの組合せはどれか。

a 解熱鎮痛成分としてアミノピリン、スルピリンが配合されたアンプル入りかぜ薬の使用による重篤な副作用（ショック）で死亡例が発生し、厚生省（当時）より関係製薬企業に対し、製品の回収が要請された。

b プソイドエフェドリン塩酸塩が配合された一般用医薬品による脳出血等の副作用症例が複数報告されたことを受け、厚生労働省から関係製薬企業等に対して、使用上の注意の改訂、代替成分への切替え等について指示がなされた。

c 小青竜湯とインターフェロン製剤の併用例による間質性肺炎が報告されたことから、インターフェロン製剤との併用を禁忌とする旨の使用上の注意の改訂がなされた。

d 一般用かぜ薬の使用によると疑われる間質性肺炎の発生事例が複数報告されたことを受け、厚生労働省は、一般用かぜ薬全般について使用上の注意の改訂を指示した。

1（a、b）　2（a、c）　3（a、d）　4（b、c）　5（c、d）

問 120　医薬品の適正使用のための啓発活動等に関する次の記述の正誤について、正しい組合せはどれか。

a 医薬品の持つ特質及びその使用・取扱い等について正しい知識を広く生活者に浸透させることにより、保健衛生の維持向上に貢献することを目的とし、毎年 10 月 17 日〜 23 日の 1 週間を「薬と健康の週間」としている。

b 薬物乱用や薬物依存は、違法薬物（麻薬、覚醒剤、大麻等）により生じるものであり、一般用医薬品によって生じることはない。

c 薬物乱用防止を一層推進するため、「ダメ。ゼッタイ。」普及運動が毎年 6 月 20 日〜 7 月 19 日までの 1 ヵ月間実施されている。

d 違法な薬物の乱用は、乱用者自身の健康を害するが、社会的な弊害を生じることはない。

	a	b	c	d
1	誤	正	正	誤
2	正	誤	正	誤

	a	b	c	d
3	正	誤	誤	誤
4	正	正	誤	正